# Im Mittelpunkt

# Leben

## WIEDER STARK WERDEN NACH BRUSTKREBS

mosaik

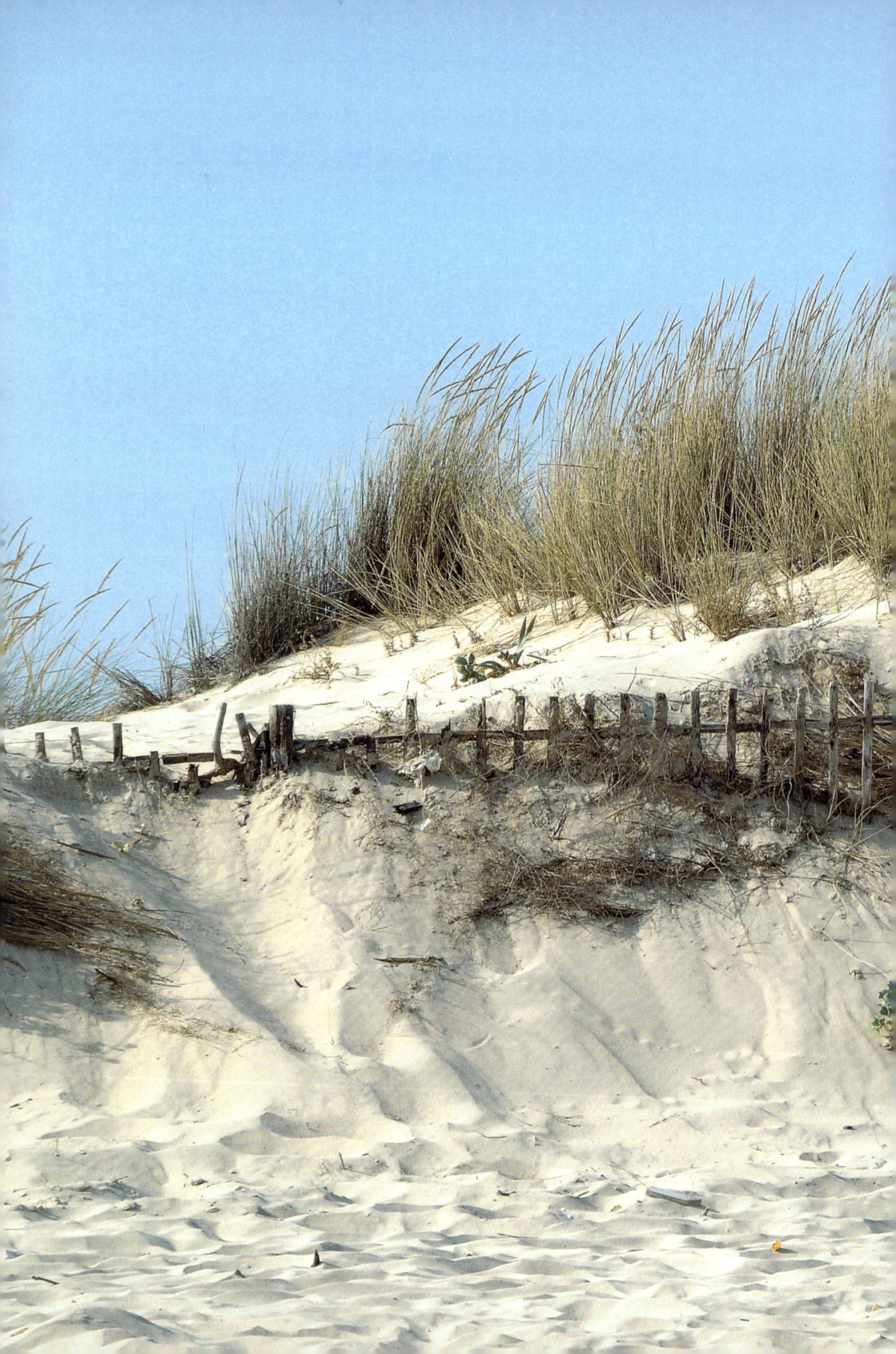

PROF. DR. MED. WOLFGANG JANNI
ANNETTE REXRODT VON FIRCKS (Hrsg.)

# Im Mittelpunkt

# Leben

## WIEDER STARK WERDEN NACH BRUSTKREBS

UNTER MITWIRKUNG VON
PATER ANSELM GRÜN, DR. FREERK BAUMANN,
PROF. JOSEF BEUTH, HANS GERLACH,
PROF. HANS HAUNER

FOTOS/FOODFOTOS
CARMEN LECHTENBRINK/HANS GERLACH

## mosaik

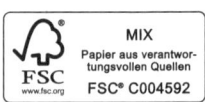

Verlagsgruppe Random House FSC® N001967
Das für dieses Buch verwendete FSC®-zertifizierte Papier *Tauro*
liefert Sappi, Werk Stockstadt.


1. Auflage
© 2013 Wilhelm Goldmann Verlag, München,
in der Verlagsgruppe Random House GmbH
Umschlaggestaltung: Katja Muggli
Layout und Satz: Katja Muggli
Umschlagfoto sowie Fotos Innenteil: Carmen Lechtenbrink, S. 78 stockbyte
Foodfotos: Hans Gerlach
Illustrationen: Katja Muggli
Redaktion: Manuela Knetsch
Druck und Bindung: Appl, Wemding
CH/CB · Herstellung IH
Printed in Germany
ISBN 978-3-442-39233-9

www.mosaik-verlag.de

# Inhalt

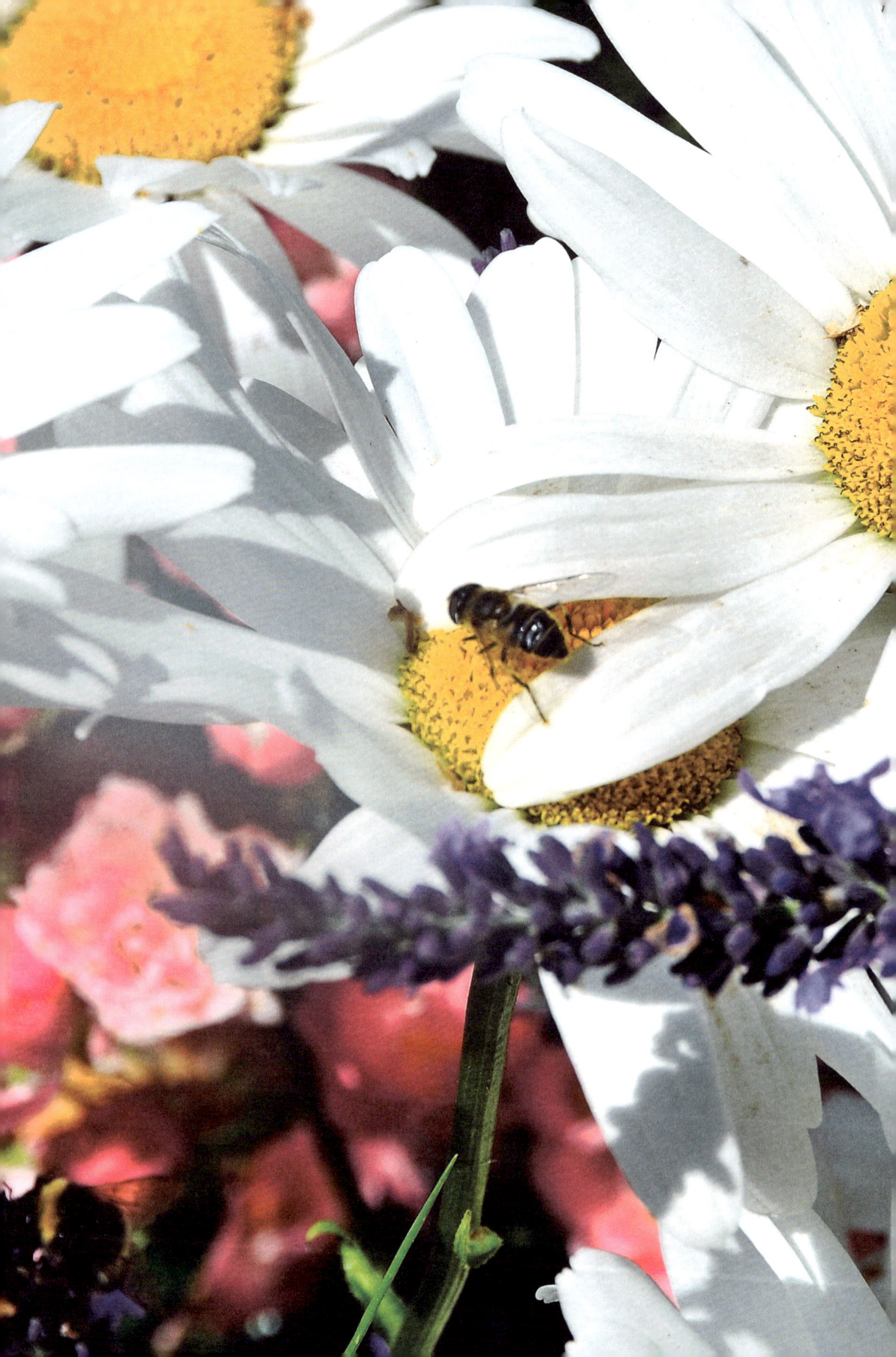

# Liebe Leserin,

mehr als 70.000 Frauen erkranken in Deutschland jährlich an Brustkrebs. Eine für jede Betroffene erschütternde Nachricht, die das Leben erst einmal vollständig aus den Fugen geraten lässt. Aber das Leben geht weiter – und dies für einige Hunderttausend Frauen, die in Deutschland mit der Diagnose leben.

Nach Abschluss aller erforderlichen ersten Therapiemaßnahmen, die sich über Monate erstrecken können, fallen viele betroffene Frauen in ein Therapieloch. Unzählige Fragen beschäftigen die Betroffenen dann am Ende der primären Therapie: Wie soll mein Alltag nun aussehen? War mein früherer Alltag überhaupt in Ordnung – immerhin hat der Krebs mich heimgesucht? Sollte ich meine früheren Gewohnheiten nicht besser ändern? Wie verläuft die Nachsorge? Worauf muss ich jetzt alles achten?

Dieses Buch richtet sich an Frauen, die an Brustkrebs erkrankt und auf dem Weg sind, neu in den Alltag hineinzufinden oder in ein neues Leben hineinzuleben. Es geht um die Zeit nach den eingreifenden Behandlungen.

Vielleicht befinden auch Sie sich gerade in einer solchen Situation? Wir Autoren möchten Ihnen mit unseren Beiträgen wertvolles Wissen vermitteln, Impulse setzen und Sie motivieren, aktiv zu werden und Ihr Leben selbst in die Hand zu nehmen. Und wir möchten, dass Sie Ihre Lebensfreude wieder zurückgewinnen.

Mit Themen über medizinische Nachsorge sowie Bewegung, Ernährung, Naturheilkunde, die inneren Heilkräfte und die gute Balance im Alltag stellt das Buch das Leben selbst in den Mittelpunkt und rückt die Krankheit in den Schatten.

Wir wünschen Ihnen eine bereichernde Lektüre mit Impulsen für einen gelingenden neuen Alltag.

**Ihr Wolfgang Janni**

*Liebe Leserin,*

vor drei Jahren ist Herr Prof. Janni an mich herangetreten, mit dem Wunsch und der Bitte, gemeinsam mit ihm und anderen Autoren ein ganz neues Werk zu schreiben und dieses zu moderieren. Seine Idee stieß bei mir sofort auf Zustimmung. Da ich selbst betroffen bin, weiß ich nur zu gut, wie sehr wir Hilfe suchen und brauchen – vor allem nach der akuten Krebsbehandlung, wenn uns die Frage quält, was man denn selbst tun kann, um sich zu stärken und wieder gesund zu werden.

Wir trafen uns in Düsseldorf am alten Hafen und schrieben ein Konzept. Während dieser Zusammenkunft wurde das Buch geboren und in meinem Herzen verankert. Nun musste es nur noch wachsen. Gemeinsam suchten wir unsere für dieses Werk wichtigen

Mitstreiter; Experten, denen die betroffene Frau am Herzen liegt und die ihr Wissen und ihre Erfahrungen gerne mit uns im geschriebenen Wort weitergeben möchten. Das war gar nicht so einfach, denn wir wollten viele Themen besprechen; ja, unser Ziel war es, die betroffene Frau ganzheitlich zu begleiten und zu beraten. Wohl wissend, dass Heilung auf vielen Ebenen stattfindet.

Nach einem Jahr stand das Autorenteam fest, wir verabredeten uns zu einem ersten gemeinsamen Treffen in der Abtei Münsterschwarzach bei Pater Anselm Grün und lernten uns kennen. So entstand eine wunderbare Zusammenarbeit.

Ich freue mich sehr, dass wir außerdem meine Freundin Carmen Lechtenbrink als Fotografin für unser Werk gewinnen konnten, die es mit außergewöhnlichen Blickfängen künstlerisch bereichert.

Möge dieses Buch ein hilfreicher Begleiter für Sie sein.

**Ihre Annette Rexrodt von Fircks**

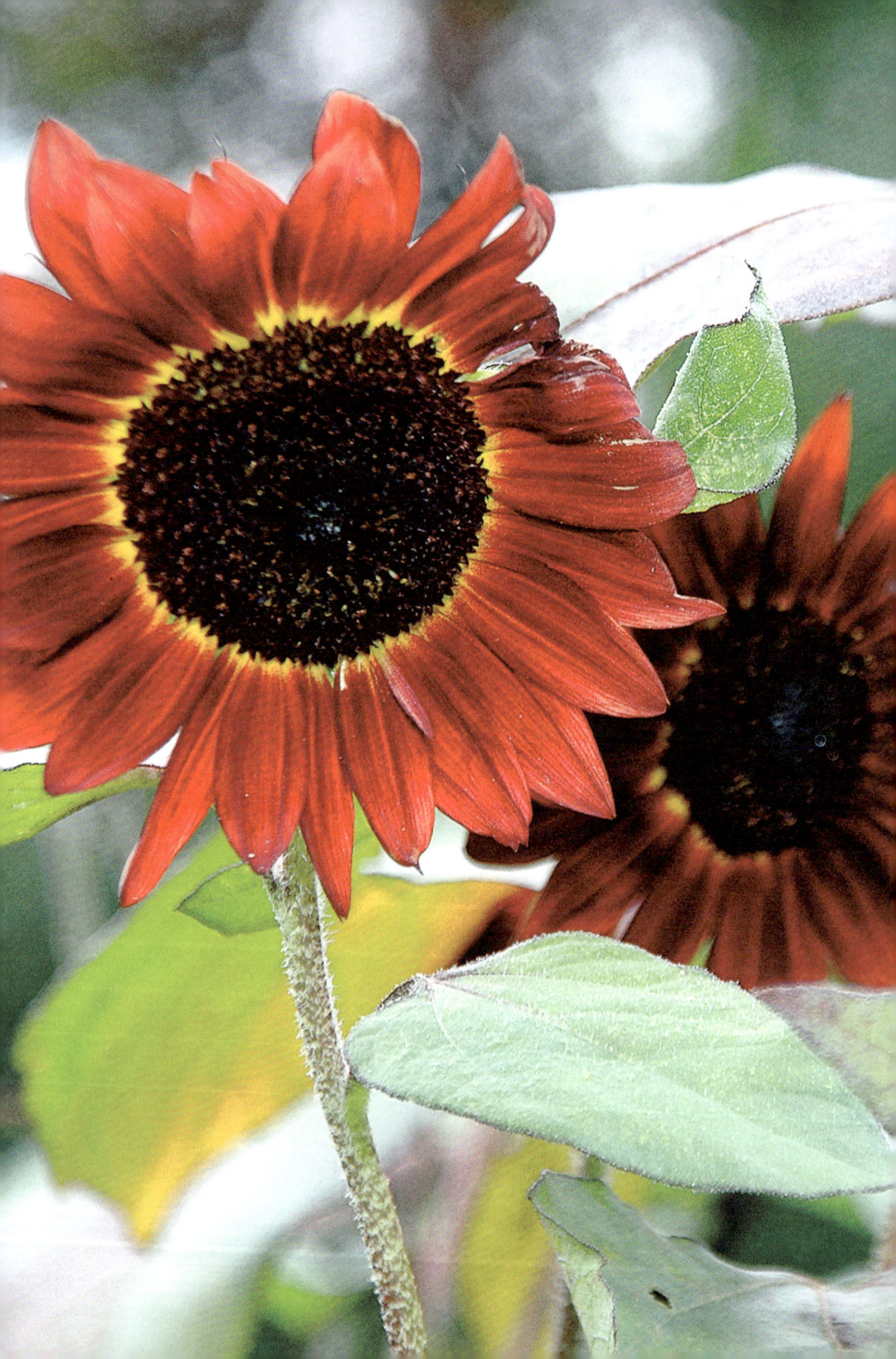

# Nachsorge

Prof. Dr. med. Wolfgang Janni

Wir Ärzte möchten Sie auf Ihrem weiteren Weg nach der akuten Primärtherapie begleiten! Sie sind mit Ihrer Erkrankung nicht allein, sondern eingebettet in ein Nachsorgenetz, das Ihnen zusätzliche Sicherheit geben kann. Dieses Netz wurde über viele Jahre von Ärzten und Wissenschaftlern für Sie als Brustkrebspatientin gewebt. Es soll Sie nach der Überwindung der ersten Behandlungsphase auffangen und mit dem genau richtigen Maß an Unterstützung und Kontrolle der Erkrankung betreuen. Das Experten-Netzwerk wird Ihnen helfen, Ihre Erkrankung so schnell wie möglich zu überwinden, damit Sie wieder in Ihren gewohnten Alltag zurückkehren können.

Die hauptsächliche Bedeutung der Nachsorge bei Brustkrebs liegt im frühzeitigen Erkennen von Beschwerden. So kann auf Nebenwirkungen der Tumorbehandlung oder ein Wiederauftreten der Brustkrebserkrankung schnell reagiert werden. Nicht nur Ihre körperliche, sondern auch Ihre psychische Betreuung und soziale Wiedereingliederung (Rehabilitation) steht dabei im Mittelpunkt. Während früher der Fokus auf einer Apparatemedizin lag, richtet er sich heute vor allem auf die sprechende Medizin, die Sie durch die Jahre nach der Erstbehandlung begleiten und führen soll. Im Rahmen der Nachsorge werden Sie daher die Möglichkeit haben, vorhandene Beschwerden anzusprechen und Ihre Fragen und Sorgen mit Ihrem Arzt zu diskutieren.

Ihr Arzt bleibt auch in der Nachsorge Ihr wichtigster Ansprechpartner für alle Ihre Fragen und Sorgen.

## Nehmen Sie Ihre Nachsorge ernst

Ein bedeutsamer Bestandteil der Nachsorge ist auch die begleitende Motivation zur regelmäßigen Einnahme der verordneten Medikamente, um so den Erfolg der Therapie zu sichern. Die antihormonelle Behandlung hat die wichtige Aufgabe, Brustkrebs fördernde Hormone auszuschalten. Deshalb ist es ratsam, dass Sie sich mit Ihrem Arzt über Verträglichkeit, Nebenwirkungen und besonders auch über die „verpasste" Einnahme der Medikamente ehrlich austauschen. Bereiten Sie sich auf das Arztgespräch vor, und schreiben Sie Ihre Sorgen und Fragen auf. So können Sie sicher sein, dass Sie alle Antworten erhalten, die Sie benötigen.

## Sie stehen im Mittelpunkt des Genesungsprozesses

Ein weiterer wichtiger Aspekt der Nachsorgeuntersuchung besteht darin, dass über Ihr ganz persönliches Umfeld hinsichtlich seelischer und sozialer Belastungen gesprochen wird, um Ihnen rechtzeitig entsprechende Hilfen anbieten zu können. Es sollen alle Möglichkeiten ausgeschöpft werden, um Ihnen den Weg zurück in Ihr normales Leben zu erleichtern. Dazu gehört auch die Information über die gesetzlichen Ansprüche auf medizinische und psychologische Rehabilitationsmaßnahmen sowie auf andere Maßnahmen zur Verbesserung des körperlichen und seelischen Wohlbefindens (wie etwa Physiotherapie, Prothesenversorgung, Selbsthilfegruppen).

## So bereiten Sie sich auf Ihr Gespräch mit dem Arzt vor

Ihr Arzt wird Ihnen vermutlich folgende Fragen in dieser oder ähnlicher Form stellen. Es kann hilfreich sein, sich vor dem Arztbesuch schon Gedanken darüber zu machen:

Machen Sie sich vor und während des Arzttermins Notizen, das unterstützt den Erfolg des Gesprächs.

• Haben sich seit dem letzten Nachsorgetermin Ihr Befinden, Appetit, Gewicht oder Ihre Leistungsfähigkeit verändert?

• Ist Ihnen an der operierten Brust und Achselhöhle eine Besonderheit aufgefallen?

• Haben Sie eine Schwellung an Arm, Brust oder Brustkorb bemerkt?

• Haben Sie neue Beschwerden, die erstmals aufgetreten sind, wie z.B. Rückenschmerzen oder Atembeschwerden?
Oder haben Sie Beschwerden, die zwar schon einmal aufgetreten sind, deren Form (Häufigkeit, Intensität) sich aber verändert hat?

• Leiden Sie bei Belastung unter Husten oder Luftnot?

• Plagen Sie Völlegefühl, Oberbauchschmerzen oder Appetitlosigkeit?

➤

- Bemerken Sie vermehrt Müdigkeit, allgemeine Schwäche, Leistungsminderung oder Antriebslosigkeit?

- Haben Sie Kopfschmerzen, Sehstörungen, Schwindel oder Gleichgewichtsstörungen?

- Nehmen Sie die verschriebenen Medikamente regelmäßig ein?

- Spüren Sie Nebenwirkungen der Medikamente? Welche stören Sie am meisten?

- Können Sie am Leben wieder so teilnehmen, wie Sie es sich wünschen?

- Wie ist Ihre Stimmungslage, wie Ihr Schlaf? Haben Sie Freude am Leben?

## Achten Sie auf regelmäßige Tabletteneinnahme

Bei einem großen Teil der Patientinnen schließt sich an die Operation und vielleicht Chemotherapie noch eine in der Regel fünfjährige Antihormontherapie an. Diese Behandlung soll Ihr Verbündeter im Kampf gegen die Krankheit sein und Ihnen helfen, sie endgültig zu besiegen.

Die Antihormontherapie ist für die Heilung ebenso wichtig wie die Chemotherapie und muss regelmäßig durchgeführt werden.

Die Antihormontherapien, z.B. mittels Tamoxifen, Aromatasehemmern oder Antihormonspritzen, für Patientinnen mit einem hormonempfindlichen Brustkrebs (sogenannter Östrogenrezeptor oder Progesteronrezeptor positiv) sind hochwirksam. Tatsächlich ist ihr Effekt auf Brustkrebszellen und damit auf die Heilung der Krankheit ebenso stark wie der der Chemotherapie selbst. Um aber die volle Wirksamkeit entfalten zu können, müssen diese Tabletten über mindestens fünf Jahre ohne Pause eingenommen werden. Da nun diese Therapien einerseits Nebenwirkungen haben können, andererseits die Wichtigkeit der langfristigen, kontinuierlichen Einnahme von vielen Patientinnen unterschätzt wird, setzen einige Betroffene die Medikamente zu früh selbstständig ab. Untersuchungen haben gezeigt, dass nach einem Jahr nur noch 50 bis 60 Prozent der Patientinnen das verordnete Präparat regelmäßig einnehmen. Vielen Patientinnen ist dabei gar nicht bewusst, dass sie hiermit den Heilungserfolg erheblich gefährden. Um dem entgegenzuwirken, ist ein offener Austausch zwischen Patientin und Arzt über Probleme und Ängste im Zusammenhang mit der Einnahme der verschriebenen Medikamente besonders wichtig. Ihr Arzt sollte mit Ihnen klären, welche Nebenwirkungen für Sie schwer zu ertragen sind und zum Abbruch der Therapie führen könnten. Informieren Sie Ihren Arzt, wie Sie die verordnete Therapie vertragen, damit Sie gemeinsam überlegen können, ob es notwendig ist, nach alternativen Behandlungsmöglichkeiten zu suchen.

*Sprechen Sie mit Ihrem Arzt, wenn sich Nebenwirkungen einstellen!*
*Annette Rexrodt von Fircks*

## Fahrplan durch Ihr Nachsorgeprogramm

Die Nachsorge sollte lebenslang durchgeführt werden. Nun erschrecken Sie nicht, denn die Abstände der Untersuchungen von zunächst drei Monaten verlängern sich schrittweise, und nach sechs Jahren genügen meistens jährliche Abstände.

Ihr erster Ansprechpartner dabei ist in der Regel Ihr Frauenarzt, sofern dieser Erfahrung im Umgang mit Brustkrebspatientinnen hat.

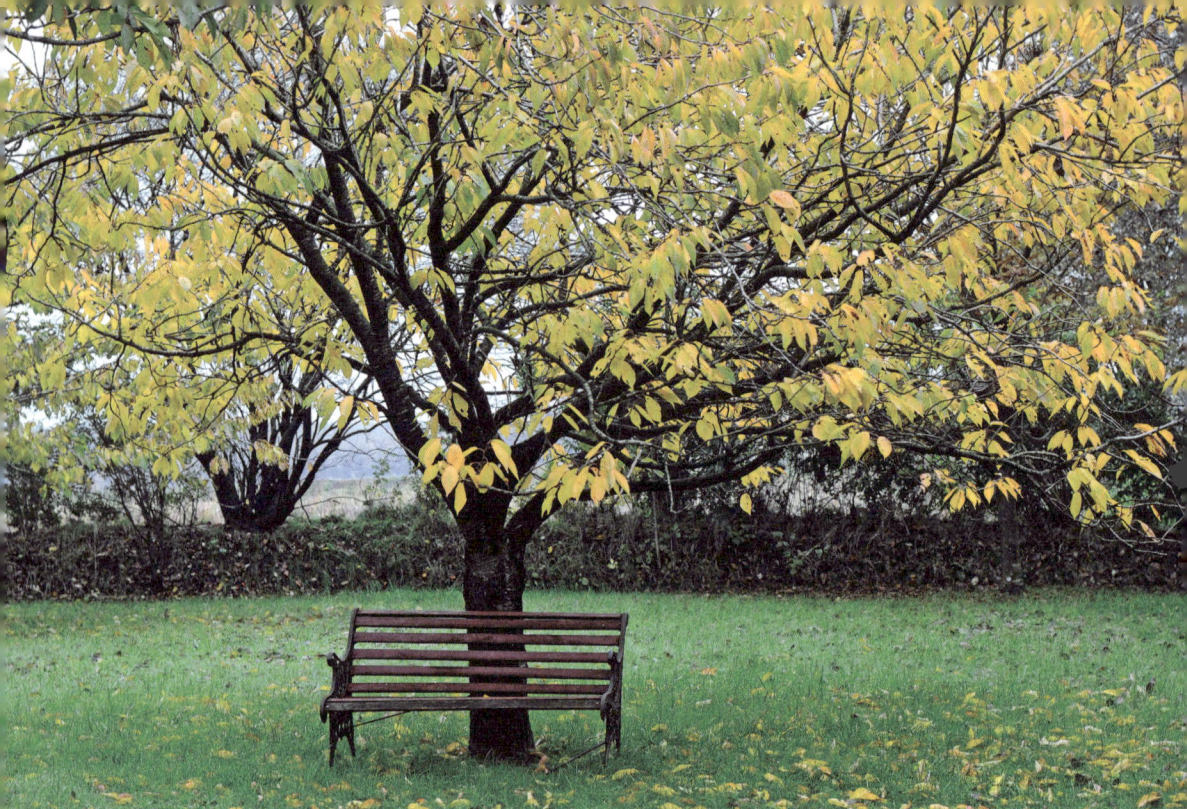

Er ist es, der das Netzwerk der Hilfsangebote und Spezialisten für Sie überblickt und Sie so bei Bedarf gezielt in spezialisierte Hände (z.B. Radiologe, internistischer Onkologe, Brustzentrum) überweisen kann.

Ihr Arzt wird Sie jahrelang betreuen und damit auch Ihre ganz individuelle Situation gut kennen. Dabei ist es ganz besonders wichtig, dass Sie Ihrem Arzt vertrauen und all Ihre Sorgen mit ihm besprechen können. Die Routinenachsorge in einem Brustzentrum vornehmen zu lassen ist nicht notwendig – ja, sie kann sogar aufgrund der häufigen personellen Veränderungen an Kliniken Nachteile in sich bergen, wenn Sie statt mit einer festen Bezugsperson jedes Mal mit anderen Ärzten zu tun haben. Bei Besonderheiten wird Sie Ihr Frauenarzt aber eventuell zu Spezialuntersuchungen an ein Brustzentrum verweisen. Diese Spezialabteilungen können als sogenannte zertifizierte Brustzentren dann auf höchstem Niveau weiterführende Untersuchungen und gegebenenfalls zusätzliche Behandlungen durchführen.

## Das Nachsorgeprogramm

### Zur körperlichen Untersuchung beim Arzt zählen:

- Gewichtsmessung (falls diese nicht schon zu Hause erfolgt ist)
- Sorgfältige Betrachtung des entblößten Oberkörpers
- Abtasten des Operationsgebietes sowie der nicht betroffenen Brust und der Lymphabflusswege (Achselhöhlen, Halsseite etc.) auf beiden Seiten des Oberkörpers
- Beurteilung der Armumfänge
- Abtasten der Leber
- Abklopfen und Abhören der Lunge
- Prüfung der Wirbelsäule auf Klopfschmerzhaftigkeit.

*Nicht verkehrt ist es, den Arzt auch nach Ihrer Sporttauglichkeit zu fragen. Das schenkt Sicherheit!"*
*Dr. Freerk T. Baumann*

### Weitere Untersuchungen erfolgen je nach aufgetretenen Beschwerden bzw. bei Auffälligkeiten, zum Beispiel:

- Beurteilung eines Lymphstaus durch Betrachten und Abtasten des Brustkorbs und der Arme sowie eine vergleichende Umfangsmessung der Arme
- Beurteilung von Verletzungen, entzündlichen Veränderungen oder Beeinträchtigungen
- Beurteilung der Passform eines eventuell verwendeten Kompressionsstrumpfes
- Untersuchung der Beweglichkeit von Gliedmaßen und Wirbelsäule
- Überprüfung eines eventuellen Klopf- oder Druckschmerzes der Knochen (Schädel, Brustkorb, Wirbelsäule, Becken, Gliedmaßen)
- neurologische Untersuchungen.

23

## Selbstuntersuchung –
## Ihre persönliche Checkliste

- Gehen Sie vor wie in der Illustration gezeigt: Stellen Sie sich vor den Spiegel. Hat sich die Form oder die Größe Ihrer Brust verändert?

- Tasten Sie sorgfältig alle Bereiche Ihrer Brüste bzw. der Brust und des Operationsfeldes einschließlich der Narbenregionen ab.

- Mit etwas Druck von Daumen und Zeigefinger können Sie überprüfen, ob Flüssigkeit aus der Brustwarze austritt.

- Ihre Selbstuntersuchung beenden Sie mit dem Abtasten der Lymphabflusswege in den Achselhöhlen, unter- und oberhalb der Schlüsselbeine.

"Schenken Sie sich vor und nach dem Abtasten einen liebevollen Gedanken.
*Annette Rexrodt von Fircks*

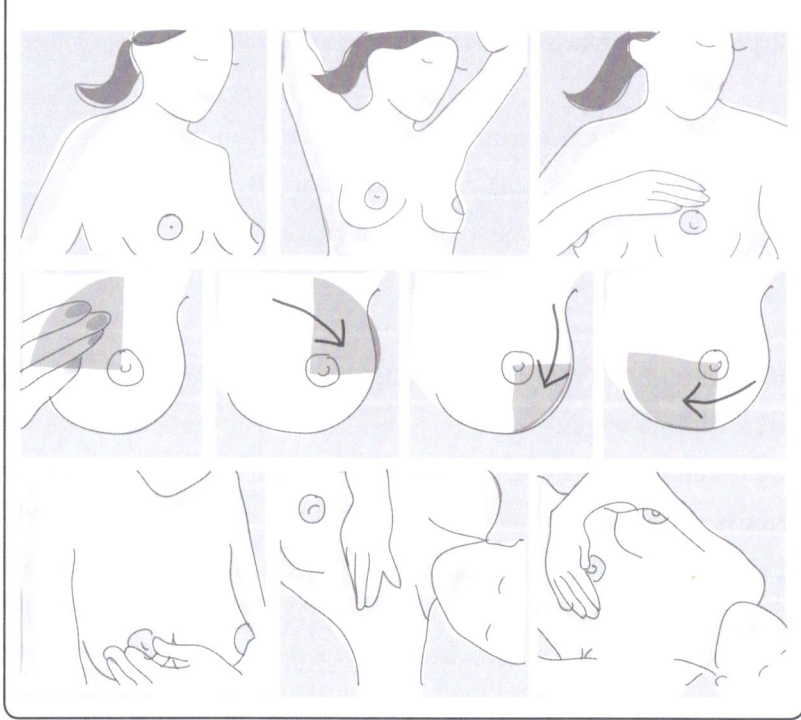

## Die Selbstuntersuchung

Darüber hinaus sollten Sie regelmäßig, wenigstens monatlich, eine Selbstuntersuchung der Brust nach entsprechender ärztlicher Anleitung durchführen. Auch hierbei ist verständlicherweise die Versuchung groß, sich in eine Art „Vogel-Strauß-Taktik" zu flüchten, um so die angsteinflößende Krankheit aus dem Bewusstsein zu verdrängen. Gerade aber bei einem Wiederauftreten der Erkrankung an der Stelle des früheren Tumors (ein sogenannter Lokalrezidiv) ist ein frühzeitiges Einschreiten entscheidend für den weiteren Therapieerfolg.

Dabei sollten Sie wissen, dass bei der Selbstuntersuchung häufig auffällige Befunde wahrgenommen werden, die sich anschließend als harmlos erweisen. Mithilfe weiterführender Untersuchungen wie Mammografie (Röntgen), Sonografie (Ultraschall) oder auch Kernspintomografie (Magnetschichtbilder) kann einem Verdacht schnell nachgegangen und dieser gegebenenfalls baldmöglichst entkräftet werden.

Gerade die strahlungsfreie Kernspinuntersuchung sollte immer dann eingesetzt werden, wenn in der Tastuntersuchung, im Ultraschall oder in der Mammografie der Verdacht auf ein Wiederauftreten der Erkrankung vorliegt, um diesen umgehend zu bestätigen oder zu widerlegen.

## Zusätzliche Untersuchungen

Die routinemäßige Untersuchung der Brust mit Mammografie und gegebenenfalls Sonografie erhöht nachweislich die Sicherheit. Bis zum jetzigen Zeitpunkt ist jedoch nicht abschließend geklärt, ob

> Untersuchen Sie sich einmal im Monat selbst, um Zweifel und Ängste auszuräumen.

weitere regelmäßig durchgeführte bildgebende Untersuchungen (z.B. eine Skelettszintigrafie zur Untersuchung auf Knochenmetastasen oder auch Ultraschalluntersuchungen der Leber) einen Vorteil für Sie als Brustkrebspatientin bieten. Bisher deutet nämlich nichts darauf hin, dass durch frühere Entdeckung und Behandlung von Fernmetastasen der weitere Verlauf der Erkrankung und die Prognose verbessert werden können.

Einschränkend muss man sagen, dass diese Erkenntnisse auf älteren Studien beruhen, die hier keinen Vorteil gezeigt hatten. In diesen Studien kamen Untersuchungsmethoden zum Einsatz, die dem aktuellen Standard nicht mehr genügen. Weil damit jedoch der Nachweis eines Vorteils für Sie als Betroffene fehlt, werden zusätzliche Untersuchungsverfahren derzeit nur bei entsprechenden Beschwerden – und nicht als Routine – empfohlen.

Viele Patientinnen fühlen sich verständlicherweise mit diesem Standard alleingelassen, da sie von einer Phase der intensivsten Betreuung nun in eine Phase der deutlich reduzierten Untersuchungsintensität kommen. Dennoch: Nicht nur fehlt der Nachweis, dass eine intensivierte Apparatemedizin in der Brustkrebsnachsorge Vorteile für die Patientinnen brächte, es gibt auch zahlreiche Beispiele, in denen Patientinnen durch auffällige Untersuchungsergebnisse unnötig beunruhigt wurden, die sich später als unbedenklich herausstellten.

*Wenige, aber gezielte Untersuchungen ersetzen in der Nachsorge die intensive Apparatemedizin.*

## Skelettszintigramm – Routine in der Nachsorge?

Die moderne Medizin hat einen ganzen Köcher voll mit verschiedensten Diagnose- und Therapieverfahren entwickelt. Dabei gilt es immer, die für Sie richtige Kombination auszuwählen, diejenige, die genau auf Ihre Situation zutrifft. So erklärt es sich, dass eine diagnostische Methode, die bei einer anderen Patientin angezeigt ist, nicht immer auch bei Ihnen erste Wahl sein muss.

Ein Beispiel für so eine mit Bedacht einzusetzende Methode ist die Skelettszintigrafie. Dabei handelt es sich um eine nuklearmedizinische Methode zur Erkennung von Knochenmetastasen. Hierzu wird der Patientin eine Substanz gespritzt, die schwach radioaktiv ist. Das klingt bedrohlicher, als es ist: Die Strahlenbelastung einer solchen Untersuchung ist geringer als bei einer Computertomografie, also sehr gering. Diese Substanz lagert sich in Knochenmetastasen ab. Mithilfe eines physikalischen Phänomens, der sogenannten Gammastrahlung, und einer speziellen Kamera, die diese Strahlung aufzeichnen kann (Gammakamera), werden die Metastasen in den Knochen sichtbar.

Allerdings reichert sich die Substanz auch in allen anderen Knochenregionen an, die sich gerade im Umbruch befinden. Hierzu gehören neben Metastasen auch Knochenbrüche oder auch altersbedingte Veränderungen. Es kommt somit bei einem nicht unerheblichen Teil der Untersuchungen zu „falschem Alarm". Auch deshalb hat die Skelettszintigrafie neben den oben genannten Gründen heute keinen Stellenwert mehr als apparative Routinemethode in der Nachsorge von beschwerdefreien Frauen nach Erstbehandlung eines Brustkrebses.

Eine Skelettszintigrafie sollten Sie nur bei einem konkreten Verdacht durchführen lassen.

Ganz anders verhält es sich bei der Knochenszintigrafie zur Untersuchung bei konkretem Verdacht auf Knochenmetastasen. Dieser Verdacht liegt z.B. vor bei neu aufgetretenen bzw. im Charakter veränderten Knochenschmerzen, Muskelschmerzen, „Rheuma", „Ischias", „Hexenschuss" und anderen Schmerzen bei der ärztlichen Untersuchung. In all diesen Fällen ist die Knochenszintigrafie ein wichtiges und wertvolles Instrument zur Aufdeckung und Lokalisierung einer vermutenden Metastasierung.

## Mit dem Tumormarker auf Spurensuche

Der Ausdruck Tumormarker weckt viele Hoffnungen. Die Vorstellung ist verlockend: Ein Marker, mit dessen Hilfe man jeden Tumor finden kann. Und tatsächlich ist es nach wie vor Ziel vieler Forschungsbemühungen, „den Marker" für eine Tumorart zu finden. Aber was genau definiert einen Tumormarker als solchen?

Als Tumormarker werden im Blut messbare Stoffe bezeichnet, die auf das Vorhandensein eines bestimmten Tumors hindeuten können. So viel zur Theorie. In der Praxis gibt es bei keiner Tumorart – bis auf wenige Sonderfälle – einen eindeutigen Tumormarker, dessen Anwesenheit das gleichzeitige Vorhandensein einer Krebserkrankung sicher anzeigt und dessen Fehlen beweist, dass alles gut ist. Hier stellt Brustkrebs leider keine Ausnahme dar. Auch normale, gesunde Zellen können nämlich unter bestimmten Umständen Tumormarker herstellen.

*Ein eindeutiger Tumormarker für Brustkrebs wurde bisher nicht gefunden.*

Zwar sind mit CEA, CA 27.29 und CA 15-3 drei Marker bekannt, die regelmäßig im Blut von Brustkrebspatientinnen erhöht nachweisbar sind, jedoch können sie auch ohne Brustkrebs erhöht sein bzw. trotz Brustkrebs fehlen. Darüber hinaus gibt es nach dem derzeitigen Wissensstand keinen wissenschaftlichen Beweis für einen Nutzen der sofortigen Einleitung einer Behandlung, auch wenn diese Markerwerte deutlich ansteigen sollten und es ansonsten keine Beschwerden und keinen Hinweis auf Metastasen gibt.

Die Bestimmung dieser „Brustkrebs-Tumormarker" gehört damit nicht zum routinemäßigen Nachsorgeprogramm nach Brustkrebs. Es gilt der Grundsatz: „Ein Marker wird nicht therapiert." Nichtsdestotrotz ist die Forschung auf diesem Gebiet sehr aktiv, und mit entsprechenden Studien ist bereits begonnen worden. Die Teilnahme daran ist empfehlenswert.

## Bildgebende Untersuchungen

Als routinemäßige bildgebende Untersuchung ist die **Mammografie** der nicht betroffenen Brust in jährlichen Abständen wichtig, um das Auftreten eines bösartigen Tumors frühzeitig zu erkennen. Nach einer brusterhaltenden Operation sollte erst sechs Monate nach Beendigung der Strahlentherapie die erste Mammografie der behandelten Brust durchgeführt werden. Zu einem früheren Zeitpunkt wäre es für Sie als Patientin ausgesprochen schmerzhaft, und die Auswertung der Aufnahmen wäre nur eingeschränkt möglich. In den ersten drei Nachsorgejahren wird diese Untersuchung meist alle sechs Monate wiederholt, dann nur noch einmal im Jahr.

Mammographie: In den ersten drei Jahren alle sechs Monate, danach jährlich.

Die **Sonografie** (Ultraschalluntersuchung) des Operationsgebietes und der Lymphabflusswege kann die körperliche Untersuchung nach einer brusterhaltenden Behandlung wie auch nach einer Entfernung der Brust (Ablatio, Brustamputation) ergänzen. Sie sollte darüber hinaus auch bei einem dichten Drüsenkörper – wie er besonders bei jungen Frauen vorkommt – und bei mammografisch unklaren Befunden ergänzend hinzugezogen werden.

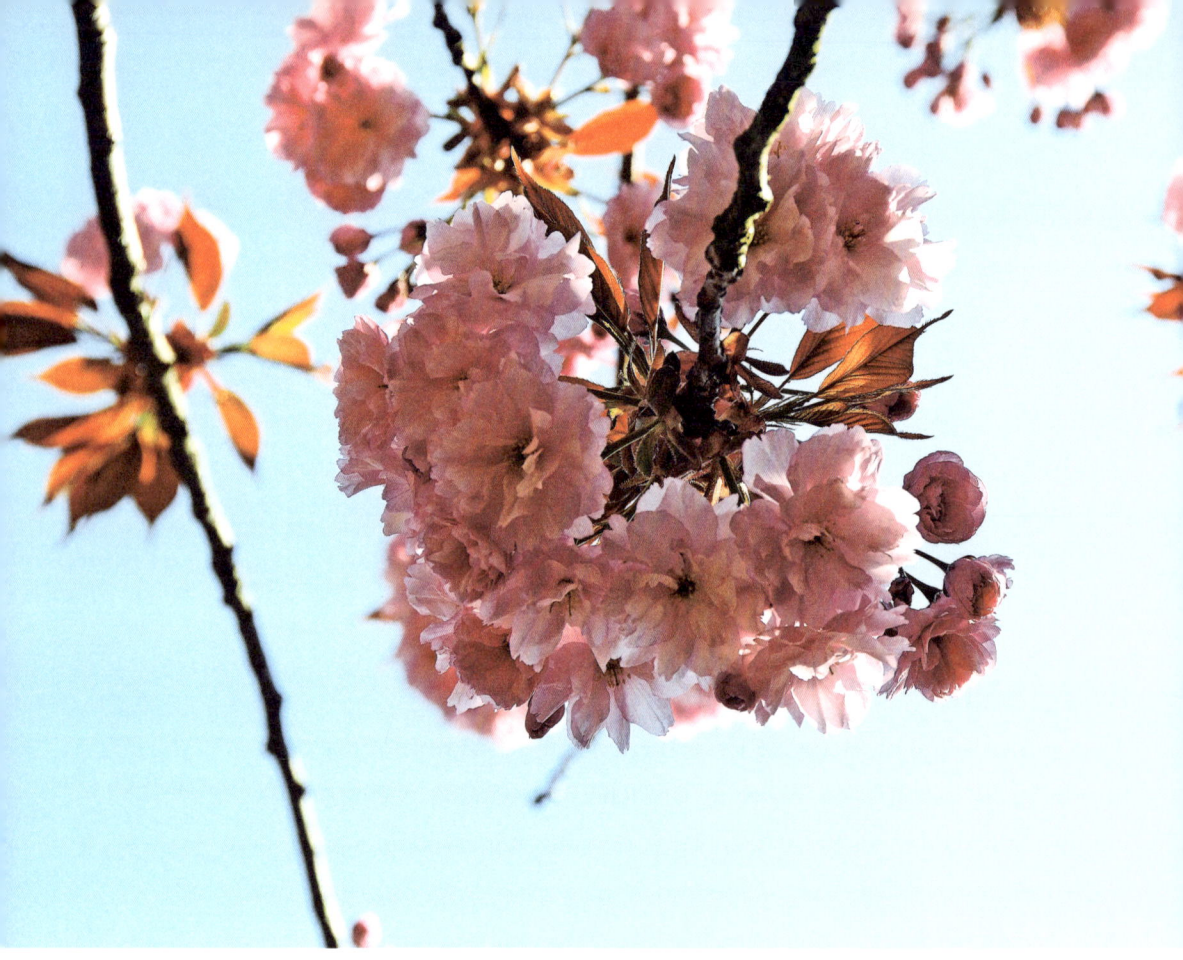

Die Ultraschalluntersuchung kann in der Nachsorge die Mammografie jedoch nicht gänzlich ersetzen, da sie sehr kleine Karzinome und Krebsvorstufen meistens nicht erfasst. Insbesondere Mikrokalk ist durch Ultraschall nicht sicher zu beurteilen.

Die **Kernspintomografie** (MRT) sollte dann eingesetzt werden, wenn durch Tastbefund, im Ultraschall oder in der Mammografie der Verdacht auf ein Wiederauftreten der Erkrankung vorliegt, um diesen Verdacht zu bestätigen oder zu widerlegen. Diskutiert wird aktuell der routinemäßige Einsatz der MRT bei Hochrisiko-Patientinnen. Bei familiär bedingtem Brustkrebs hat die MRT bereits heute einen festen Stellenwert in der Routinenach- und -vorsorge.

# Antihormontherapie – Krebszellen im Wachstum stoppen

Es ist heute wissenschaftlich eindeutig erwiesen, dass viele Brusttumoren hormonell beeinflusst werden. Das Wachstum der Brustkrebszellen kann bei etwa zwei Dritteln der Patientinnen durch Hormone und Antihormone gesteuert werden.

Die Untersuchung der Tumorzellen auf ihren Hormonrezeptorstatus gibt den Ärzten eine sichere Antwort, ob eine Hormonbehandlung Erfolg verspricht. Sie ist verglichen mit der Chemotherapie eine schonendere Möglichkeit, der Bildung von Metastasen und dem Wiederauftreten der Erkrankung entgegenzuwirken.

Die Antihormontherapie entzieht hormonempfindlichen Tumorzellen die Lebensgrundlage.

Eine Antihormontherapie soll Ihrem Körper helfen, die eigene Hormonbildung stark zu drosseln, um ein Wachstum von Tumorzellen zu verhindern. Sie entzieht diesen Zellen bildlich gesprochen ihre Nahrungsgrundlage. Anders ausgedrückt: Die Empfangsantenne für Hormone wird an den Tumorzellen so stark beeinflusst, dass durch Hormone kein Wachstum mehr ausgelöst werden kann.

## Die Behandlungsmethoden im Überblick

In Europa erfolgt diese Therapie vor den Wechseljahren (Prämenopause) zumeist durch Kombination von sogenannten GnRH-Analoga und Tamoxifen oder auch nur Tamoxifen. GnRH-Analoga bewirken eine vorübergehende Ausschaltung der Eierstöcke, sodass künstliche Wechseljahre eingeleitet werden. Meist wird dieser Teil der Antihormontherapie über zwei bis drei Jahre durchgeführt. Alternativ können auch die Eierstöcke operativ entfernt werden.

Diese herbeigeführten Wechseljahre sind dann im Gegensatz zur GnRH-Therapie natürlich nicht mehr rückgängig zu machen. Auch deshalb ist diese Operation deutlich seltener geworden, kann aber für Patientinnen mit einem erhöhten Risiko für Eierstockkrebs immer noch durchaus sinnvoll sein. Der komplikationsarme Eingriff wird heute in der Regel als Bauchspiegelung minimalinvasiv durchgeführt.

Häufig wird – unabhängig vom Alter – eine Behandlung mit Tamoxifen durchgeführt. Dieses Medikament hat eine vielseitige Wirkung: Es blockiert die Wirkung von Östrogen an den entsprechenden Rezeptoren der Tumorzelle und hemmt so das Tumorwachstum. Wie geschildert entzieht es dem Tumor die Lebensgrundlage und lässt ihn so zugrunde gehen. Zusätzlich hat es für die Patientin den Vorteil, einigen Folgeproblemen der Wechseljahre entgegenzuwirken, z.B. Osteoporose. Typische Wechseljahresbeschwerden wie Hitzewallungen werden durch Tamoxifen jedoch leider meist nicht abgeschwächt.

*„Regelmäßige körperliche Aktivität scheint dagegen den Wechseljahresbeschwerden entgegenwirken zu können.“*
*Dr. Freerk T. Baumann*

Tamoxifen – Medikament mit vielseitiger Wirkung.

Es besteht die Möglichkeit, dass unter Tamoxifen mehr Blutgerinnsel entstehen, deshalb wird Sie Ihr Arzt besonders nach Risiken für Thrombosen befragen.

Eine weitere Antihormontherapie mit Aromataseinhibitoren (Aromatasehemmer) steht in der Regel nur Patientinnen nach den Wechseljahren zur Verfügung und hat hier verglichen mit Tamoxifen alleine neben besseren Therapieergebnissen auch ein anderes Nebenwirkungsspektrum gezeigt. Doch auch wenn das Spektrum der Nebenwirkungen bei diesen Medikamenten ein anderes ist, müssen diese (z.B. Knochendichteminderung, Fettstoffwechselstörung) unbedingt bedacht werden.

Es besteht international unter Wissenschaftlern Einigkeit darüber, dass bei geeigneten Patientinnen nach den Wechseljahren die Therapie eines hormonempfindlichen Brustkrebses auf jeden Fall einen Aromataseinhibitor beinhalten soll. Unklar ist aber, ob dieser Einsatz anstatt oder nach Tamoxifen erfolgen sollte. Besprechen Sie mit Ihrem Arzt die Argumente für den Einsatz der jeweiligen Behandlungsstrategie.

*Nach den Wechseljahren zeigen Aromatasehemmer gute Therapieergebnisse bei Brustkrebs.*

Gegebenenfalls bietet ein Wechsel innerhalb der fünf Jahre dauernden Antihormontherapie auch die Möglichkeit, die Belastung durch die jeweiligen Nebenwirkungen auszugleichen. Falls Nebenwirkungen Ihren Alltag zu sehr belasten, besprechen Sie mit Ihrem Arzt den Wechsel zu einem anderen antihormonellen Wirkstoff. Bei vielen Patientinnen konnte so die Lebensqualität wieder verbessert werden.

Wie eingangs bereits angedeutet, kann man davon ausgehen, dass eine Antihormontherapie bei Patientinnen mit einem Brustkrebs, der entsprechende Hormonrezeptoren trägt, in mindestens einem Drittel der Fälle die Rückkehr der Erkrankung verhindert. Deshalb ist es von großer Bedeutung, dass Sie die vorgeschlagene Therapie regelmäßig und über den gesamten geplanten Zeitraum durchführen. Halten Sie also durch, auch wenn es Ihnen manchmal aufgrund der Dauer der Behandlung schwerfallen sollte.

*"Ein Arzt sagte mir damals: „Die Antihormontherapie ist möglicherweise Ihre Lebensversicherung".*
*Annette Rexrodt von Fircks*

## Keine Angst vor Studien

Viele der medikamentösen Therapien werden innerhalb von Studien angeboten. Patientinnen äußern häufig die Sorge, dass Sie durch die Teilnahme an einer Studie vielleicht durch eine noch nicht ausreichend erprobte Behandlungsmethode Schaden erleiden könnten. Das Gegenteil ist der Fall: Patienten in klinischen Studien werden besonders sorgfältig betreut, da alle Behandlungsstudien in Deutschland durch die zuständige Ethikkommission und das Bundesamt für Arzneimittelsicherheit überwacht werden.

Wenn Sie an einer Studie teilnehmen, können Sie sich freuen: Sie profitieren von Erfolg versprechenden Therapien und besonders sorgfältiger Betreuung.

Falls Sie sich für die Teilnahme an einer Studie entscheiden sollten, können Sie sicher sein, mit einer qualitätsgesicherten wirksamen Therapie behandelt zu werden.

In einer klinischen Studie wollen Wissenschaftler feststellen, ob eine neue Behandlungsform noch wirksamer ist als die Standardbehandlung, die jeder Patient erhält. Studienpatienten können innerhalb von Studien neue, Erfolg versprechende Therapien noch vor der offiziellen Zulassung erhalten. Darüber hinaus scheint die bloße Teilnahme an Studien schon einen positiven Einfluss auf den Genesungsprozess zu haben, da in mehreren Untersuchungen ein Überlebensvorteil für Patienten durch eine solche Teilnahme gezeigt werden konnte. Dies war interessanterweise unabhängig von der untersuchten Therapie. Ihr behandelnder Arzt oder Ihr Brustzentrum können Sie über mögliche Brustkrebsstudien informieren. Sind Sie Stammgast im Internet, werden Sie dort sicherlich auch fündig werden.

# Erste Hilfe bei Beschwerden

In der Nachsorgezeit können als Folge der Therapien unterschiedliche Beschwerden auftreten. Wichtig ist, dass Sie darüber informiert sind und dass Sie gemeinsam mit Ihrem Arzt nach Lösungen suchen, wie diese behandelt werden und was Sie möglicherweise auch selbst dagegen tun können.

## Das Lymphödem

Das Lymphödem, eine chronische Stauung von Lymphflüssigkeit im Arm, ist durch die Fortschritte in der Behandlung eine glücklicherweise deutlich rückläufige Nebenwirkung. Aufgrund der routinemäßigen Entfernung des Wächterlymphknotens ist die axilläre Dissektion, also die komplette Entfernung von Lymphknoten in der Achsel, und damit auch das Lymphödem erheblich seltener geworden. Zusätzlich kommt es, selbst wenn neben dem Wächterlymphknoten noch weitere Lymphknoten entfernt werden, dank schonender Operationsverfahren und zurückhaltender Bestrahlungsverfahren heutzutage nur noch in 15 Prozent der Fälle zum Lymphödem. Wenn ein Lymphödem auftritt, umfassen die Folgen aber nicht selten Einschränkungen in der Funktion des Armes, eine Umfangszunahme des Armes und damit verbunden eine mögliche Beeinträchtigung der Lebensqualität.

> Übrigens konnte bislang keine Studie zeigen, dass körperliche Aktivität ein Risikofaktor zur Entstehung eines Lymphödems ist.
> *Dr. Freerk T. Baumann*

Eine Vorbeugung des Lymphödems durch spezielle Massagetechniken wie Lymphdrainagen bei beschwerdefreien Patientinnen wird aufgrund der geringen Wirksamkeit nicht empfohlen. Sehr wohl aber können Sie durch krankengymnastische Übungen die Beweglichkeit des Armes verbessern.

> Auch das Schwingen auf dem Trampolin kann hilfreich sein.
> *Annette Rexrodt von Fircks*

Insgesamt werden die betroffenen Frauen nach Eingriffen an den Achsellymphknoten heute durchaus ermuntert, den Arm weitgehend normal einzusetzen. So konnte in einer Reihe von Studien nachgewiesen werden, dass auch sportliche Betätigung mit dem Arm, bis hin zum moderaten Hanteltraining, das Risiko für ein Lymphödem eher reduziert als erhöht. Sie haben also grünes Licht für Hausputz, Garten und Co. – aber bitte in Maßen!

*… oder vielleicht lieber Brotteigkneten?*
*Hans Gerlach*

Wichtig ist jedoch, dass Sie Verletzungen des betroffenen Armes vermeiden, da durch die fehlenden Lymphknoten vor allem in den ersten Jahren die Fähigkeit, sich gegen eindringende Keime zu wehren, in diesem Bereich geschwächt ist. Zu möglichen Verletzungen zählen auch Infusionsnadeln, für die nach Möglichkeit der nicht

### Das gefürchtete Lymphödem ist auf dem Rückzug

- Lymphödeme sind dank schonender Operationsverfahren selten geworden.

- Im täglichen Leben brauchen Sie keine Rücksicht auf die Operation in der Achsel zu nehmen.

- Körperliche Betätigung und leichte Gymnastik sind sogar gut und wirken vorbeugend.

- Schützen Sie Ihren Arm aber vor Verletzungen (z.B. Infusionsnadeln, Schnittwunden), falls Lymphknoten in der Achsel entfernt worden sind.

- Lymphdrainagen können helfen, wenn es doch einmal Probleme gibt.

betroffene Arm verwendet werden sollte. Bei Gartenarbeiten sind Handschuhe ein wirksamer Schutz gegen Verletzungen. Etwas mehr Fürsorge für den betroffenen Arm lohnt sich.

Ist ein Lymphödem aufgetreten, sollten Sie sich in die Obhut von Spezialisten begeben. Durch gezielte Maßnahmen, wie die therapeutische Lymphdrainage und Kompressionsstrümpfe, können deutliche Verbesserungen erzielt werden. Erster Ansprechpartner sollte auch hier Ihr Frauenarzt sein, der Ihnen die für Sie geeigneten Hilfsprogramme vermitteln kann.

Lymphdrainage und Kompressionsstrümpfe schützen vor Lymphödemen.

## Beeinträchtigung der Herzfunktion (Kardiotoxizität)

Schon Paracelsus sagte: „Die Dosis macht das Gift." So kommt es, dass gerade die Medikamente, die uns geholfen haben, der Brustkrebserkrankung einiges an Schrecken zu rauben und Ihnen nun als Mitstreiter gegen die Erkrankung zur Seite stehen, ihrerseits Nebenwirkungen mit sich bringen können. Deshalb ist es wichtig, diese Nebenwirkungen zu kennen und so rechtzeitig einschreiten zu können.

Ein Beispiel hierfür ist die Schädigung der Herzmuskulatur durch den Einsatz von bestimmten Chemotherapeutika (sogenannte Anthrazyklinen) und Trastuzumab, einer Antikörpertherapie bei Brustkrebs mit dem Rezeptor HER2/neu. Besonders die Kombination beider Substanzen erhöht das Risiko für eine solche Schädigung beträchtlich.

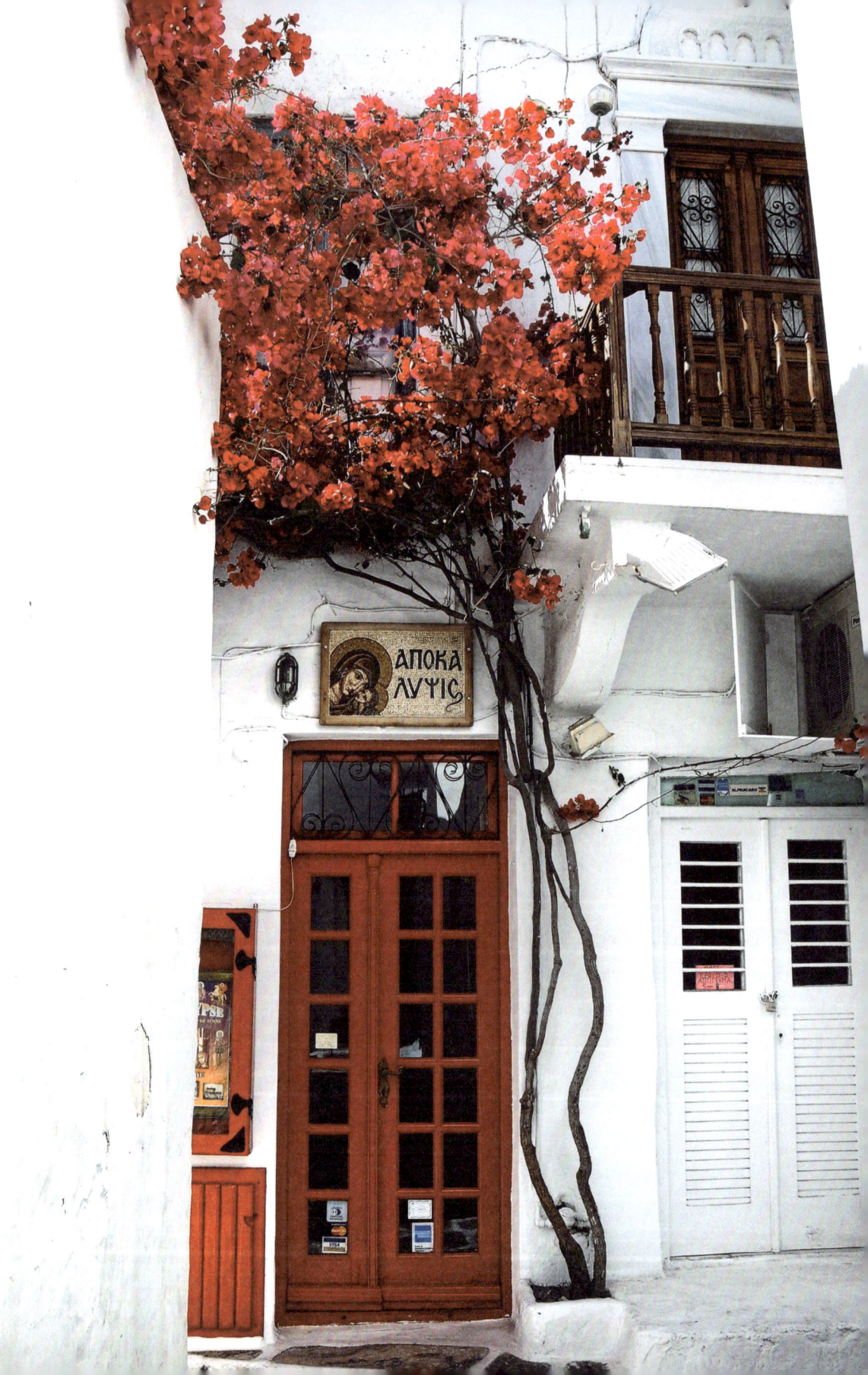

Viele Studien zeigen einen starken Anstieg der Heilungschancen durch die Ergänzung der Chemotherapie durch Antikörper bei diesen Tumoren.

Das Medikament wird als Infusion alle drei Wochen über einen Zeitraum von einem Jahr verabreicht und weist dabei sehr wenige Nebenwirkungen auf. Lediglich die Herzgesundheit sollte eben regelmäßig überwacht werden, da auch Herzmuskelzellen Rezeptoren tragen, an denen die Antikörper binden können. Risikofaktoren für eine Beeinträchtigung der Herzfunktion sind dabei höheres Alter, Übergewicht, bereits bestehende Herzschwäche, Bluthochdruck, Diabetes mellitus, Herzmuskelentzündungen oder Infarkte in der Vergangenheit sowie linksseitige Bestrahlung.

Eine Beeinträchtigung der Herzfunktion fällt meist zunächst durch zunehmende Kurzatmigkeit, häufiges nächtliches Wasserlassen und zunehmende Wassereinlagerung in den Beinen auf. Sie ist durch Medikamente gut behandelbar, wenn sie frühzeitig bemerkt wird. Hierzu werden während der laufenden Antikörpertherapie regelmäßige Kontrollen der Herzfunktion, z.B. mittels Ultraschall, durchgeführt. Ihr behandelnder Arzt wird Sie dazu an einen auf das Herz spezialisierten Internisten überweisen.

*Bitte klären Sie auch mit dem Kardiologen ab, welche Vorsichtsmaßnahmen Sie dann beim Sport berücksichtigen sollten.*
*Dr. Freerk T. Baumann*

Für Sie ist es gut zu wissen, dass es nur bei wenigen Frauen unter der Therapie zu einer Beeinträchtigung der Herzfunktion kommt. Haben Sie also keine Angst, sich auf diese wirksame Behandlung einzulassen. Wird bei Ihnen jedoch die genannte Nebenwirkung festgestellt, ist durch regelmäßige Kontrollen und frühzeitige Gegenmaßnahmen das Risiko, Beschwerden davonzutragen, gering.

## Herzfunktion: Gefahr erkannt – Gefahr gebannt

- Ausgesprochen seltene, aber schwerwiegende Nebenwirkung.

- Durch regelmäßige Kontrollen wird diese Nebenwirkung rechtzeitig erkannt und der weitere Verlauf positiv beeinflusst.

- Die Kontrolle der Herzfunktion ist durch eine ungefährliche und unkomplizierte Ultraschalluntersuchung durch einen Kardiologen möglich.

## Wechseljahresbeschwerden

Das klimakterische Syndrom umfasst in unterschiedlicher Ausprägung Hitzewallungen, Schweißausbrüche, Schwindel, Kopfschmerzen, Herzrasen, Schlaflosigkeit, Depression, Verlustängste, erhöhte Reizbarkeit und Nervosität, Antriebsarmut, Konzentrationsschwäche und andere Beschwerden. Diese in den Wechseljahren der Frau eigentlich natürlich auftretenden Erscheinungen können auch durch die Therapien gegen den Brustkrebs frühzeitig ausgelöst bzw. verstärkt werden. Dabei führen Chemotherapie und Antihormontherapie zu einem hormonellen Ungleichgewicht und Mangel.

Das Empfinden der Beschwerden ist individuell sehr verschieden und hängt unter anderem von der Lebensphase, in der sich die Patientin befindet, und der Dauer der Therapie ab.

Die Behandlung des klimakterischen Syndroms konzentriert sich vor allem auf die Linderung der einzelnen Beschwerden. Die Ursache – also der Mangel an weiblichen Geschlechtshormonen – ist nicht direkt behandelbar, da eine Hormongabe nach Brustkrebs mit

*Die Wechseljahre verlaufen bei jeder Frau anders – und sollten daher individuell behandelt werden.*

größter Zurückhaltung eingesetzt werden sollte. Bei Patientinnen mit einem hormonempfindlichen Brustkrebs ist die Hormontherapie sogar schädlich, da diese Krebszellen auf die Anwesenheit von Geschlechtshormonen mit Wachstum reagieren könnten.

Wechseljahresbeschwerden können heute wirksam und nachhaltig behandelt werden. Zu den Behandlungsmöglichkeiten zählen neben Medikamenten aus der Neurologie vor allem auch eine Reihe von naturheilkundlichen Maßnahmen, über die dieses Buch an anderer Stelle ausführlich informiert (siehe Kapitel „Komplementärmedizin bei Brustkrebs", Seite 83). Diese Informationen werden Ihnen helfen, weiterhin Ihre Tabletten regelmäßig einzunehmen und mögliche Nebenwirkungen erträglich zu machen.

Gute Nachricht: Die meisten Beschwerden können heute wirksam therapiert werden.

> ## Wechseljahresbeschwerden (klimakterisches Syndrom)
>
> - Ursache ist ein Mangel an weiblichen Hormonen, möglicherweise ausgelöst durch die Chemotherapie.
>
> - Als Trostpflaster können Sie sich mit Recht sagen, dass der Krebs unter dem Hormonmangel mehr leidet als Sie.
>
> - Viele Beschwerden lassen sich mit naturheilkundlichen Methoden und durch regelmäßige Bewegung in den Griff bekommen oder zumindest deutlich lindern.

## Osteoporose

Die Abnahme der Knochenmasse ab Mitte zwanzig ist ein ganz natürlicher Prozess. Kommt es dabei zu einem übermäßigen Schwund und einer reduzierten Festigkeit des Knochens, spricht man von

Osteoporose. Dabei sind Frauen deutlich häufiger betroffen als Männer, denn einer der Hauptfaktoren zur Regulation des Knochenstoffwechsels sind Geschlechtshormone. Daher nimmt bei Frauen die Knochensubstanz mit Beginn der Wechseljahre und dem damit verbundenen Hormonmangel deutlich ab. Therapiebedingt kann dies auch bei jungen Patientinnen durch vorzeitige Wechseljahre aufgrund der Chemotherapie beziehungsweise Antihormontherapie ausgelöst werden. Aber selbst bei älteren Patientinnen nach den Wechseljahren kann durch den Einsatz von Antihormontherapie in Form der Aromatasehemmer der natürliche Knochenschwund verstärkt werden.

Um dem entgegenzuwirken, ist die Versorgung des Körpers mit ausreichend Kalzium und Vitamin D wichtig. Regelmäßige Bewegung sorgt für eine erhöhte Stabilität des Knochens. Durch körperliche Aktivität und eine gesunde Ernährung können Sie somit nicht nur das Risiko für eine Wiederkehr der Krebserkrankung senken, sondern ebenso wirksam das Risiko für eine Osteoporose. Werden Sie erfinderisch, wie Sie Bewegung und neue Kochrezepte in Ihren persönlichen Alltag integrieren könnten. Anfangs wird die Umstellung vielleicht etwas schwerfallen, aber lassen Sie nicht locker – es lohnt sich.

Bei Patientinnen mit einem deutlich erhöhten Risiko für die Entstehung einer Osteoporose oder bei bekannter Osteoporose sollte darüber hinaus mit knochenstärkenden Medikamenten, wie z.B. Bisphosphonaten, gegengesteuert werden.

Jetzt wichtig: viel Bewegung, gesunde Ernährung, ausreichend Kalzium und Vitamin D.

Versuchen Sie neue Kochrezepte: Werden Sie erfinderisch oder lassen Sie sich von Hans Gerlachs köstlichen Rezepten ab Seite 233 verführen.

> ## Osteoporose
>
> - Durch Bewegung (siehe Kapitel „Immer in Bewegung bleiben", Seite 101) und Kalzium sowie Vitamin-D-reiche Ernährung (siehe Kapitel „Ernährung bei Brustkrebs", Seite 137) können Sie aktiv gegen Osteoporose vorgehen.
>
> - Im Bedarfsfall kann Ihr Arzt Sie durch spezielle knochenstärkende Medikamente unterstützen.

## Fatigue

Als Fatigue wird ein chronischer Erschöpfungs- und Müdigkeitszustand bezeichnet, der nicht selten in Folge der lang andauernden Therapie eintritt. Dieses Buch gibt Ihnen eine Reihe von Tipps, wie Sie Erholung finden und Aktivität fördern können.

Nur Mut: Erschöpfungszustände gehen meist schnell vorüber.

Der erste Schritt besteht darin, den eigenen Erschöpfungszustand zu erkennen. Brustkrebs ist eine schwere Diagnose, deren Behandlung Ihnen als Patientin besonders viel Kraft und Energie abverlangt, sowohl seelisch als auch körperlich. So ist es nur verständlich, wenn sich Ihr Körper und Geist nach dem Abklingen der unmittelbaren Gefahr und dem Abschluss der Therapie ein wenig „fallenlassen" und sich die Erholung suchen, die ihnen zusteht.

Nach OP und Chemo ist ein Tief normal, sollte aber nicht zu lange andauern.

Doch dieser Zustand der Erschöpfung sollte nicht über eine längere Zeit anhalten. Spätestens wenn selbst einfachste, alltägliche Verrichtungen zur Überlastung führen und Sie nicht mehr aus diesem „Loch" herauskommen, sollten Sie etwas unternehmen. Auch wenn Ihnen die Situation ausweglos erscheinen sollte, so haben Sie als Brustkrebspatientin zu diesem Zeitpunkt schon längst gezeigt, dass

Sie die nötige Kraft und Energie besitzen, dieses „etwas" und auch weit mehr zu tun.

In vielen Fällen reicht es bereits aus, wieder Tätigkeiten aufzugreifen, die Sie schon immer gerne gemacht haben und die durch die Erkrankung vernachlässigt wurden. Das kann im konkreten Fall eine bestimmte Sportart oder ein liebgewonnenes Hobby sein, für das Sie lange nicht mehr die notwendige Zeit und Muße aufbringen konnten. Vielleicht ist es eine soziale oder kulturelle Betätigung wie der Gang ins Theater oder Kino, allein oder mit Freunden. Egal, was: Wenn es Ihnen Freude und Spaß bereitet, dann ist es richtig!

*Jetzt ist es an der Zeit, längst vergessene Hobbys neu aufleben zu lassen. Das macht Spaß und schenkt Kraft.*

Manche Menschen lösen ihre Probleme gerne alleine. Es ist jedoch auch für diese Menschen empfehlenswert, sich einer Vertrauensperson – etwa einer guten Freundin oder dem Lebenspartner – anzuvertrauen. Mit den Ihnen vertrauten Menschen sollten Sie über diese Probleme offen reden und gleichzeitig auch Lösungsstrategien erarbeiten, um die Fatigue schrittweise abzubauen. Oft bedeutet das, sich vom Ballast des Alltags für eine Weile zu befreien und sich erst, wenn Sie sich wieder etwas besser fühlen, schrittweise wieder einzelnen Aufgaben zuzuwenden. Zudem bewirkt regelmäßige Bewegung oft wahre Wunder. Die Vertrauensperson kann dann hilfreich als „externes schlechtes Gewissen" wirken. Aber schon bald werden Sie merken, wie viel Energie in Ihnen steckt – und dass Sie die Impulse von außen nicht mehr benötigen.

*„Mit meiner Freundin konnte ich über alles sprechen. Das hat mir sehr gut getan.*
*Annette Rexrodt von Fircks*

In manchen Fällen kann die Fatigue trotz aller Bemühungen anhalten. Sollte das bei Ihnen der Fall sein: Zögern Sie nicht, sich Hilfe zu suchen! Überfordern Sie sich nicht, und stellen Sie nicht den unbedingten Anspruch an sich, diesen Erschöpfungszustand um jeden Preis aus eigenem Antrieb heraus zu überwinden. Eine professionelle psychoonkologische Hilfe kann häufig eine ganz wesentliche Unterstützung darstellen. Mehr dazu erfahren Sie weiter unten im Abschnitt „Psychoonkologie".

Nehmen Sie professionelle Hilfe in Anspruch, sie wird Ihnen gut tun.

## Fatigue

- Das Gefühl von Erschöpfung ist nach einer überstandenen Therapie ein Stück weit normal.

- Sprechen Sie mit Ihrem Lebenspartner, einer guten Freundin oder einer anderen Vertrauensperson darüber.

- Lassen Sie sich helfen, wenn Sie das Gefühl haben, dass Sie die Müdigkeit übermannt und Sie sich krankhaft antriebslos fühlen.

## Der Angst entkommen

Die Diagnose Brustkrebs stellt einen immensen Schock für Sie als Patientin, Ihre Familie und Ihren Freundeskreis dar. Mit einem Schlag ist alles anders, und es folgen schwierige Monate, in denen ein Wechselbad der Gefühle zwischen Hoffnung, Mut, Entschlossenheit, aber auch Angst, Verzweiflung und Trauer herrscht. Jede betroffene Frau ist froh, wenn sie nach Abschluss der Therapie erstmals wieder durchatmen und sich mit frischem Elan ihrem Leben, dem eigentlichen, widmen kann. Dann und wann keimt jedoch die Frage auf: „Was, wenn der Krebs wiederkommt?" Die Angst vor einem Rückfall ist ganz natürlich und gehört zur Krankheitsbewältigung dazu. Sie kann sogar förderlich sein: Die in die Zukunft ge-

Regelmäßige Bewegung kann Wunder wirken!

45

richtete Sorge ist immer ein Spiegelbild der Vergangenheit und hilft, sich nicht nur an die schlimmen Dinge, sondern auch an die eigene Tapferkeit und Kraft zu erinnern.

## Rationales Denken

Um diese Angst in Schach zu halten, empfiehlt es sich, grundlegende Fakten zu wiederholen und sich zu vergegenwärtigen, dass nun das Leben selbst und nicht die Krankheit der dominierende Part im Hier und Jetzt ist. So ist es hilfreich, sich daran zu erinnern, dass viel mehr Patientinnen ohne Rückfall weiterleben, als es tatsächlich Rückfälle gibt. Dieses rationale Denken hilft, sich gegenüber der Sorge weniger ausgeliefert und hilflos zu fühlen, und schafft Raum, um aktiv zu werden und sich selbst Gutes zu tun: sei es durch Sport, gemeinsame Aktivitäten mit Familie und Freunden oder den Verzicht auf ungesunde Laster. Viele Betroffene suchen eine Selbsthilfegruppe auf. Der Erfahrungsaustausch mit anderen Betroffenen kann eine sinnvolle Ergänzung sein, um einerseits die Erkrankung aufzuarbeiten und andererseits positiv den weiteren Lebensweg zu beschreiten.

## Hilfreiche Entspannung

Es gibt unterschiedliche Entspannungstechniken, die helfen, Sorgen zu reduzieren und Anspannungen abzubauen. Die Progressive Muskelentspannung nach Jacobson ermöglicht es, einen Zustand tiefer Entspannung zu erreichen. Dabei werden bestimmte Muskelgruppen abwechselnd angespannt und schließlich wieder entspannt. Diese Technik kann in wenigen Wochen erlernt und im Bedarfsfall eingesetzt werden, um Entspannung gezielt herbeizuführen.

> *Die Angst lädt mich ein, jetzt ganz im Augenblick zu sein.*
> *Pater Anselm Grün*

Progressive Muskelentspannung ist leicht zu erlernen und hilft, gezielt zu entspannen.

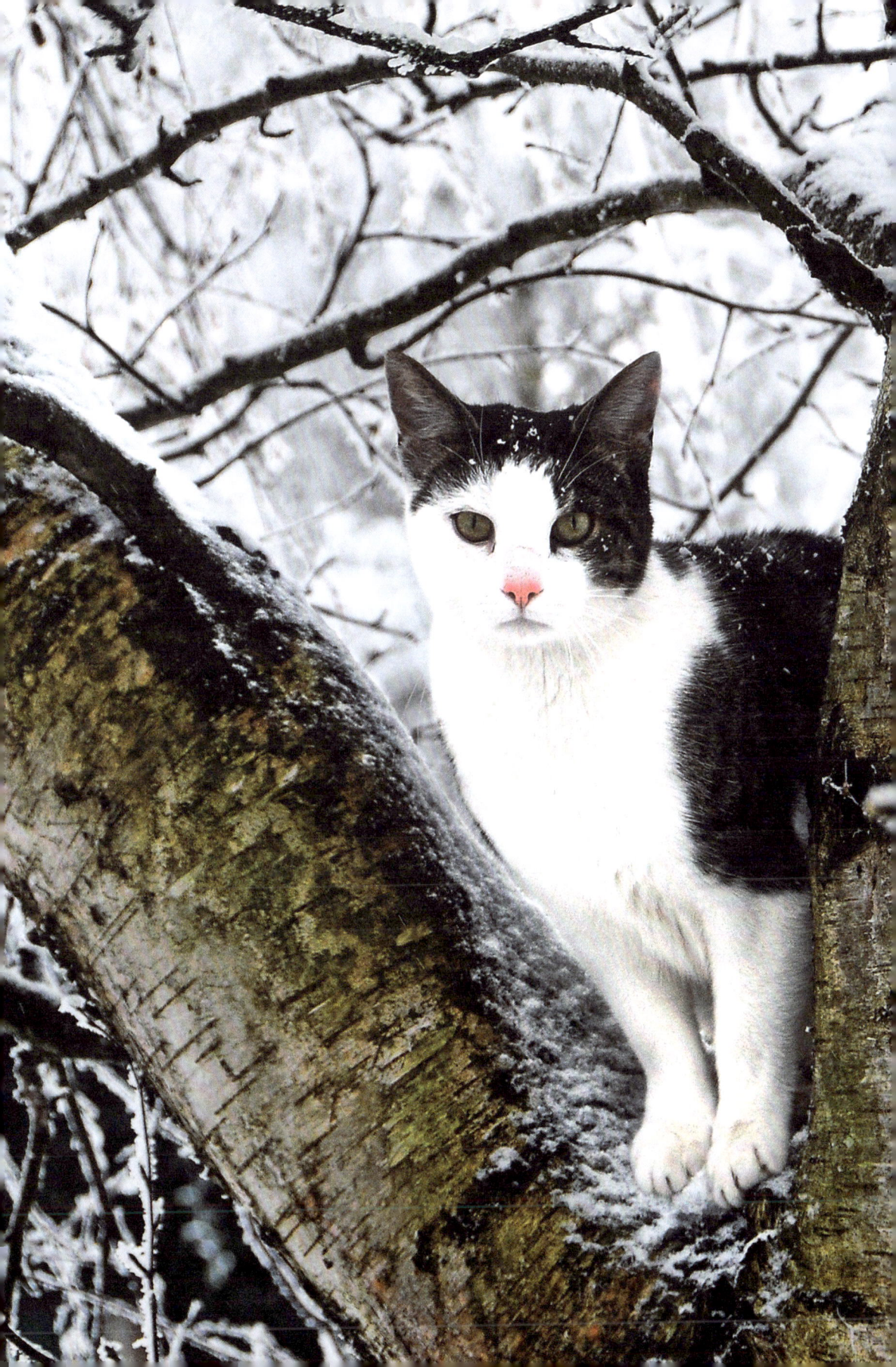

Auch autogenes Training – hier handelt es sich um mentale Übungen – ist für viele Patientinnen hilfreich. Nutzen Sie die Möglichkeit, diese Entspannungstechnik während Ihrer Anschlussheilbehandlung zu erlernen. So haben Sie ein Erste-Hilfe-Programm für Ihren Alltag.

## Professionelle Hilfe

Manchmal jedoch wird aus der Sorge vor einem Rückfall eine massive Angst, die sich schlimmstenfalls verselbstständigt. In dieser Situation gilt: Suchen Sie sich professionelle Hilfe!

Das Angebot fachkundiger Hilfestellen, die sich auf das seelische Wohl von Brustkrebspatientinnen spezialisiert haben, ist groß. Ihr Arzt wird Ihnen dabei helfen, geeignete Anlaufstellen zu finden. Dort treffen Sie auf fachkundiges Personal, das ganz individuell auf Ihre Bedürfnisse und Ängste eingeht und mit Ihnen gemeinsam Lösungsstrategien entwickelt, um diese negativen Gefühle abzubauen und in positive Energie umzuwandeln.

Ihr Arzt unterstützt Sie fachkundig dabei, eine für Sie geeignete psychoonkologische Hilfe zu finden.

Zögern Sie daher nicht, Hilfe in Anspruch zu nehmen, sobald Sie merken, dass Sie es nicht alleine aus eigener Kraft schaffen. Denken Sie daran: Auch Fußballprofis spielen besser mit der Unterstützung eines Trainers, obwohl sie eigentlich wissen, wie es geht!

## Psychoonkologische Begleitung

Mit einer Krebserkrankung geht häufig nicht nur das körperliche Leid von Operationen und sich anschließenden Therapien einher, sondern auch die Seele wird in Mitleidenschaft gezogen. In vielen Brustzentren und Frauenkliniken wird an Brustkrebs erkrankten Frauen heute eine qualifizierte psychoonkologische Versorgung angeboten. Während der operativen, der Chemo- und/oder Strahlentherapie besteht die Möglichkeit, mithilfe eines Psychoonkologen die Erkrankungssituation zu verarbeiten.

Ein sogenannter „Psychoonkologe" ist in der Regel ein Arzt oder Psychologe mit einer entsprechenden Zusatzausbildung. Andere Berufsgruppen wie etwa Seelsorger oder Sozialarbeiter können eine solche Zusatzqualifikation ebenfalls erwerben.

Etwa 30 Prozent aller Patientinnen wünschen sich eine psychoonkologische Unterstützung, was im Umkehrschluss bedeutet, dass die Mehrheit der Betroffenen diese Situation allein oder auch mit familiärer und sozialer Unterstützung gut bewältigen kann. Doch nicht selten haben Patientinnen den Eindruck, ihre Angehörigen zu überfordern. Dann kann es hilfreich sein, mit einem Außenstehenden über die eigenen Ängste, Sorgen und Befürchtungen zu sprechen.

Bei Frauen mit einer Brustkrebserkrankung stehen dabei auch Themen wie der Umgang mit ihren möglicherweise noch jüngeren Kindern, die Bewältigung des Alltags trotz belastender Therapien sowie die Kommunikation mit dem Partner im Vordergrund. Im Rahmen der psychoonkologischen Versorgung kann durch Einzel-, aber auch Paar- und Familiengespräche Entlastung geschaffen und die Kommunikation erleichtert werden.

> Wenn Sie noch kleine Kinder haben, helfen Ihnen vielleicht unsere Stiftungsprojekte: www.rvfs.de (siehe Anhang).
>
> *Annette Rexrodt von Fircks*

49

## Wie aber sieht die Situation nach Beendigung der Chemo- und Strahlentherapie aus?

Viele Patientinnen schaffen es sehr gut, ihre Ängste und Sorgen während der Therapiephase „in Schach" zu halten. Mit dem Bewusstsein, etwas gegen die Erkrankung tun zu können, lässt sich angehender Mutlosigkeit oft gut begegnen. Häufig kommt es dann erst nach Ende der aktiven therapeutischen Phase zu Grübelketten, Schlafstörungen und wiederkehrenden Ängsten vor der Erkrankung oder einem Rückfall. Auch hier kann nun eine psychoonkologische Unterstützung sinnvoll und hilfreich sein. Auch während Ihrer Anschlussheilbehandlung haben Sie die Möglichkeit, mit speziell ausgebildeten Psychologen über mögliche Ängste und Sorgen zu sprechen. Wichtig ist jetzt, dass Sie jemanden finden, der Ihnen zuhört und Ihre Gefühle ernst nimmt, damit Sie zuversichtlich in Ihren Alltag zurückkehren können.

*Ängste und Sorgen sind nach einer Krebserkrankung normal.*

Leider wird eine solche psychoonkologische Hilfe von einigen Patientinnen immer noch als eigenartig oder beschämend empfunden; es ist jedoch ein normaler, psychisch „gesunder" Vorgang, in oder auch nach einer solchen Belastungssituation mit Ängsten, Unsicherheit und Sorgen zu reagieren. In Studien konnte die Vermutung, eine bestimmte Persönlichkeitsstruktur könne zu einer Krebserkrankung führen, nicht bestätigt werden. Vielmehr ist davon auszugehen, dass nicht ein psychisches Leiden eine Krebserkrankung auslöst, sondern dass psychische Erkrankungen, wie etwa eine Depression, als Folge einer Krebserkrankung auftreten können. Fragen Sie also nicht, was Sie eventuell falsch gemacht haben könnten, sondern klären Sie, was für Sie in Zukunft wichtig und richtig ist. Sie haben eine schwere Zeit hinter sich, Sie dürfen ruhig etwas egoistisch vorgehen.

*Wenden Sie sich jetzt Menschen und Dingen zu, die Ihnen gut tun.*

*Sie haben eine schwere Zeit hinter sich: Seien Sie ruhig etwas egoistisch!*

Trotzdem können die beschriebenen Belastungsfaktoren erhebliche Auswirkungen auf die Lebensqualität haben. Die oft gestellte Frage nach dem „Warum" wie auch der Umgang mit dem veränderten Körper stellen große Anforderungen an Ihre Fähigkeit zur Krankheitsverarbeitung.

In diesem Zusammenhang setzt nun eine begleitende psychoonkologische Versorgung an, die das Wiedergewinnen von Lebensqualität und den Umgang mit Ängsten und Unsicherheiten unterstützt. Das Erschließen neuer Lebensperspektiven, das Erlernen verschiedener Gedanken- und Entspannungstechniken und sicherlich nicht zuletzt auch das soziale Miteinander, also zum Beispiel der Umgang mit dem Lebens- oder Ehepartner oder auch der Wiedereinstieg in den Beruf, sind zentrale Themen, denen in einer psychoonkologischen Therapie Raum geboten wird.

> Fordern Sie professionelle Hilfe und Beratung ein. Sie haben sie verdient.

Ausgangspunkt ist dabei immer die subjektiv empfundene Lebenssituation. Anders als in einer klassischen Psychotherapie liegt der Schwerpunkt hier auf einem unterstützenden Gespräch, in dem die Ängste der Patientin aufgefangen werden sollen.

## Vertrauen braucht Zeit

Doch warum entsteht vor allem nach dem Ende der therapeutischen Maßnahmen eine so große Unsicherheit und Ängstlichkeit? Eine Krebserkrankung schmerzt oft nicht, sodass die Diagnose für viele Frauen nicht zur eigenen Körperwahrnehmung passt – „Wie kann ich krank sein, wenn ich mich nicht krank fühle?" Der lebenslang vertraute Körper fühlt sich plötzlich fremd an, das Urvertrauen in ihn geht verloren. Geht man davon aus, dass eine Situation umso

> „Je größer die Unsicherheit und Angst, desto niedriger ist das körperliche Aktivitätsniveau! Doch Bewegung hilft, mit ihnen umzugehen."
> *Dr. Freerk T. Baumann*

51

beängstigender erlebt wird, je unkontrollierbarer, unbeeinflussbarer und unbekannter sie erscheint, lässt sich leicht nachvollziehen, wie schwierig es gerade in dieser Phase der Krankheitsbewältigung, also nach Abschluss der Therapien, ist, mit solchen Ängsten umzugehen.

Es ist jetzt wichtig, die verloren gegangene Sicherheit wiederzuerlangen, sich selbst Zeit zu geben, dem eigenen Körper wieder Gesundheit zuzutrauen. Um zu glauben, dass die Erkrankung überstanden ist, benötigt unsere Seele oft mehr Zeit, als das soziale Umfeld und die eigenen Ansprüche dem Betroffenen zugestehen wollen. Nicht selten hören Patientinnen dann Sätze wie „Nun hast du doch alles überstanden!" oder „Du bist doch jetzt wieder gesund!"

> Wenn solche Aussagen Sie ärgern, stellen Sie die Frage: „Warum sagst du das?"
>
> *Annette Rexrodt von Fircks*

Doch um Vertrauen in den eigenen Körper zurückzugewinnen, sind Zeit, Ruhe und insbesondere ein neues Kennenlernen und Einschätzen-Können des möglicherweise auch durch Operationen und Behandlungen veränderten Körpers wichtig.

## Individuelle Bedürfnisse erkennen

Weitere Schwerpunkte einer psychoonkologischen Therapie werden individuell besprochen und umgesetzt; so kann für eine Patientin ihre Paarbeziehung im Mittelpunkt stehen, sodass z.B. auch Paar- oder Familiengespräche durchgeführt werden sollten. Für eine andere Patientin dagegen kamen durch die eigene Krebserkrankung möglicherweise schmerzhafte Erinnerungen an die Erkrankung eines engen Familienmitglieds hoch, sodass der Therapiefokus auf die Trauer und die Verarbeitung alter Verletzungen gelegt werden sollte. In einem dritten Fall steht eine Frau etwa vor der Fragestellung, wie sie künftig mit ihren beruflichen Plänen umgehen soll.

Hier können dann eine ausführliche Abwägung aller Möglichkeiten und das Ausloten der aktuellen Leistungsfähigkeit von entscheidender Bedeutung sein.

## Weitere Therapieformen

Dies alles ist nicht nur in einer psychoonkologischen Einzeltherapie möglich, auch ein ambulantes Gruppenangebot kann sehr sinnvoll sein.

In einer ambulanten psychoonkologischen Gruppentherapie wird – anders als in Selbsthilfegruppen – in einem geschlossenen Setting gearbeitet. Das bedeutet, dass im Rahmen einer bestimmten Anzahl von gemeinsamen Sitzungen (z.B. zehn Termine) immer die gleichen Frauen an einer dadurch stabilen Gruppe teilnehmen. Ein psychotherapeutischer Gruppenleiter sorgt dann dafür, dass die Einheiten strukturiert sind und Grenzen eingehalten werden.

Häufig haben Frauen Bedenken, eine Selbsthilfegruppe zu besuchen, weil sie nicht so sehr mit den Schicksalen und Sorgen anderer Betroffener konfrontiert werden möchten. Diese Schwellenangst im Hinblick auf eine Teilnahme ist jedoch unbegründet, denn in einer geschlossenen Gruppe kann der Gruppenleiter eine zu starke Belastung Einzelner verhindern. Der Austausch und die Unterstützung mit anderen betroffenen Frauen bieten Rückhalt und Sicherheit. Nicht selten entwickeln sich Freundschaften, die auch nach dem Ende der Gruppenzeit fortbestehen.

*Austausch und gegenseitige Unterstützung bieten Rückhalt und Sicherheit.*

Manchmal können eine solche Erkrankung und die damit verbundenen Folgen aber auch lebensgeschichtlich äußerst belastende und traumatisierende Ereignisse reaktivieren oder zu schweren psychischen Beeinträchtigungen führen. Bei manchen Patientinnen weiten sich Ängste aus, etwa vor einem Wiederauftreten der Erkrankung oder vor einzelnen Nachsorgeuntersuchungen, und beeinträchtigen deutlich die Lebensqualität der Betroffenen. In diesen Fällen kann eine gezielte Psychotherapie, die über die zeitlich häufig begrenzten Angebote einer psychoonkologischen Versorgung hinausgeht, sinnvoll sein – manchmal auch in Kombination mit Medikamenten.

Psychotherapeutische Hilfe kann sinnvoll und notwendig sein, wenn Ihre Sorgen Sie zu sehr belasten.

## Wie schätzen Sie sich selbst ein?

Um Ihnen eine grobe Einschätzung zu ermöglichen, sollen die folgenden Leitfragen eine Orientierungshilfe geben. Sie ersetzen keinesfalls das Gespräch mit einem Gynäkologen oder Psychoonkologen Ihres Vertrauens, sondern liefern lediglich Anhaltspunkte, ob es sich bereits um eine Situation handelt, in der Ihnen durch eine psychoonkologische oder psychotherapeutische Intervention geholfen werden könnte.

**Beantworten Sie folgende Fragen ehrlich:**

- Nehmen Ängste und Grübelketten einen so großen Raum ein, dass Ihr normaler Alltag deutlich beeinträchtigt wird?

- Vermeiden Sie Situationen, z.B. eine Nachuntersuchung, um Ängsten aus dem Weg zu gehen?

- Haben Sie dauerhafte (in mindestens vier Nächten pro Woche) Ein- oder Durchschlafstörungen?

- Ist es Ihnen in angstbesetzten Situationen unmöglich, sich abzulenken, z.B. durch Gespräche, lesen, fernsehen, spazierengehen …?

➤

- Erleben Sie Panikattacken mit Schweißausbrüchen, Herzklopfen, Schwindel oder ähnlichen Symptomen?

- Haben Sie ein dauerhaftes Angst- und Anspannungsgefühl?

Wenn Sie eine oder mehrere dieser Fragen mit einem eindeutigen Ja beantworten, kann für Sie die Inanspruchnahme einer psychotherapeutischen Begleitung hilfreich sein. Kontaktadressen finden Sie im Anhang.

# Man ist wie man lebt – Lebensstil ist beeinflussbar

Das Thema Lebensstil rückt aufgrund der Entwicklung der Gesellschaft, aber auch wegen der sich glücklicherweise immer weiter verlängernden Überlebensspanne von Brustkrebspatientinnen, mehr und mehr in den Mittelpunkt des Interesses. Auch die Forschung widmet sich zunehmend diesem wichtigen Aspekt der Therapie- und Nachsorgebegleitung.

Überprüfen und optimieren Sie Ihre Lebensgewohnheiten: Auch kleine Änderungen können Ihre Genesung positiv beeinflussen.

## Lebensführung – mehr als nur Mode und Lifestyle

Laufend neue Fragen drehen sich heutzutage rund um das Thema Lifestyle und die Möglichkeiten, den weiteren Genesungsprozess durch Änderung der Lebensgewohnheiten positiv zu beeinflussen. Im Gegensatz zur operativen und medikamentösen Tumortherapie, bei der sich Patientinnen häufig zur Passivität verdammt fühlen, wirkt hier die Patientin selbst aktiv am Genesungsprozess mit.

## Körperliche Aktivität

Es ist wissenschaftlich belegt, dass regelmäßige Bewegung bei Brustkrebspatientinnen von hohem Nutzen ist. Durch körperliche Aktivität können Sie das Risiko einer Wiederkehr der Erkrankung nachweislich (und hoffentlich noch dazu mit Freude und Spaß) wesentlich senken. Dieses Buch will Ihnen Motivation und Begleiter sein, regelmäßige Bewegung in Ihren persönlichen Tagesplan einzubauen. Nur Mut, Sie müssen ja nicht gleich beim Halbmarathon starten.

*Bewegung bringt Sie in Schwung und senkt das Risiko eines Rückfalls deutlich.*

## Körpergewicht

Übergewicht stellt in unserer Wohlstandsgesellschaft ein immer größer werdendes Problem dar. Auch wenn wir mit einem Anteil von rund 16 Prozent übergewichtiger Frauen noch weit hinter anderen Ländern wie den USA (etwa 36 Prozent) rangieren, so lässt sich auch in der Bevölkerung hierzulande ein deutlicher Trend zur Gewichtszunahme beobachten. Dabei handelt es sich nicht nur um ein ästhetisches Problem: Erkrankungen wie Diabetes, koronare Herzkrankheit und Bluthochdruck stehen mit Übergewicht in Verbindung und nehmen dementsprechend ebenfalls in dramatischem Ausmaß zu.

*Alles um uns herum ist in Bewegung. Spüren Sie, wie gut Ihnen das tut.*

Bekannt ist jedoch auch, dass das Risiko für Krebserkrankungen durch Übergewicht und Fettleibigkeit steigt. Bereits 2003 konnte eine Studie an fast 500.000 Frauen zeigen, dass gesunde Frauen mit massivem Übergewicht ein zweifach erhöhtes Risiko haben, an Brustkrebs zu sterben als vergleichbare normalgewichtige Frauen. Ob Übergewicht aber auch nach bereits überstandener Erkrankung eine wichtige Rolle für die Prognose der Patientin spielt oder eine

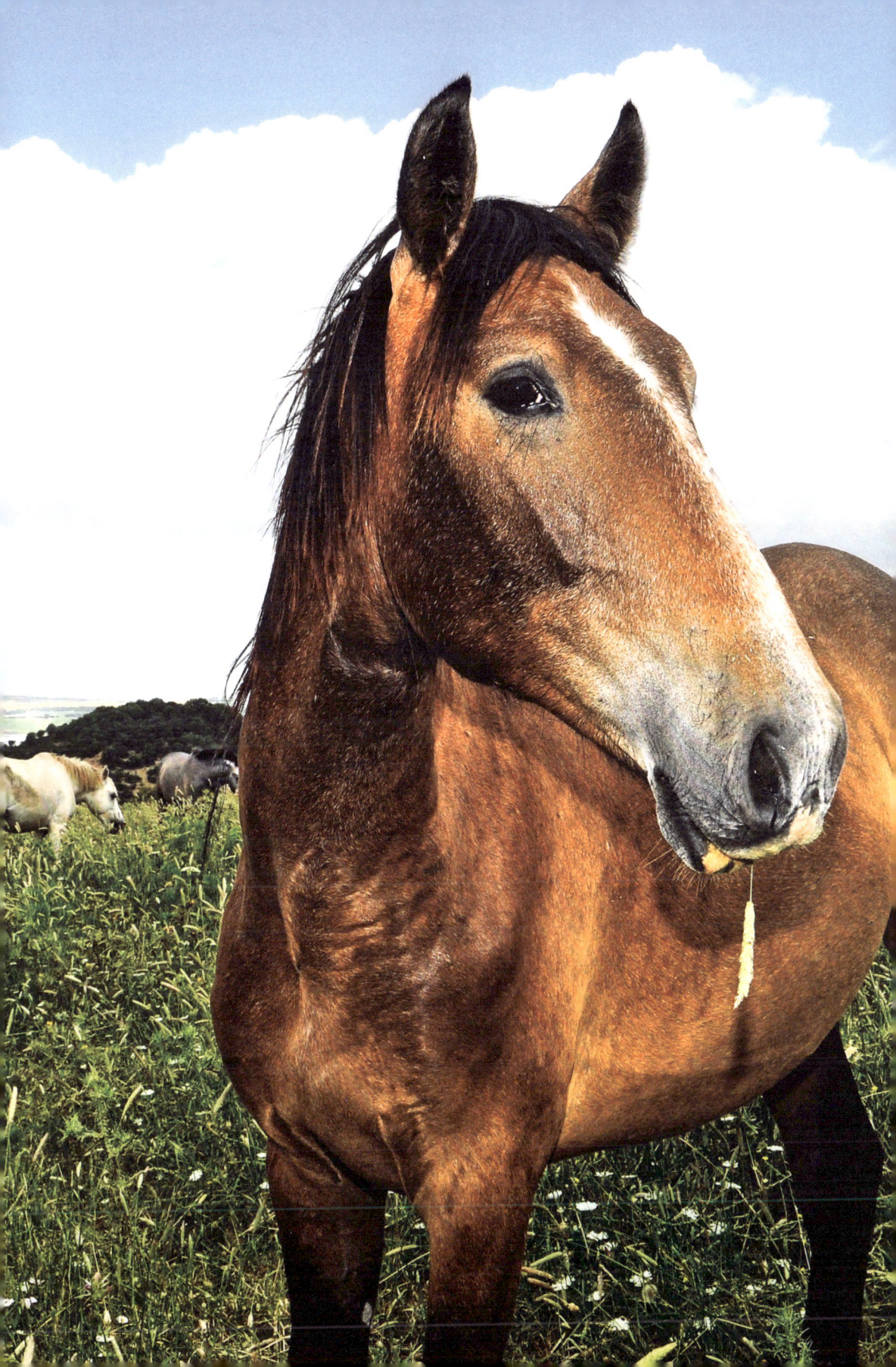

Gewichtsabnahme sogar einen möglichen therapeutischen Ansatzpunkt bieten könnte, ist Gegenstand einer ganzen Reihe aktueller Studienergebnisse. Hierbei zeigt sich bei Gewichtszunahme einheitlich eine Verschlechterung der Prognose von Brustkrebserkrankungen.

## Alkohol

Alkohol steigert erwiesenermaßen das Risiko, an Brustkrebs zu erkranken. Es gibt aber auch Hinweise darauf, dass durch Alkoholkonsum das Risiko steigen könnte, nach erfolgreich behandeltem Brustkrebs erneut daran zu erkranken. Sicher ist, dass ein übermäßiger Alkoholgenuss auf jeden Fall schädlich ist, aber gegen gelegentlich ein kleines Gläschen – etwa zum Abendessen – ist nichts einzuwenden. Auch hier gilt – die Dosis macht das Gift: Ein Genuss in Maßen macht Freude und ist ungefährlich.

„Die Dosis macht das Gift." Paracelsus

## Nikotin

Aufgrund seiner vielfältig krankheitsfördernden Wirkung sollte jedem Menschen vom Rauchen abgeraten werden. Das gilt selbstverständlich auch und gewissermaßen insbesondere für Brustkrebspatientinnen. Wie in Studien nachgewiesen wurde, besteht ein direkter Zusammenhang zwischen der Anzahl der täglich gerauchten Zigaretten und der sich dadurch verkürzenden Lebensdauer. Es konnte sogar gezeigt werden, dass bereits eine Zigarette täglich das Sterblichkeitsrisiko nachweislich steigert. Nikotin erhöht auch das Risiko, an einer Wiederkehr des Brustkrebses zu erkranken.

Das Leben lässt sich gesünder ohne Rauchen genießen. *Prof. Dr. med. Hans Hauner*

## Selbst aktiv werden

Ein gesunder Lebensstil hat also einen deutlichen Einfluss auf den Heilungsprozess bei Brustkrebs. Im Gegensatz zu Operation, Chemotherapie und anderen medikamentösen Therapieformen haben Sie es als Patientin in der Hand, mit einer gesunden Lebensführung eine aktive Rolle im Genesungsprozess einzunehmen.

Passen Sie diesen Veränderungsprozess jedoch Ihrer individuellen Situation an – kleine Schritte führen auch zum Ziel! Und denken Sie an kleine Belohnungen auf dem Weg dahin.

## Gesunder Lebensstil – bei Brustkrebs besonders wichtig!

Bei Übergewicht (einem Body-Mass-Index von über 25 kg/m², siehe BMI-Tabelle auf Seite 140) sollten Sie eine moderate Gewichtsreduktion anstreben. Die Rezepte in diesem Buch können Ihnen dabei helfen, ohne Verzicht auf Genuss eine gesunde und ausgewogene Ernährung in Ihren Lebensplan zu integrieren.

- Ihre Ernährung sollte alle wichtigen Bausteine in angemessenem Verhältnis enthalten. Eine darüber hinausgehende Empfehlung, also eine besonders fettarme bzw. obst-, gemüse- oder ballaststoffreiche Diät einzuhalten, ist von der bisherigen Studienlage nicht gedeckt.

- Sie sollten sich mindestens 3 bis 5 Stunden pro Woche körperlich betätigen. Es darf durchaus auch eine leichtere Aktivität sein und soll Sie nicht überfordern. Wichtig ist vor allem die Bewegung an sich.

- Trinken Sie nicht übermäßig viel Alkohol, und lassen Sie das Rauchen sein. Gegen ein kleines Gläschen Wein gelegentlich ist nichts einzuwenden, aber wenn Sie rauchen sollten, suchen Sie sich Unterstützung bei Ihrem Arzt, um sich so bald wie möglich vom Nikotin lösen zu können.

> „Lassen Sie sich langfristig zu einer einfach umzusetzenden und individuell passenden Ernährung beraten."
> *Prof. Dr. med. Josef Beuth*

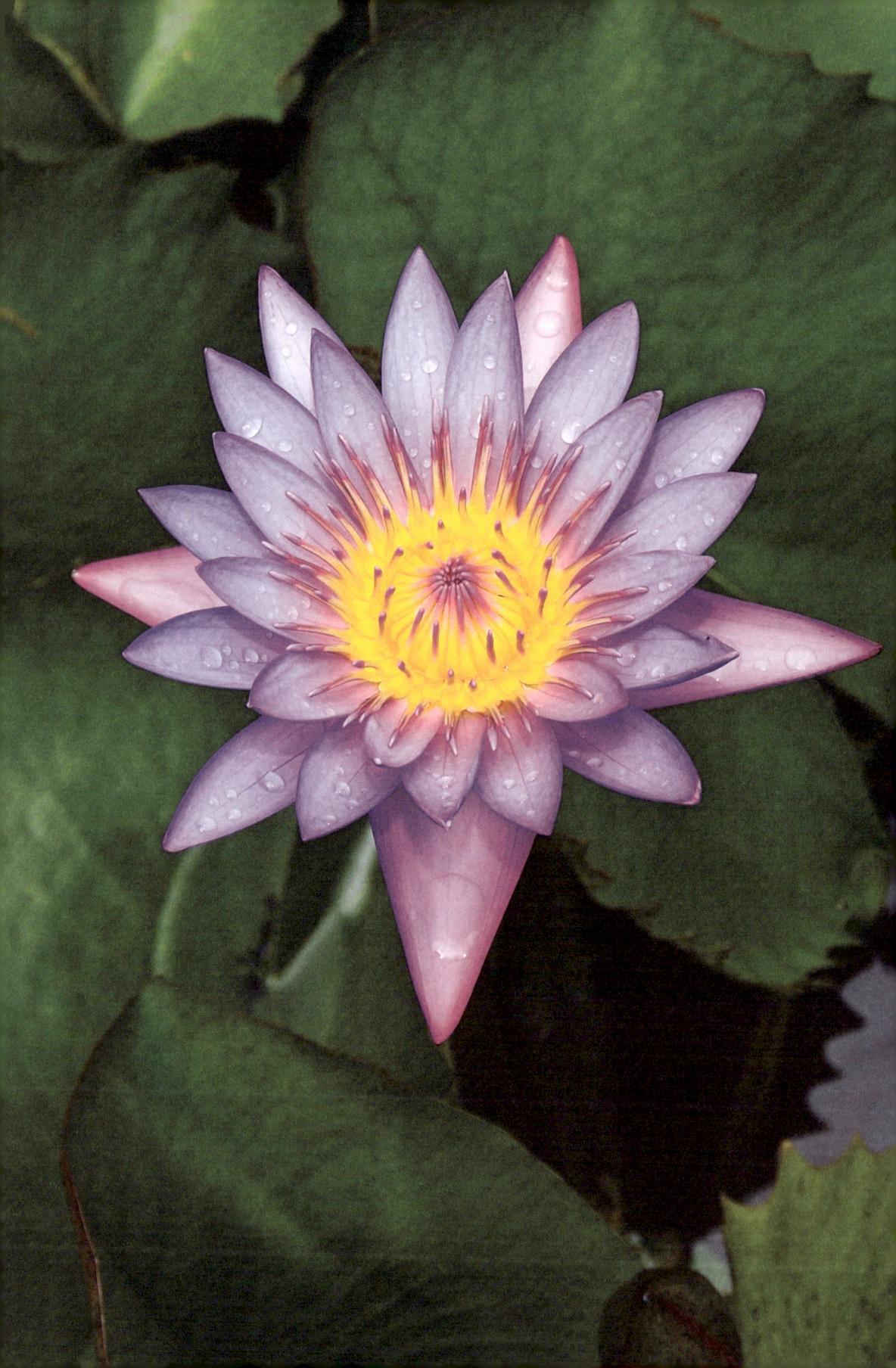

# Brust und Weiblichkeit

Prof. Dr. med. Wolfgang Janni

Zentraler Bestandteil einer jeden Therapie bei Brustkrebs ist bis heute die Operation. Unabhängig davon, ob vorher oder nachher eine Chemotherapie durchgeführt wird, ist der Schlüssel zu größtmöglicher Sicherheit immer die operative Entfernung des Tumors. Dabei hat die Medizin in den letzten Jahrzehnten große Fortschritte gemacht. Während früher stets die Entfernung der gesamten Brust als notwendig erachtet wurde, weiß man heute, dass in vielen Fällen – bei entsprechend geeignetem Tumor – die Entfernung des tumorbefallenen Brustanteils ausreicht. Diese wird immer dann durchgeführt, wenn sich der behandelnde Arzt sicher ist, dass hierdurch das Risiko für ein Wiederauftreten der Erkrankung nicht steigt. Bei etwa zwei Dritteln der Brustkrebspatientinnen kann heute die Brust erhalten werden und oft sogar zumindest ein Teil der Bestrahlung während der Operation durchgeführt werden. In zertifizierten Brustzentren stehen alle modernen Möglichkeiten der Primärtherapie zur Verfügung.

In allen anderen Fällen bleibt die Entfernung der gesamten Brust aber auch heute noch eine Therapieoption zur Erlangung größtmöglicher Sicherheit.

Die Vorstellung, eine Brust zu verlieren, ist für viele Frauen nachvollziehbarerweise unerträglich. Um dieser Therapie den Schrecken zu nehmen und Frauen ein möglichst natürliches Körpergefühl zu bewahren, wurden mit der Zeit verschiedene hervorragende Techniken entwickelt, die Brust wiederaufzubauen. Im Folgenden sollen diese kurz vorgestellt werden.

> *"Schönheit und Weiblichkeit schwingen im ganzen Sein der Frau.*
> *Annette Rexrodt von Fircks*

## Möglichkeiten des Brustaufbaus

Wann immer die operative Entfernung des gesamten Brustdrüsenkörpers einschließlich der zum Drüsenkörper gehörenden Brustwarze notwendig ist, sollte über die individuellen Möglichkeiten einer sofortigen oder späteren Brustrekonstruktion gesprochen werden. Ihr Arzt wird mit Ihnen gemeinsam erörtern, welche Operationsmethode für Sie die richtige ist.

### Brustaufbau – sofort oder später?

Der optimale Zeitpunkt einer solchen Rekonstruktion und auch die Operationsart wie Implantat- oder Eigengewebsrekonstruktion müssen jeweils individuell festgelegt werden. Aus medizinischen Gründen wird z.B. bei geplanter Strahlentherapie im Brustwandbereich aufgrund der erhöhten Komplikationsraten von einer Sofortrekonstruktion oder selbst einer Brustrekonstruktion mit Silikonimplantaten erst einmal abgeraten. In diesem Fall ist ein optimales ästhetisches Ergebnis eher durch eine spätere Rekonstruktion mit Eigengewebe zu erreichen.

Im Hinblick auf eine möglicherweise später gewünschte Brustrekonstruktion kann in der Regel bereits bei der Brustentfernung (Mastektomie, Ablatio) ein ausreichender Anteil der gesunden Hautareale belassen werden (bei der sogenannten hautsparenden Mastektomie). Die resultierende Narbe wird so kurz wie möglich angelegt und verläuft unter Berücksichtigung des Dekolletés. Wird eine sofortige Rekonstruktion geplant, kann je nach Art der Operation sogar der gesamte gesunde Hautmantel erhalten bleiben. In bestimmten Fällen kann bei einem weit von der Brustwarze entfernt gelegenen Tumor auch die Brustwarze erhalten werden.

*Ihr Arzt legt mit Ihnen zusammen das beste Vorgehen fest.*

## Welche Operationsmethode ist die beste für mich?

Für die Auswahl des Operationsverfahrens ist Ihr Wunsch letztendlich entscheidend. Allerdings spielen auch medizinische Faktoren eine wichtige Rolle, die Sie im Vorfeld mit dem Operateur besprechen. Hierzu gehören das Stadium und die Lokalisation des Tumors ebenso wie geplante Anschlusstherapien, etwa die Bestrahlung der Brustwand nach der Brustentfernung, und individuelle körperliche Faktoren, z.B. erhebliches Über- oder Untergewicht, Größe und Form der gesunden Brust, Voroperationen im Brust- oder Rückenbereich, schwere Allgemeinerkrankungen und Rauchen.

## Eigengewebsrekonstruktion

Bei vorhandenem überschüssigem Bauchfettgewebe kann die Brust ohne weitere Risikofaktoren ausschließlich mit Eigengewebe aus dem unteren Bauchbereich – oder, seltener, aus dem anderer Körperregionen, wie dem Rücken – wieder aufgebaut werden. Die Transplantation des entsprechenden Eigengewebes kann entweder zusammen mit einem der beiden mittleren Bauchmuskeln erfolgen, oder das Bauchfettgewebe wird über eine sogenannte mikrochirurgische Blutgefäßnaht neu eingepflanzt. Dazu wird vom Unterbauch Gewebe – bestehend aus Haut und Unterhaut – entnommen und in den Brustbereich transplantiert. Als Nebeneffekt wird dabei die gesamte Bauchdecke gestrafft.

Der wesentliche Unterschied der beiden gängigen Varianten besteht in der Art und Weise, wie das transplantierte Gewebe mit Blut versorgt wird. Eine Möglichkeit besteht darin, das Gewebe mitsamt seiner Blutbahnen als Lappen herauszulösen und zu verpflanzen (das meint Ihr Arzt, wenn er TRAM-Lappen sagt). Die andere ist, das Gewebe vom Bauch an die Blutversorgung des Brustbereichs anzuschließen (hier spricht man vom DIEP-Lappen). Beide Verfahren haben Vor- und Nachteile, die Sie im Gespräch mit dem Brustchirurgen individuell abwägen können. Mit beiden Methoden aber ist die Rekonstruktion einer natürlich erscheinenden Brust möglich, insbesondere wenn im Rahmen der Erstoperation die Erhaltung der gesunden Brusthaut durch eine hautsparende Brustentfernung erfolgen konnte.

*Keine Angst: Meist erscheinen die Brüste wieder ganz natürlich.*

Dabei sollte die Symmetrieherstellung zwischen den Brüsten, wenn sie notwendig und gewünscht ist, nach etwa sechs Monaten in einer weiteren Operation erfolgen, ebenso wie die Wiederherstellung der Brustwarze.

Bei beiden Verfahren sind im Anschluss gezielte krankengymnastische Übungen für die verbliebene Bauchmuskulatur wichtig.

## Expander-/Implantatrekonstruktion

Liegen für ein Eigengewebsverfahren zu viele Risikofaktoren vor (das können z.B. ausgedehnte Bauchnarben oder das Rauchen sein) oder ist Ihr Bauch zu schlank, können die Möglichkeiten eines Aufbaus mittels Implantat erwogen werden.

Das Implantat kann direkt bei der Entfernung der Brustdrüse eingesetzt werden, wenn der Hautmantel erhalten werden kann, oder später durch Dehnung der Haut. Dafür wird bei bereits früher erfolgter Brustentfernung zur Vorbereitung der Haut zunächst eine Dehnungsprothese (Expander) eingebracht. Über einen Zeitraum von etwa drei bis sechs Monaten wird durch stetige Auffüllungen mit natürlicher Kochsalzlösung über eine dünne Nadel durch die Haut in den Expander das endgültige Brustvolumen geformt. Danach kann das Expanderimplantat gegen ein endgültiges, ästhetisch optimales Implantat ausgetauscht werden. Meist werden hierzu Implantate mit nicht auslaufendem, hochvernetztem (kohäsivem) Silikongel verwendet.

Aufgrund der aufeinanderfolgenden Operationen bezeichnet man dieses Verfahren auch als zweizeitige Brustrekonstruktion. Zudem kann eine weitere angleichende Operation der anderen, gesunden Brust und zur Rekonstruktion der Brustwarze notwendig werden. Vorteil dieses Verfahrens ist es, die Brustform ohne Entnahme von Eigengewebe und damit ohne zusätzliche Narben wiederherzustellen.

Implantate haben den Vorteil, dass keine weiteren Narben entstehen.

## Brustrekonstruktion nach Bestrahlung

Nach einer Bestrahlung der Brustwand ist eine Implantatrekonstruktion aufgrund der abgelaufenen Entzündungsreaktion im Weichteilmantel (Haut-Unterhaut-Fettgewebe) meist nicht sinnvoll oder nur sehr eingeschränkt durchführbar, z.B. in Kombination mit Eigengewebe, da die Dehnungsfähigkeit der bestrahlten Haut individuell deutlich eingeschränkt sein kann. So kann es bei einer Implantatrekonstruktion nach vorangegangener Bestrahlung zu einer sogenannten Kapselfibrose mit Verhärtung, kosmetisch ungünstigem Ergebnis sowie unter Umständen auch Schmerzhaftigkeit kommen. Eine mögliche Lösung bieten dann nicht selten Eigengewebsrekonstruktionen.

Ob Eigengewebe oder Implantat – dank moderner Chirurgie können Sie ein zufriedenstellendes Ergebnis erwarten.

Wie auch immer Ihre persönliche Situation sein mag und für welches operative Verfahren Sie sich entscheiden, Sie können dank großer Fortschritte in den chirurgischen Techniken damit rechnen, ein für Sie befriedigendes Ergebnis zu erreichen. Lassen Sie sich in einem zertifizierten Brustzentrum beraten!

## Sexualität und Partnerschaft

Auch bei Fragen zur veränderten Sexualität kann Ihr Arzt ein zuverlässiger Ansprechpartner sein.

Sexualität gehört zu den Themen, die in der Arzt-Patientinnen-Kommunikation häufig unterschätzt und vernachlässigt werden. Dies ist zumeist der Tatsache geschuldet, dass sowohl bei Ärzten und Ärztinnen als auch bei Patientinnen ein Gespräch über Sexualität noch immer mit Schamgefühlen verbunden ist.

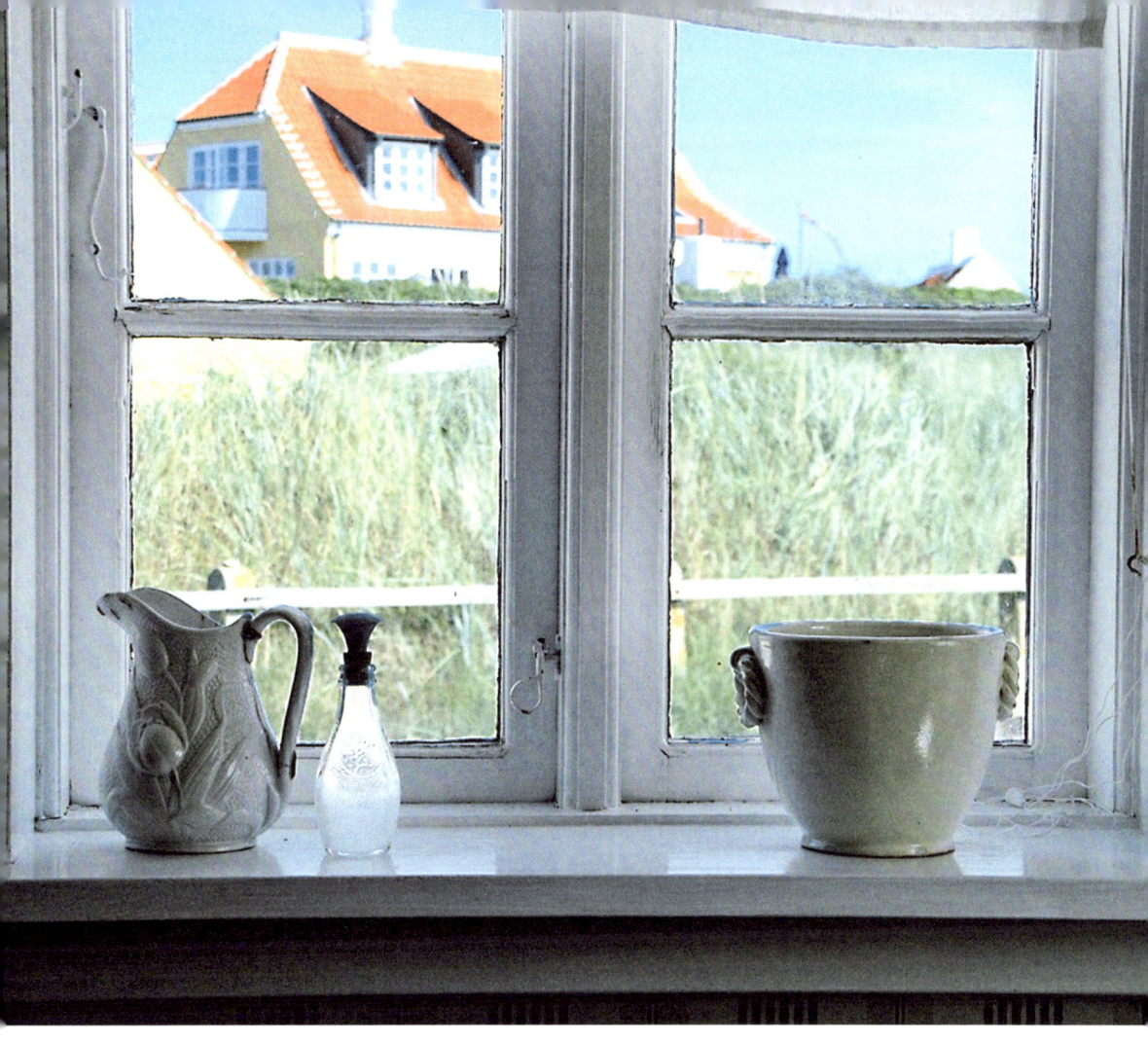

Gerade für das sexuelle Erleben kann eine Brustkrebserkrankung einschneidende Veränderungen bedeuten. Trotzdem geben nur etwa 8 bis 10 Prozent aller Patientinnen an, von ihrem Arzt/ihrer Ärztin darauf angesprochen worden zu sein. Häufig vermeiden Ärzte dies in dem Versuch, die Betroffene möglichst wenig zu belasten, oder aufgrund der Befürchtung, die Patientin damit zu belästigen oder zu überfordern. Die Patientin gewinnt ihrerseits so aber den falschen Eindruck, dass das Thema Sexualität im Austausch mit dem Arzt keine Rolle spielt und dieser kein Ansprechpartner für intime Fragestellungen ist.

Um nachvollziehen zu können, wie einschneidend die körperlichen Veränderungen einer Operation sein können, sollte man zunächst den Blick auf die Bedeutung des Körpers für die persönliche Entwicklung eines Menschen richten.

Die erste Erfahrung eines jeden Menschen ist – noch bevor er geboren wird – sein Körper, den er zunächst rein durch den Tastsinn erfasst. Das ungeborene Baby im Bauch der Mutter saugt beispielsweise bereits an seinem Daumen. So ergibt sich schon vor dem Spracherwerb ein von dem Kind noch nicht in Worte zu fassendes Verständnis von Größe, Form und Gestalt des eigenen Körpers. Im Verlauf der kindlichen Entwicklung verfestigt sich der Umgang mit der eigenen Körperlichkeit immer mehr. Mit dem Eintritt in die Pubertät gerät der junge Mensch erstmals in die Situation einer erheblichen körperlichen Veränderung; für Mädchen bedeutet dies oft zwiespältige Gefühle und Unsicherheit insbesondere in Bezug auf die Entwicklung der Brüste.

*Ihr Körperbild entwickelt sich im Laufe des Lebens immer weiter.*

Eine junge Frau benötigt Zeit und Sicherheit, um ihren „neuen" Körper kennen und lieben zu lernen. Erfolgt dann die Kontaktaufnahme zu einem Intimpartner, ist auch dies zunächst häufig noch mit Unsicherheit und Zweifeln verbunden.

*Wachsende Lebenserfahrung festigt Selbstsicherheit und ein positives Körperbild.*

Es lässt sich leicht nachvollziehen, dass dieser Prozess nicht immer einfach vonstattengeht, sondern geprägt ist von Gefühlsschwankungen, Enttäuschung, Freude, Hoffnung, Ängstlichkeit und Neugier. Erst im Lauf der Zeit gelingt es dann im Rahmen unterschiedlicher Erfahrungen, die Veränderungen in das Lebens- und Körperbild zu integrieren und Selbstsicherheit zu gewinnen.

## Wenn Körper und Gefühle schlappmachen

Betrachtet man nun die Situation, die sich z.B. nach einer Operation mit Narbenbildung oder einer Brustamputation für eine Frau ergibt, wird offenbar, dass auch hier ein neues „Kennen- und Liebenlernen" nötig ist. Und auch hier ist zunächst ein Schonraum wichtig, in dem Sie sich in Ruhe und Sicherheit mit den Veränderungen Ihres Körpers vertraut machen können. Wie dieser Raum ausgestaltet werden kann, sollte individuell besprochen und angepasst werden. Dies schließt auch Ihre Entscheidung für oder gegen einen Wiederaufbau oder eine kosmetische Veränderung der Brust mit ein.

Inwieweit ein möglicher Partner in diesen Prozess mit einbezogen werden kann und soll, ist von der individuellen Situation abhängig und sollte – wenn möglich – auch unter den Partnern besprochen werden. Dabei müssen die Grenzen des Partners ausgelotet und wertschätzend respektiert werden. Möglicherweise benötigt auch dieser Unterstützung und Hilfestellung.

Zeigt das Paar eine Haltung, die von gegenseitiger und liebevoller Wertschätzung geprägt ist, und verfügt es über die Fähigkeit, miteinander auch über schambesetzte und unangenehme Themen zu sprechen, findet es in dieser Phase Möglichkeiten, die körperlichen Veränderungen in die gemeinsame Sexualität zu integrieren.

Ist eine Frau aber besonders unzufrieden mit dem optischen Ergebnis und – etwa beim Blick in den Spiegel – nur auf den entsprechenden Bereich ihres Körpers fokussiert, kann sich eine sogenannte Körperbildstörung entwickeln, woraus dann nicht selten auch eine Beeinträchtigung des Sexualerlebens resultiert. Die Betroffene kann

> „Auch der Blick in den Spiegel kann helfen, zu einem neuen Körpergefühl zu finden, siehe Kapitel „Über unsere inneren heilsamen Kräfte" auf S. 268.
> *Annette Rexrodt von Fircks*

69

sich oft nur schwer vorstellen, dass ihr Partner sie möglicherweise ganz anders wahrnimmt, als sie sich selbst erlebt. Hier kann dann eine psychoonkologische und/oder psychotherapeutische Beratung (Intervention) sinnvoll sein, um eine solche Entwicklung zu verhindern.

Am besten sprechen Sie mit Ihrem Partner offen über die Nebenwirkungen und holen Sie sich Hilfe von außen, wenn nötig.

Neben den körperlichen Veränderungen durch operative Maßnahmen spielen aber auch Nebenwirkungen der Chemo- und Strahlentherapie wie auch der Antihormontherapie eine große Rolle für das Sexualleben der Betroffenen. Durch die Chemotherapie kommt es zu einschneidenden Veränderungen. So beschreiben viele Frauen den Verlust ihrer Haare als besonders dramatisch für ihre weibliche Identität. Übelkeit und Erbrechen verringern das eigene Gefühl von Attraktivität. Zusätzlich vermindern Müdigkeit und Antriebslosigkeit als weitere häufige Nebenwirkungen die Lust auf sexuelle Nähe.

Durch die Antihormontherapie sinkt der Östrogenspiegel ab, was neben einer Veränderung der vaginalen Schleimhaut auch zu einer Abnahme des sexuellen Verlangens (Libido) führen kann. Die Schleimhaut der Vagina wird trockener, daher kann es beim Geschlechtsverkehr zu Schmerzen kommen. Die Patientin wird abrupt in die Wechseljahre versetzt, und das kann das individuelle Gefühl von Attraktivität deutlich beeinträchtigen.

Setzen Sie sich nicht unter Druck, aber äußern Sie Ihre Bedürfnisse.

Wie in diesem Buch beschrieben, lassen sich diese Probleme gut behandeln, aber dafür ist die Kommunikation und die offene Ansprache sowohl in der Partnerschaft als auch mit Ihrem Arzt eine wichtige und unverzichtbare Grundlage. Setzen Sie sich aber nicht unter Druck, wenn es Ihnen im Moment schwerfällt, mit Ihrem Partner

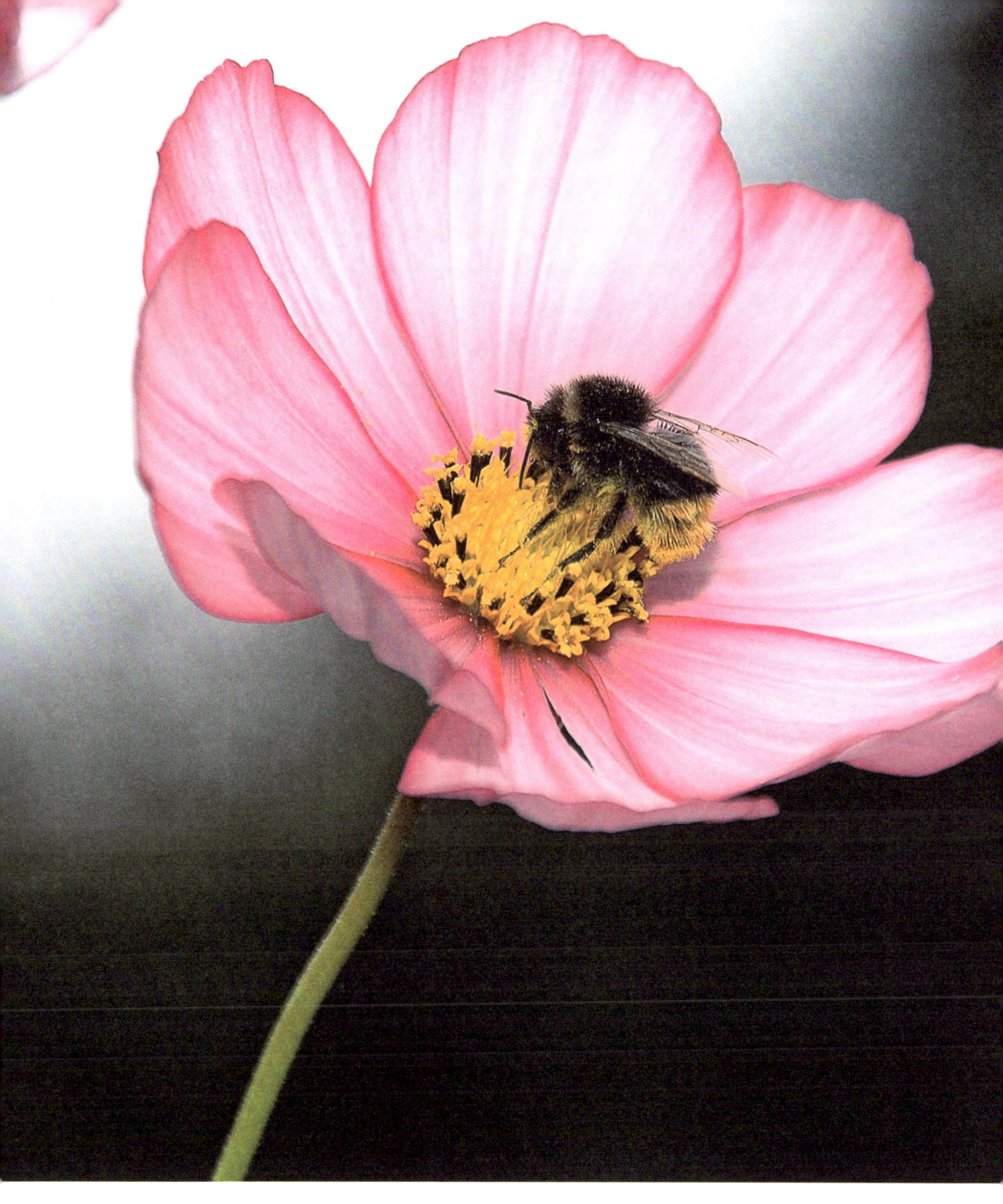

über sexuelle Probleme zu reden. Vielleicht können Sie eine Freundin oder eine ebenfalls betroffene Frau aus der Selbsthilfegruppe ins Vertrauen ziehen.

Für das Gespräch mit Ihrem Arzt ist eine vertrauensvolle Basis wichtig. Bereiten Sie sich gut auf das Gespräch vor und schreiben Sie alle Fragen auf, die Ihnen auf der Seele liegen.

## Scheidentrockenheit und was Sie dagegen tun können

Für viele Frauen stellt die auch im Rahmen der „normalen" Wechseljahresbeschwerden auftretende Trockenheit der Scheide ein Problem dar. Im Gegensatz zu den nicht von Brustkrebs betroffenen Patientinnen verbieten sich in diesem Fall jedoch hormonhaltige Salben, da diese zu einem messbaren Anstieg der im Blut zirkulierenden Hormone führen könnten. Genau wie die Zufuhr von Hormonen in Tablettenform stehen auch die Salben im Verdacht, ein Wiederauftreten der Erkrankung zu begünstigen. Abhilfe können hier hormonfreie Gels schaffen, die die Scheide feucht halten und damit der Entstehung von Juckreiz und Schmerzen beim Geschlechtsverkehr entgegenwirken.

Ihr Arzt oder Apotheker kann Sie in puncto Gleit- und Pflegegels beraten. Mit einer Feuchtigkeit spendenden Intimpflege werden Sie keine Probleme mit einer trockenen Scheide mehr haben. Probieren Sie aus, welches Präparat in der Anwendung das richtige für Sie ist.

Fangen Sie ein offenes Gespräch ruhig mit kleinen Dingen an.

## Offenheit in der Beziehung

Über Sexualität zu sprechen fällt vielen Menschen schwer. Gerade auch dem eigenen Partner gegenüber sexuelle Bedürfnisse und Wünsche zu äußern, scheitert nicht selten schon am fehlenden Vokabular. So entsteht schnell ein erhebliches Schamgefühl, wenn Worte wie „Penis", „Scheide" oder „Brüste" ausgesprochen werden sollen. In wissenschaftlichen Studien zu diesem Thema wird beschrieben, dass trotz einer zunehmenden medialen „Sexualisierung" der Gesellschaft die kommunikativen Fähigkeiten in diesem Bereich nicht zunehmen, sondern dass in der Intimität einer Zweierbeziehung selten offen über Sexualität gesprochen wird.

Kommt noch eine starke Belastung auf die Beziehung zu, wie sie eine Brustkrebserkrankung nun einmal darstellt, treten Kommunikationsschwächen schärfer hervor. Wenn es Scham in Bezug auf körperliche Veränderungen, z.B. nach der Entfernung einer Brust, noch schwerer macht, miteinander zu sprechen, entwickelt sich nicht selten ein kommunikativer Teufelskreis.

*Stellen Sie sicher, dass es nicht aus zu viel gegenseitiger Rücksichtnahme zu Missverständnissen kommt.*

Das muss bei Ihnen jedoch nicht der Fall sein, wenn Ihre Partnerschaft andere Schwerpunkte als die sexuelle Beziehung hat. Wichtig ist, dass Sie in Ihrer Beziehung mutig über Sorgen und Wünsche reden. Wenn Ihnen das schwerfällt, fangen Sie in kleinen Schritten an. Was wollten Sie schon lange einmal gemeinsam machen und haben es immer wieder verschoben? Trauen Sie sich, auch einmal nur in den Tag hinein zu leben.

In der Regel steht am Beginn der Wunsch beider Partner, den jeweils anderen nicht (noch mehr) zu belasten. Der Mann fühlt sich unsicher, seine Partnerin zu diesem Zeitpunkt überhaupt mit der Frage nach sexueller Nähe zu konfrontieren. Er zieht oft den (möglicherweise voreiligen) Schluss, dass seine Partnerin momentan doch „sicher anderes im Kopf" habe und hält sich mit seinen Bedürfnissen und Wünschen zurück. In der akuten Erkrankungssituation ist dieses Verhalten durchaus hilfreich und angemessen. Um Missverständnisse erst gar nicht entstehen zu lassen, sollten beide Partner darüber reden, wie sie mit der sexuellen Distanz umgehen wollen.

*Auch kleine Schritte führen zum Ziel: Lernen Sie mit Ihrem Partner offen über Sorgen und Wünsche zu reden.*

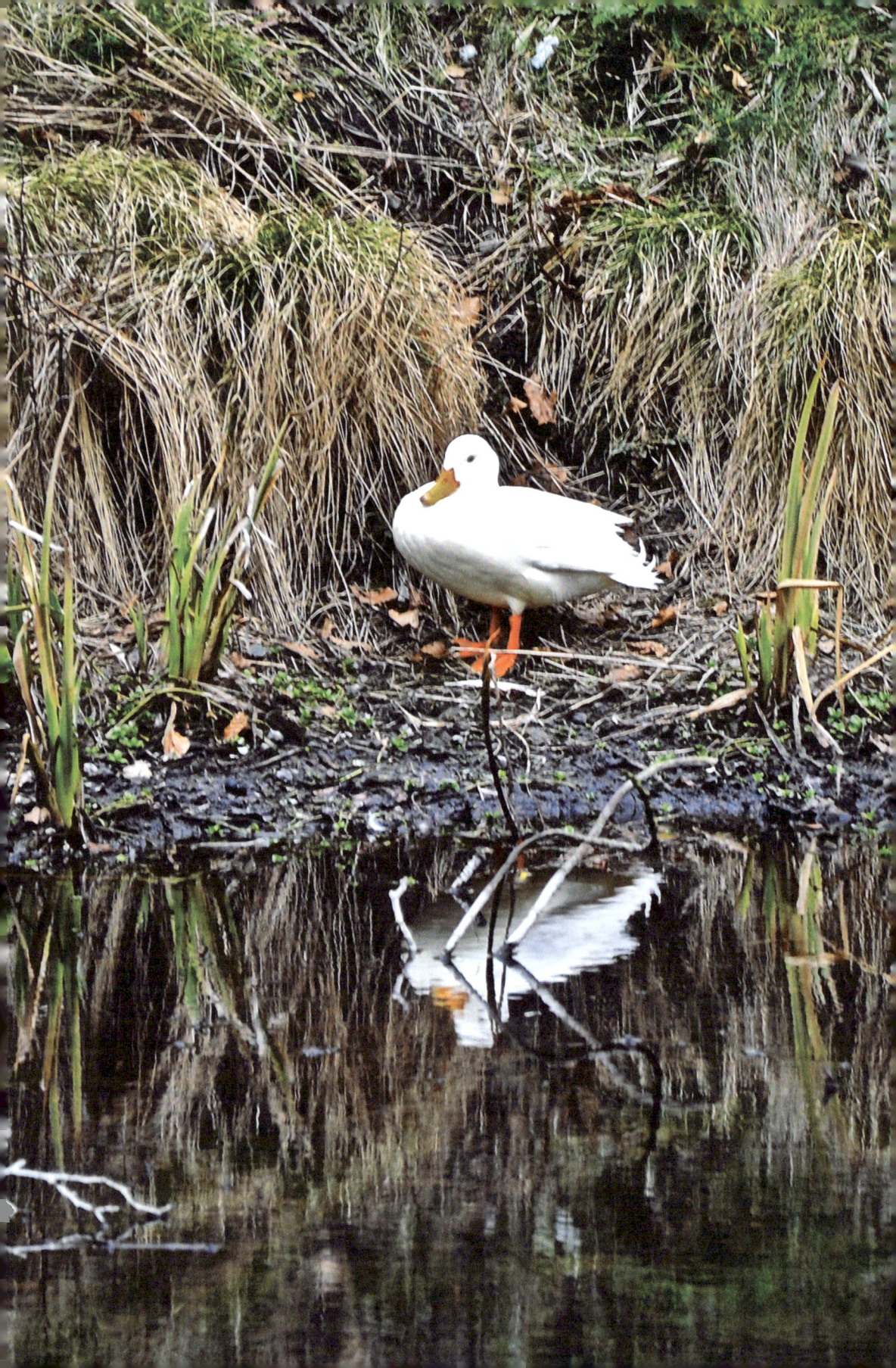

So kann die anfängliche Zurückhaltung des Partners nicht als Desinteresse oder gar als Ablehnung interpretiert werden.

Eine einfühlsame Beziehung unterstützt die betroffene Frau dabei, sich weiterhin begehrenswert zu finden und sich nach der belastenden Phase der Ersttherapie wieder auf körperliche Nähe und Sexualität einzulassen.

Der Teufelskreis wird somit durchbrochen, und es entsteht Raum für gemeinsame positive Erlebnisse.

Gelingt dies nicht aus eigener Kraft, etwa weil Schamgefühle eine offene Kommunikation unmöglich machen, kann es sinnvoll sein, die Hilfe eines erfahrenen Sexualtherapeuten in Anspruch zu nehmen.

## Sexualtherapie

Der Schlüssel zu einer befriedigenden und individuell angepassten Sexualität liegt in der Offenheit und dem Mut zum Gespräch. Sexualität ist auf individuelle Weise möglich und bereichernd, wenn beide Partner damit einverstanden und zufrieden sind.

In einer Paartherapie wird zunächst eine ausführliche und detaillierte Anamnese erhoben, in deren Verlauf – durch den Gebrauch schambesetzter Worte und der Möglichkeit, ein offenes Gespräch in einem geschützten Raum zu führen – häufig bereits erste Ängste abgebaut und Perspektiven geschaffen werden können.

*Sexualtherapie beseitigt Hemmungen und hilft, offener mit dem Partner umzugehen.*

Die Kunst liegt dann im Formulieren der jeweiligen Wünsche, Bedürfnisse und Ziele der Partner. Dabei sollten körperliche Ein-

75

schränkungen durch die Erkrankung anerkannt und erste neue Strategien formuliert werden. Im weiteren Verlauf wird dann konkret „geübt", was im Einzelnen bedeutet, dass es zu einer behutsamen, stufenweisen Annäherung der beiden Partner kommen kann. Zu Beginn geht es dabei um eine ausführliche und liebevolle Selbsterkundung, dann über erste nicht-sexuelle Berührungen und den Austausch von Zärtlichkeiten bis hin zum Geschlechtsverkehr.

Diese Annäherung muss in Geschwindigkeit und Verlauf individuell für jedes Paar besprochen und auch während der Therapie immer wieder neu angepasst werden.

## Sexualität leben nach Brustkrebs

- Die auftretenden Konflikte können im Einzelnen mannigfaltig sein.

- Der Partner sollte – wann immer möglich – in die Suche nach einer Lösung eingebunden werden.

- Wenn Schamgefühle eine offene Kommunikation unmöglich machen, ist es ratsam, die Hilfe eines erfahrenen Sexualtherapeuten in Anspruch zu nehmen.

- Sexualität ist ein individueller Prozess eines Paares, der sich nicht an medialen oder gesellschaftlichen „Normen" orientieren sollte.

Jedes Paar ist unterschiedlich: eine stufenweise Annäherung muss immer wieder individuell abgestimmt werden.

Insbesondere für Frauen, die eine einschneidende operative Veränderung hinter sich haben, müssen dabei Grenzen formuliert und beachtet werden. So kann z.B. durch die Vermeidung des vollständigen Entkleidens, etwa indem die Partnerin ein T-Shirt anbehält, eine entspannte Atmosphäre geschaffen werden.

Am Ende einer solchen therapeutischen Intervention ist das Paar dann idealerweise in der Lage, ohne fremde Hilfe immer weiter herauszufinden, was ihnen – im Rahmen der jeweiligen Grenzen, Wünsche und Möglichkeiten – guttut und Befriedigung verschafft.

Denken Sie daran, dass Sexualität ein individueller Prozess eines Paares ist, der sich insbesondere nach einer Brustkrebserkrankung mit möglicherweise starken körperlichen und seelischen Veränderungen der Betroffenen nicht an öffentlich vorgegebenen (medialen) oder gesellschaftlichen „Normen" orientieren sollte. Vielmehr kommt es darauf an, in Ruhe und mit ausreichend Zeit den für das Paar richtigen und zufriedenstellenden Weg zu finden. Dieser Weg lässt sich in der Regel gut durch gemeinsame offene Gespräche beschreiten, im Zweifelsfall kann auch die Hilfe eines spezialisierten Therapeuten sinnvoll sein.

> „Sexualität bedeutet eben nicht nur Sex, sondern auch: sich in den Arm nehmen, streicheln, Hand in Hand gehen, kuscheln ..."
>
> *Annette Rexrodt von Fircks*

# Schwangerschaft und Empfängnisverhütung

Brustkrebs trifft Frauen in jeder Lebensphase. Insbesondere bei jungen Patientinnen gerät mit der Diagnose die bisherige Lebensplanung ins Wanken. Oft verschiebt sich der Fokus auf vielleicht bisher noch nicht verwirklichte Träume und Wünsche. Ein wichtiges Thema hierbei ist sicherlich die Familienplanung.

## Babywunsch nach der Erkrankung
Nach der akuten Therapiephase mit Operation und eventueller Chemotherapie drängen sich zunehmend Fragen nach der Rückkehr in

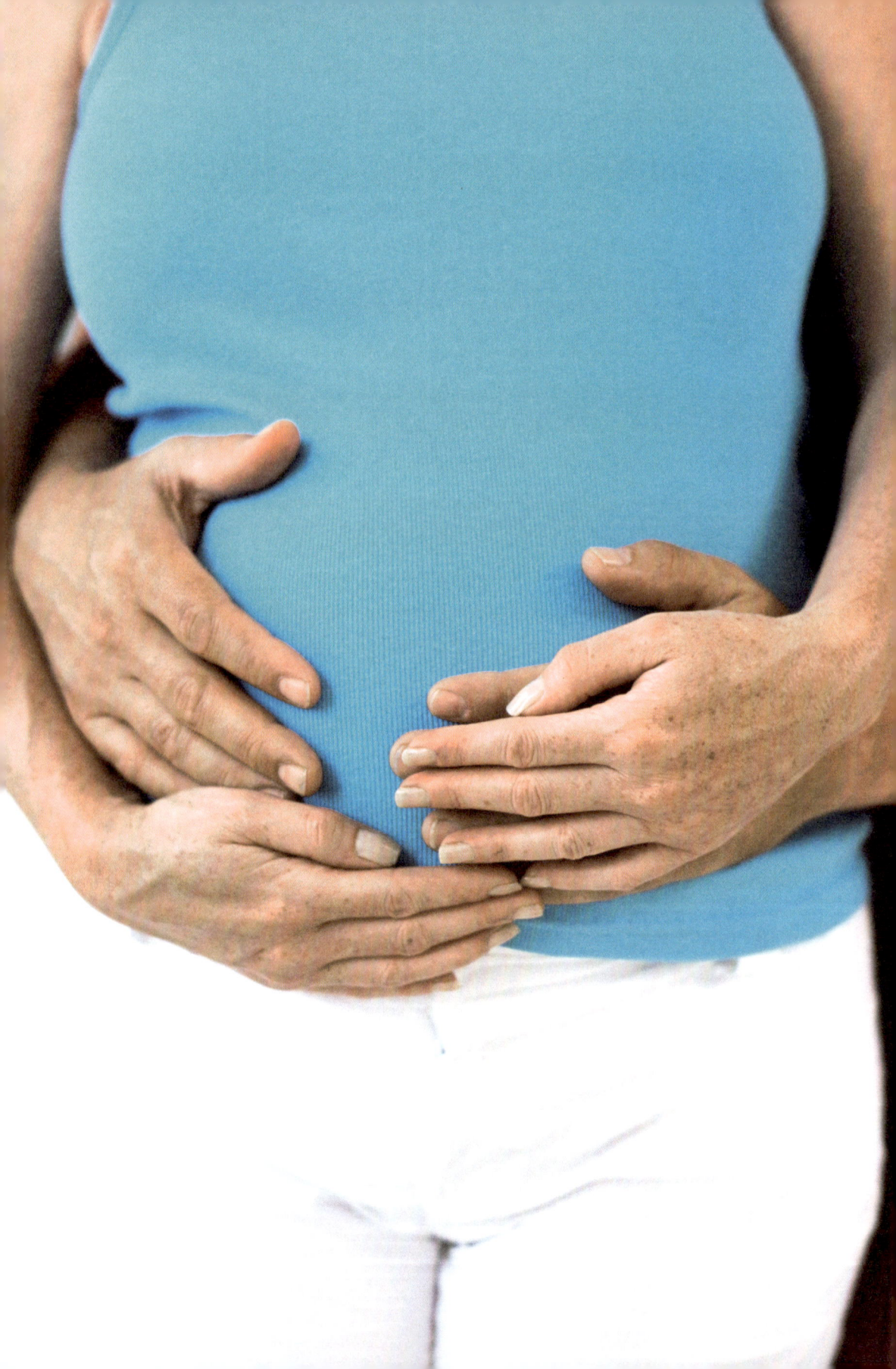

die Normalität und damit auch nach der Gestaltung der Familienplanung in den Vordergrund. Häufig bestehen Ängste, dass durch Chemotherapie und Bestrahlung Einschränkungen entstanden sind, die mit dem Wunsch, Mutter zu werden, kollidieren könnten. Außerdem ergibt sich für manche Patientin die Frage, ob die Schwangerschaft und die spätere Verantwortung für ein neues Leben mit dem – wie ein Damoklesschwert empfundenen – Risiko für ein Wiederauftreten der Erkrankung vereinbar sind.

Wahr ist sicherlich, dass eine kurz vor den Wechseljahren stehende Frau durch die Chemotherapie diese Phase häufig früher erlebt, als das vielleicht ohne Therapie der Fall gewesen wäre. Wahr ist aber auch, dass bei vielen Frauen die Regelblutungen wie gewohnt auftreten oder aber nach kurzer Zeit wieder einsetzen und somit aus biologischer Sicht nichts gegen eine Schwangerschaft spricht.

Zusätzlich bietet die moderne Medizin die Möglichkeit, bei jungen Patientinnen mit absehbarem Kinderwunsch vor Beginn der Therapie Gewebe aus den Eierstöcken oder Eizellen zu entnehmen und bei extrem tiefen Temperaturen aufzubewahren, um es der Patientin zu einem späteren Zeitpunkt zurückgeben zu können. Wichtig ist, dass Sie Ihren Arzt vor Beginn der Behandlung auf Ihren Kinderwunsch ansprechen und mit ihm die Möglichkeiten diskutieren, eventuell zu einem späteren Zeitpunkt schwanger zu werden.

Sprechen Sie vor der Behandlung mit dem Arzt über Ihren Kinderwunsch.

Möchte eine Patientin nach einer überstandenen Brustkrebstherapie schwanger werden, sollte sie sich von ihrem Arzt individuell beraten lassen.

In mehreren wissenschaftlichen Untersuchungen wurde der Einfluss einer Schwangerschaft nach Brustkrebs auf das Risiko einer Wiederkehr der Erkrankung untersucht. Hierbei zeigte sich in allen größeren Untersuchungen, dass diejenigen Frauen, die nach erfolgreicher Ersttherapie schwanger wurden, in keinem Fall ein erhöhtes Risiko für ein Wiederauftreten der Erkrankung, sondern sogar in mehreren Studien eine bessere Prognose als vergleichbare Patientinnen ohne Schwangerschaft hatten. Damit ist sicher, dass eine Verwirklichung des Kinderwunsches keine Nachteile für Sie bringt. Lassen Sie sich also – wie in allen anderen Lebensbereichen auch – durch die Erkrankung nicht von Ihrem Lebensweg abbringen. Überlegen Sie nach Abschluss der Ersttherapie in Ruhe, ob Sie Ihren Kinderwunsch verwirklichen wollen.

> Es gibt keinen Grund, nach überstandener Brustkrebstherapie nicht schwanger zu werden.

Um Ihnen und Ihrem Nachwuchs die größtmögliche Sicherheit zu geben, ist die konsequente Teilnahme an der Nachsorge wichtig. Abhängig vom individuellen Risiko wird Ihr Frauenarzt die Untersuchungen so auswählen, dass Sie Ihnen auch während der Schwangerschaft und Stillzeit maximalen Schutz bieten. Möglicherweise sind in diesem Fall eine Tastuntersuchung und eine Ultraschalluntersuchung der Brust ausreichend. In der Schwangerschaft und vor allem auch in der Stillphase ist gegebenenfalls eine Mammografie ohne weiteres möglich und für das ungeborene Baby nicht schädlich. Die Strahlenbelastung bei den heute verwendeten Geräten ist niedrig, und Ihr Baby kann zusätzlich mit einer Bleischürze geschützt werden.

> Nachsorgeuntersuchungen schaden weder Ungeborenen noch Säuglingen.

Prinzipiell könnte auch ein MRT der Brust durchgeführt werden. Diese Untersuchung hilft jedoch in der Schwangerschaft meistens nicht weiter, da das Brustdrüsengewebe durch die Schwangerschaftshormone zu stark verändert ist und eine korrekte Interpretation der MRT-Bilder erschwert wird.

Auf jeden Fall darf am Ende der Schwangerschaft das Baby auf normalem Wege auf die Welt kommen. Ein Kaiserschnitt oder eine frühzeitige Einleitung der Geburt ist nur in Einzelfällen notwendig.

## Geeignete Verhütungsmethoden

Bei Patientinnen ohne aktuellen Kinderwunsch stellt sich nach der Therapie die Frage nach der idealen Verhütungsmethode. Aber auch schon während der Chemotherapie und Bestrahlung muss auf die konsequente Vermeidung einer Schwangerschaft geachtet werden. Hormonelle Methoden wie die Pille, die Dreimonatsspritze oder eine Hormonspirale sind nicht geeignet, da die enthaltenen Hormone eventuell zurückgebliebene Krebszellen zum Wachstum anregen könnten. Dies gilt unabhängig davon, ob der ursprüngliche Tumor Hormonrezeptoren auf der Zelloberfläche zeigte oder nicht.

Bei Patientinnen, die bereits Kinder zur Welt gebracht haben, bietet sich die Verwendung einer hormonfreien Spirale an. Allen Patientinnen stehen natürlich die sogenannten Barrieremethoden zur Verfügung, zu denen Kondome und Scheidenpessare zählen. Einen Überblick über die verschiedenen Möglichkeiten im individuellen Fall kann Ihnen Ihr Frauenarzt geben.

Hormonfreie Spirale, Kondome und Pessare bieten geeigneten Empfängnisschutz.

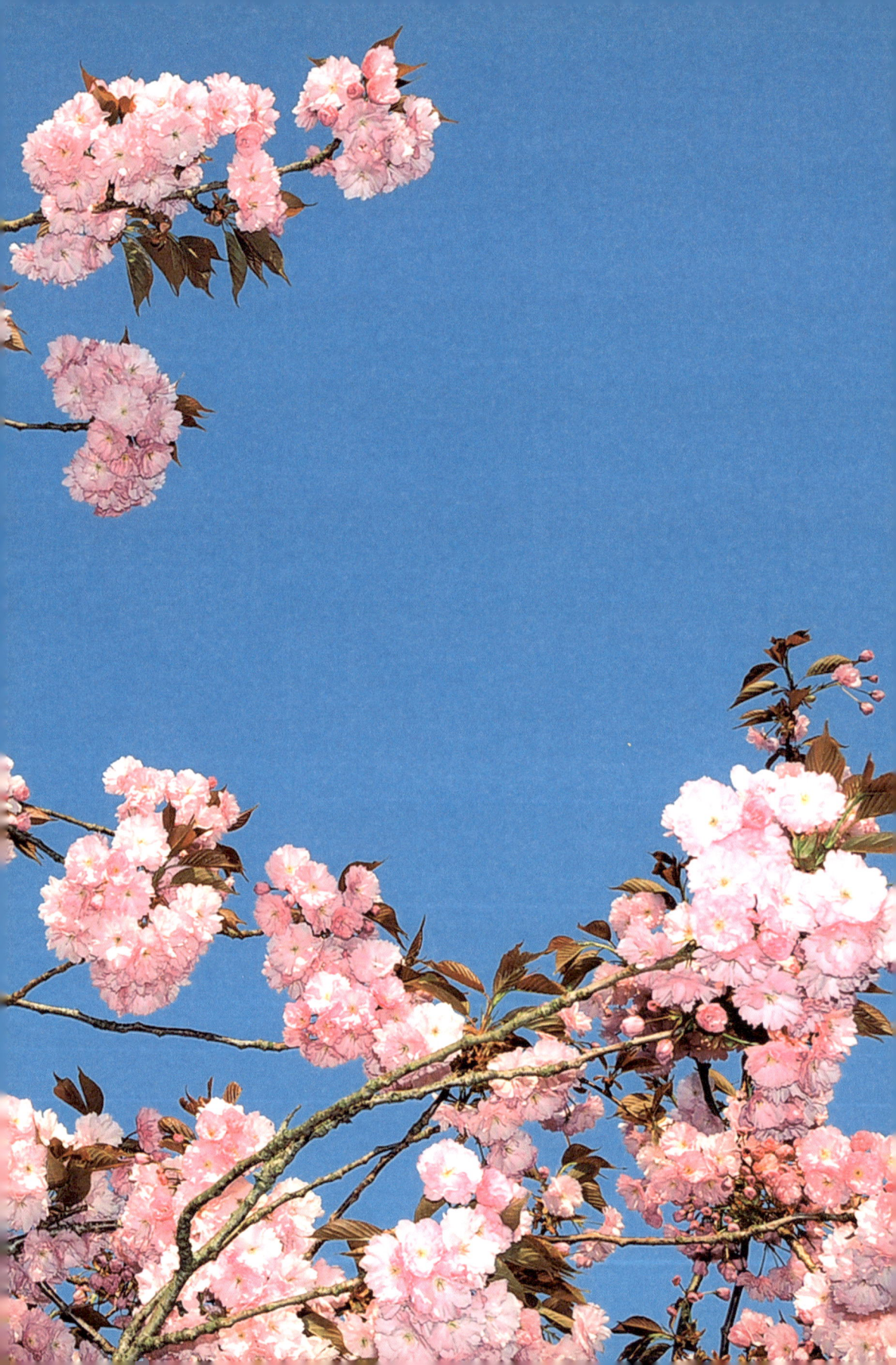

# Komplementärmedizin bei Brustkrebs

Prof. Dr. med. Josef Beuth

Viele Brustkrebspatientinnen fragen während bzw. nach einer Standardbehandlung: „Was kann ich selbst dazu beitragen, dass ich gesund werde und bleibe?" Dies resultiert aus dem verständlichen Wunsch, nichts unversucht zu lassen, um Heilung zu erzielen oder die Lebensqualität trotz belastender Therapien aufrechtzuerhalten. Das ist auch gut so und sollte Sie ermuntern, sich auf die nachfolgenden Informationen einzulassen.

Sie als Patientin, die eine schwere Zeit überwinden muss, können mit Recht verlangen, fundierte Informationen auch zu auf ihre Wirksamkeit geprüfte komplementärmedizinische Behandlungen (zuweilen „ganzheitliche Therapien" genannt) zu erhalten. So haben Sie die Möglichkeit, sich zu überlegen, was Sie zusätzlich zur Standardtherapie tun können, um eventuelle Nebenwirkungen zu entschärfen und um einem Rückfall vorzubeugen.

## Grundlagen der Komplementärmedizin

Krebserkrankungen erfordern diagnostische und therapeutische Behandlungen, die auf Qualität und Unbedenklichkeit geprüft sind und deren Wirksamkeit belegt ist. Dementsprechend haben sich Operation, Chemo-, Strahlen-, Antihormon- und Antikörpertherapien als Standardtherapien bewährt und können, abhängig von Krebsart und Krebsstadium, Krebserkrankungen heilen.

Die Anwendung komplementärmedizinischer Behandlungsmethoden ist bei Krebspatienten weit verbreitet. In Deutschland nutzen sie mehr als 50 Prozent aller erwachsenen Betroffenen. Laut Definition sind komplementärmedizinische Maßnahmen Ergänzungen oder Optimierungen der Standardtherapien. Sie sind mit Nachdruck zu unterscheiden von „alternativen Therapien", die erprobte Behandlungen ersetzen sollen.

In den vergangenen Jahren wurden vereinzelte komplementärmedizinische Maßnahmen in klinischen Studien erforscht, um sie, falls

*Komplementärmedizin ist oft eine sinnvolle Ergänzung zur Schulmedizin – wenn dafür nicht wichtige Behandlungen unterlassen werden.*
*Prof. Dr. med. Wolfgang Janni*

unbedenklich und wirksam, in die Standardtherapiekonzepte zu integrieren. Derartige Forschungsaktivitäten erscheinen auch deshalb notwendig, weil viele Krebspatienten nicht angezeigte bzw. gesundheitsgefährdende komplementäre Behandlungen anwenden, oft ohne Wissen der behandelnden Ärzte.

Die Komplementärmedizin hat keinen eigenständigen, direkten Einfluss auf den Krebs. Sie kann aber die Nebenwirkungen der Standardtherapien mindern bzw. verhindern und somit die Lebensqualität erhalten und verbessern.

*Nebenwirkungen mindern – Lebensqualität verbessern!*

# Komplementäre Behandlungen – auch ohne Medikamente

Sie können sich auch ohne zusätzliche Medikamente, allein durch eine gesunde Lebensführung, stärken. Wenn Sie auf eine ausgewogene Ernährung achten, sich regelmäßig bewegen, sich Auszeiten gönnen und auf Ihre innere Stimme hören, tragen Sie selbst einen großen Teil dazu bei, Nebenwirkungen der Therapien zu mildern und sich an Körper, Geist und Seele zu stärken.

*„Die größten Kraftquellen liegen in uns selbst.*
*Annette Rexrodt von Fircks*

## Ernährungsoptimierung

Alle verfügbaren Daten deuten darauf hin, dass eine nicht ausgewogene Ernährung mit zu wenig Obst, Gemüse, Getreide und Ballaststoffen und zu viel tierischen Fetten, Fleisch und Alkohol eine wesentliche Ursache für die Entstehung von Brustkrebs ist. Obwohl es keine Diätform gibt, die Brustkrebs mit Sicherheit verhindern kann (insbesondere auch sogenannte „Krebsdiäten" nicht), könnten

Änderungen der Ernährung oder ernährungsbedingter Gewohnheiten die Brustkrebsrate deutlich senken und die Betroffenen auf dem Weg der Genesung stärken.

> **Die wichtigsten Ernährungsregeln auf einen Blick**
>
> • Achten Sie auf Ihr Gewicht.
>
> • Essen Sie nur, was Ihnen schmeckt.
>
> • Hören Sie auf zu essen, wenn Sie satt sind.
>
> • Setzen Sie täglich Obst, Gemüse und Getreide auf Ihren Speiseplan.
>
> • Trinken Sie ausreichend.

*Selber kochen macht es leichter (und aktiviert alle Sinne).*
*Hans Gerlach*

Die ernährungsmedizinische Betreuung von Krebspatienten ist ein zentraler Bestandteil im ganzheitlichen Therapiekonzept, da eine angemessene Ernährung im Verlauf einer Krebserkrankung eine wesentliche Voraussetzung zur Aufrechterhaltung des Allgemeinzustandes und der Lebensqualität ist. Darüber hinaus hat die Ernährung von Krebspatienten einen bedeutenden Einfluss auf den klinischen Verlauf, u. a. auf die Verabreichung der Therapie in optimaler Dosierung und Zeitabfolge, auf Therapienebenwirkungen sowie auf die Immunabwehr. Sie schenkt auch größeres Wohlbefinden. Lassen Sie sich also hinsichtlich einer gesunden Ernährung beraten, die individuell passend und einfach umzusetzen sein sollte.

*Eine gesunde Ernährung steigert Ihre Immunabwehr und schenkt Wohlbefinden.*

## Körperliche Aktivität (Sport)

Körperliche Bewegung in Form von moderatem, nicht erschöpfendem Ausdauersport gehört zu den auf ihre Wirksamkeit geprüften und empfehlenswerten vorbeugenden Maßnahmen. Moderater Ausdauersport, auch unter laufender Chemo-/Strahlentherapie, kann Ihnen helfen, Erschöpfungszustände zu mildern und somit Ihre Lebensqualität zu stabilisieren.

Bewegung mit Freude: Freuen Sie sich, die Erkrankung zu überwinden. Bewegung ist Leben!
*Prof. Dr. med. Wolfgang Janni*

---

### Bewegung schenkt Leben

Bewegungsmangel ist neben Fehlernährung ein gesundheitspolitisch und ökonomisch ernst zu nehmendes Problem und mitverantwortlich für diverse Krebsarten und andere Zivilisationskrankheiten.

**Sport und regelmäßige Bewegung erfüllen wichtige Funktionen:**

- Vorbeugung: Moderates Ausdauertraining kann das Krebsrisiko deutlich senken.

- Rehabilitation: Wiederherstellung der Beweglichkeit, Kraft, Ausdauer und des Selbstwertgefühls nach abgeschlossener Therapie

- Stabilisierung der psychischen Befindlichkeit

- Psychosoziale Integration

- Milderung therapiebedingter Müdigkeit

- Stabilisierung der Abwehr-, Hormon- und Herz-Kreislauf-Funktionen unter Krebsstandardtherapien

Diese Tabelle zeigt wunderbar, dass körperliche Aktivität ganzheitlich wirkt!
*Dr. Freerk T. Baumann*

Versuchen Sie doch gleich von Anfang an, kleine Spaziergänge in Ihr Tagesprogramm zu integrieren. Vielleicht haben Sie mit der Zeit Lust auf mehr.

## Psychoonkologische/psychosoziale Betreuung

Zum Zeitpunkt der Diagnosestellung und Diagnosemitteilung erleiden Krebspatienten eine Vielzahl seelischer Verletzungen. Hier kann eine psychoonkologische Begleitung sehr sinnvoll und hilfreich sein. Ziel ist es, die psychischen Beschwerden der Patienten während und nach einer Krebserkrankung aufzufangen, zu mildern und zu beheben.

Kleine Spaziergänge machen Lust auf mehr.

Die Wirksamkeit der in der Praxis angewandten Therapien, u.a. psychoonkologische Gespräche, Entspannungs- und Visualisierungsübungen sowie Kunsttherapien, ist durch Studien hinreichend belegt. Insbesondere für Sie als Brustkrebspatientin kann eine psychoonkologische Unterstützung stärkend sein. Sie hilft Ihnen, mit körperlichen Veränderungen, Zweifeln, Ängsten und Traurigkeit besser umzugehen und in ein neues Leben hineinzufinden.

> ## Die Kraft der Psychoonkologie
>
> Eine psychoonkologische Betreuung kann die Lebensqualität der Patientinnen deutlich verbessern. Sie
>
> • motiviert zum eigenverantwortlichen Handeln
>
> • stärkt das Selbstwertgefühl
>
> • steigert das Wohlbefinden.

Die Aufnahme einer psychoonkologischen Behandlung ist angezeigt, wenn Sie den Wunsch nach einer Begleitung äußern oder wenn bei Ihnen im Rahmen Ihrer Krebserkrankung körperliche und/oder psychische Probleme aufgetreten sind. Falls also Ihre Erkrankung zu belastend für Sie wird, sprechen Sie mit Ihrem Arzt.

Die psychoonkologische Betreuung sollte möglichst zeitnah zur Diagnosestellung beginnen, kann aber auch nach Abschluss aller Therapiemaßnahmen erfolgen.

Lassen Sie sich helfen, wenn Sie selbst nicht weiterkommen.

# Mikronährstoffe: Vitamine und Co.

Bei Krebspatienten ist der Bedarf an Mikronährstoffen durch die Ernährung alleine oft nicht zu decken, insbesondere während der Chemo-/Strahlentherapien. Bedingt durch die Erkrankung bzw. durch die im Gefolge der Therapien auftretenden Nebenwirkungen, z.B. Übelkeit mit einhergehender Nahrungsunverträglichkeit, Erbrechen, Durchfall, Schleimhautentzündung, kann die Aufnahme von Mikronährstoffen beeinträchtigt sein.

Eine Unterversorgung sollte durch gezielte Gaben von sogenannten bilanzierten Diätpräparaten, die den Tagesbedarf abdeckende Vitamin-/Spurenelementgemische (z.B. Careimmun) enthalten, ausgeglichen werden, um
• die optimale Wirkung der Standardtherapien zu gewährleisten
• unerwünschte Nebenwirkungen zu verhindern bzw. zu mindern
• die Lebensqualität der Patientinnen zu stabilisieren.

Bilanzierte Präparate gleichen eventuellen Mineralstoffmangel aus.

Da bilanzierte Mikronährstoffgemische keine gesundheitsgefährdenden Komponenten enthalten und ausschließlich den Tagesbedarf an lebensnotwendigen Vitaminen/Spurenelementen decken, können sie je nach Bedarf bei Mangelzuständen mit Krebsstandardtherapien kombiniert werden.

## Zusätzliche Mikronährstoffe gezielt einsetzen

Mikronährstoffe sind in vielfältiger Weise an der Verhinderung von Krebserkrankungen beteiligt. Definierte Vitamine und Spurenelemente, z.B. Vitamin C und Selen, hemmen die Aufnahme und Aktivierung von krebserregenden Substanzen und schützen somit die Zellen vor Entartung oder hemmen Entzündungsprozesse.

Eine den Lebensumständen bzw. der Erkrankung angepasste Einnahme von lebensnotwendigen Mikronährstoffen in Form bilanzierter Vitamin-/Spurenelementgemische hat sich ausschließlich zum Ausgleich von Mangelzuständen als sinnvoll erwiesen. Aktuelle Auswertungen von Langzeitstudien haben ergeben, dass vitamin-/spurenelementhaltige Nahrungsergänzungsmittel bei Menschen, die sich ausgewogen ernähren, keine vorbeugende Wirkung erzielen. Eine gute Nachricht für alle Gesunden, die Obst und Gemüse in ihren täglichen Speiseplan integriert haben, da sie sich die Kosten für Ergänzungsmittel sparen können.

*Gesunde brauchen keine Ergänzungsmittel, doch während und nach der Therapie können sie sinnvoll und notwendig sein.*

## Vitamin D

Die Hauptaufgabe von Vitamin D ist es, den Kalziumhaushalt zu regulieren, was für den Knochenaufbau und dessen Stabilität erforderlich ist. Außerdem ist Vitamin D unentbehrlich für die Funktion von Abwehrzellen.

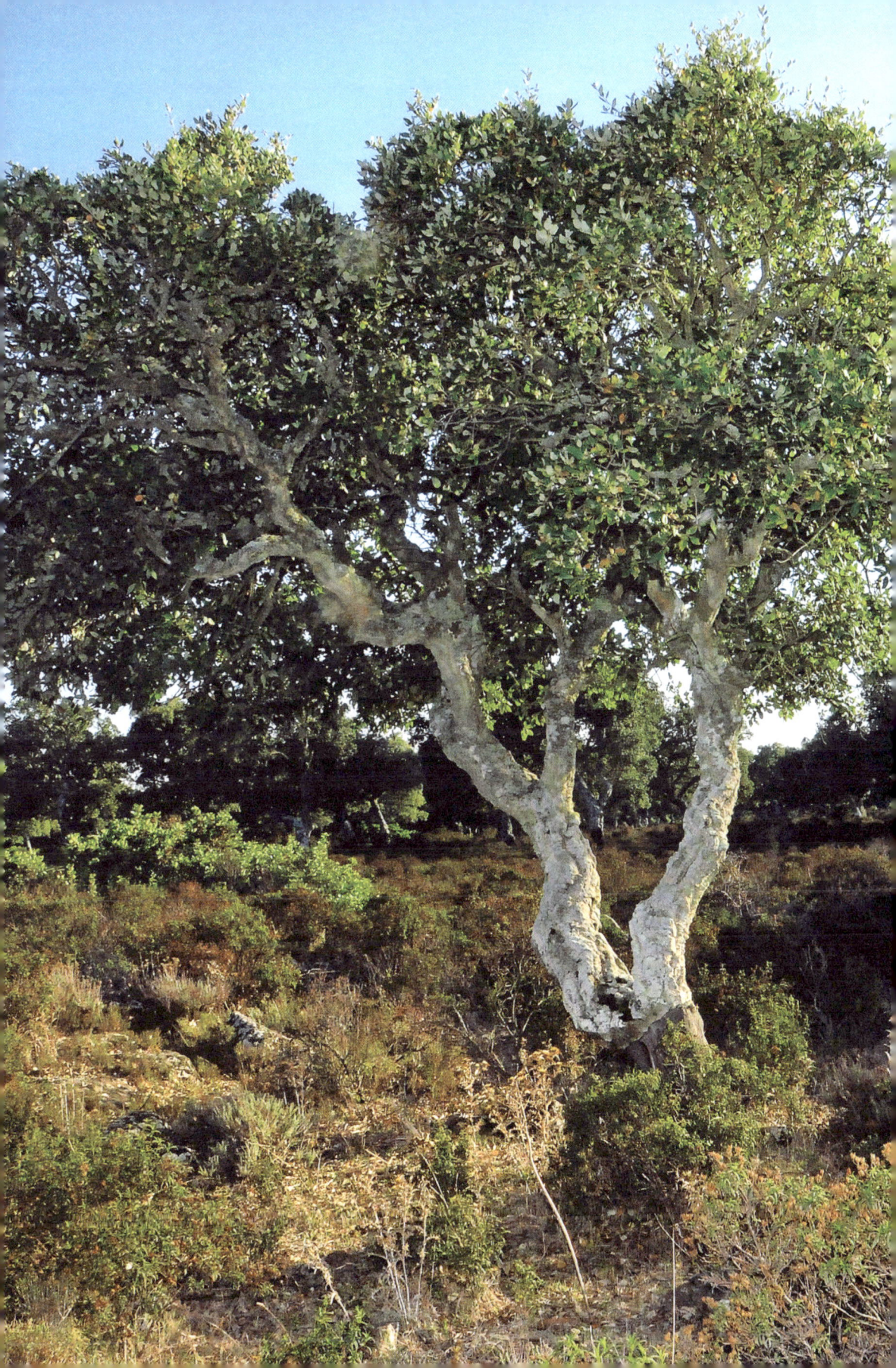

Ein Vitamin-D-Mangel und dessen Folgeerscheinungen, insbesondere Osteoporose sowie Gelenk- und Muskelbeschwerden, können bei fehlendem Sonnenlicht, einer unausgewogenen Ernährung oder bei Hormonentzug auftreten. Dies kann zum Beispiel bei Wechseljahresbeschwerden der Fall sein, die durch medikamentöse Behandlungen, etwa Antihormontherapien bei Brustkrebs, ausgelöst wurden.

Sollte bei Ihnen trotz ausreichender Sonnenbestrahlung und ausgewogener Ernährung ein nachgewiesener Vitamin-D-Mangel im Blut vorliegen, kann die Einnahme von 800-1000 IE Vitamin D pro Tag (z. B. Vigantoletten, Dekristol) den Vitamin-D-Mangel beheben und das Risiko für Folgeerkrankungen wie Knochenbrüche oder Gelenk- und Muskelschmerzen mindern. Zur Behandlung einer Osteopenie (Minderung der Knochendichte) sowie einer beginnenden Osteoporose wäre die Einnahme von Vitamin D in Kombination mit 1000 mg Kalzium pro Tag (z.B. Calcium-Sandoz D, Calcivit D) angezeigt.

Außerdem können optimale Vitamin-D-Blutspiegel die Wahrscheinlichkeit, an Dickdarmkrebs zu erkranken, deutlich reduzieren.

## Vitamin-D-Bildung braucht vor allem Sonnenlicht

Vitamin D wird bei Sonneneinstrahlung in der Haut gebildet oder über die Nahrung aufgenommen. In den Sommermonaten reicht eine Stunde pro Woche leichte Sonnenbestrahlung von Gesicht und Händen aus, um die benötigte Vitamin-D-Menge bereitzustellen. In den sonnenarmen Jahreszeiten muss Vitamin D über die Nahrung ➤

aufgenommen werden, z.B. als Vitamin D$_3$ (Cholecalciferol) in tierischen Produkten wie Seefisch, Lebertran, Ei- und Milchprodukten oder als Vitamin D$_2$ (Ergocalciferol) in pflanzlichen Produkten wie Pilze oder Avocados.

Der tägliche Bedarf beträgt 5–10 mcg, ist altersabhängig und wird zu etwa 80 Prozent durch Sonneneinstrahlung vom Körper selbst gedeckt.

*Schutz vor Sonnenbrand ist wichtig, trotzdem sollte man sich immer wieder ein paar Sonnenstrahlen gönnen.*
*Hans Gerlach*

## Vitamin E

Vitamin E (2 x 300 mg pro Tag) hat in wissenschaftlich fundierten klinischen Studien den Schweregrad und die Häufigkeit von Missempfindungen in Händen und Füßen durch platin- und taxanhaltige Chemotherapien signifikant mindern können. Die Vitamin-E-Gabe als komplementäre Behandlung während der entsprechenden Chemotherapien, z.B. Carboplatin, Cisplatin, Oxaliplatin, Docetaxel oder Paclitaxel, kann also der Entstehung von Missempfindungen entgegenwirken.

## Enzyme

Eiweiß spaltende pflanzliche Enzyme bzw. Enzymgemische (z.B. Bromelain-POS, Phlogenzym) wurden im Labor untersucht und zeigten in experimentellen Versuchen, dass durch sie die Immunabwehr gesteigert werden konnte. Auch war es experimentell möglich, Entzündungen und die Entstehung von Tumoren und Metastasen zu unterdrücken. Klinische Untersuchungen zeigen einen Einfluss dieser komplementären Behandlungsmaßnahme auf das Immunsystem und das Wohlbefinden, insbesondere die Reduktion der Nebenwirkungen von Chemo-/Strahlentherapien bei

*Enzyme stärken Ihre Immunabwehr und steigern Ihr Wohlbefinden.*

93

Krebspatienten. Bestätigt wurde dies vor allem bei Brustkrebspatientinnen, deren Lebensqualität unter Standardtherapien durch die komplementäre Gabe von Eiweiß spaltenden pflanzlichen Enzymen deutlich verbessert werden konnte.

## Selen

Selen ist ein lebensnotwendiges Spurenelement und reguliert als Bestandteil körpereigener Enzyme den Stoffwechsel sowie die Funktion verschiedener Organe, z.B. der Schilddrüse.

Selen und Vitamin C sollten mit einem zeitlichen Abstand eingenommen werden.

Bei Selenmangel empfiehlt sich die Einnahme von Selen in Form von maximal 300 mcg Natriumselenit pro Tag (z.B. Cefasel, Selenase) als vorbeugende komplementärmedizinische Maßnahme.

Die Empfehlung von Natriumselenit zur Vorbeugung sowie während einer Chemo-/Strahlentherapie beruht im Wesentlichen auf diesen Erkenntnissen:
• weitverbreitete Selenmangelversorgung durch die Ernährung
• erhöhter Bedarf an Selen in definierten Lebens-/
  Erkrankungsphasen
• nachgewiesener Selenmangel bei Patienten mit
  Krebserkrankungen.

Insbesondere der Nachweis, dass Natriumselenit die therapeutische Wirksamkeit von Chemo- und Strahlentherapien nicht hemmt, sondern verstärkt, hat das Interesse an diesem Spurenelement geweckt. Die komplementäre Gabe von Natriumselenit kann die Nebenwirkungen der Chemo- und Strahlentherapie reduzieren und somit das Wohlbefinden der Patienten verbessern.

## Selen-Enzym-Linsenextrakt-Gemisch

Vielversprechend erscheint auch die Kombination von pflanzlichen Enzymen mit Natriumselenit und standardisiertem Linsenextrakt.

Linsenextrakt enthält zuckerbindende Eiweißverbindungen, sogenannte Lektine, die Haut und Schleimhäute stabilisieren und deren Funktionen anregen können. Schleimhäute sind im Körper weit verbreitet. Sie stellen eine mechanische Abwehrbarriere gegen Fremdkörper, Bakterien, Viren oder Allergene dar, sind Bestandteil des körpereigenen Abwehrsystems und schützen innere sowie äußere Organe.

In einer klinischen Untersuchung erhielten Brustkrebspatientinnen, die sich einer adjuvanten (vorbeugenden) Chemo- und/oder Strahlentherapie unterzogen hatten, die Spezialkombination aus Natriumselenit, pflanzlichen Enzymen aus Ananas und Papaya und Linsenextrakt (z.B. Equizym MCA, Equinovo). Diese Patientinnen klagten weniger über Nebenwirkungen wie Übelkeit, Schleimhautentzündungen, Schleimhauttrockenheit und arthrotische Gelenkbeschwerden. Es wurden keine unerwünschten Nebenwirkungen der komplementärmedizinischen Behandlung beobachtet.

In einer weiteren klinischen Untersuchung wurden Brustkrebspatientinnen entsprechend internationaler Empfehlungen mit einer Antihormontherapie behandelt und erhielten für acht Wochen komplementär diese Spezialkombination. Die Untersuchung zeigte, dass sich die Ausprägung von Gelenkbeschwerden und Schleimhauttrockenheit deutlich verringerte und sich die Lebensqualität der Patientinnen damit verbesserte.

Sprechen Sie offen mit Ihrem Arzt über Mikronährstoffe, um ungünstige Wechselwirkungen mit Ihrer Therapie zu vermeiden.
*Prof. Dr. med. Wolfgang Janni*

## Die Misteltherapie

Die Mistelextrakttherapie ist die am häufigsten angewandte komplementärmedizinische Behandlung in der Krebstherapie. Sie erfolgt mit standardisierten Extrakten der anthroposophischen Therapierichtung (z.B. Helixor, Iscador) oder mit sogenannten phytotherapeutischen (Mistellektin-I-/ML-I-normierten) Extrakten (z.B. Lektinol, Eurixor).

Die experimentelle Erforschung von anthroposophischen und phytotherapeutischen Mistelextrakten ist weit fortgeschritten. Im Reagenzglas wurden zellabtötende und abwehrsteigernde Eigenschaften nachgewiesen, in Tierversuchen eine vielversprechende Wirkung gegen Krebszellen, Metastasen und Infektionen. Auch konnte gezeigt werden, dass Mistelextrakte die Lebensqualität verbessern und ein geschwächtes Abwehrsystem normalisieren können. Derzeit gibt es jedoch noch keine allgemeingültige Therapieempfehlung.

Die Kosten der Misteltherapie werden in manchen Fällen von der Krankenkasse übernommen.

Die Kosten einer standardisierten Mistelextrakttherapie in der palliativen Therapie von Krebserkrankungen werden u.U. von den Krankenkassen übernommen. Informieren Sie sich bei Ihrer Krankenkasse, ob Ihnen in Ihrer persönlichen Erkrankungssituation die Kosten erstattet werden.

## Hyperthermie

Die Behandlung von Krebserkrankungen durch Wärme (Hyperthermie) ist bereits seit Hippokrates bekannt und wird seitdem

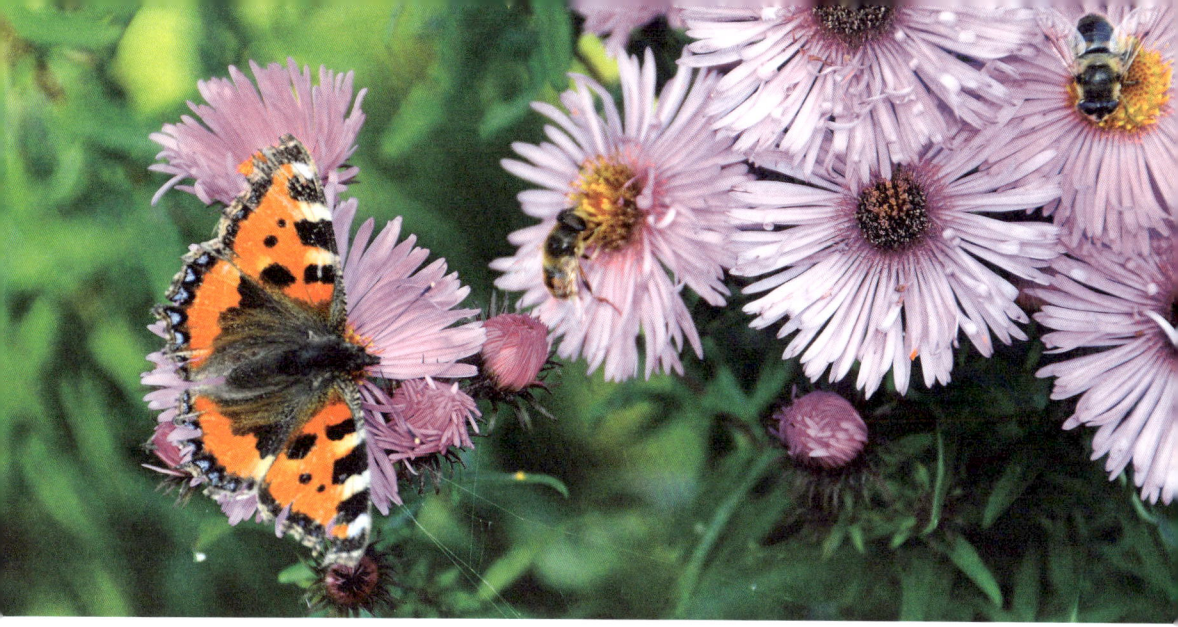

auch angewandt und kontrovers diskutiert. Aufgrund unzureichender bzw. nicht hinreichend geprüfter Erhitzungsmethoden hat sich die Hyperthermie bislang noch nicht zu einer etablierten Behandlungsmethode entwickelt. Durch die Verwendung von Kurzwellen, Mikrowellen und auch Infrarotstrahlen wird seit Jahren versucht, diese Technik zu verbessern. Aber auch heute besteht noch ein erheblicher Forschungsbedarf, um die Qualität, Unbedenklichkeit und Wirksamkeit der Hyperthermie in der Onkologie zu belegen. Nur bei Gebärmutterhalskrebs und Peritonealkarzinose (Befall des Bauchfells) in Kombination mit einer Strahlen- oder Chemotherapie kann derzeit die Wirksamkeit bzw. Unbedenklichkeit der komplementären Anwendung der Hyperthermie wissenschaftlich belegt werden.

Bei Brustkrebs ist Hyperthermie nicht zu empfehlen.

## Außenseiterverfahren

Ausdrücklich zu warnen ist vor diversen, nicht auf ihre Qualität, Unbedenklichkeit und Wirksamkeit geprüften Diagnostik- und

Therapieverfahren, die zuweilen fälschlich mit der Komplementärmedizin in Verbindung gebracht werden. Die Verfahren werden aggressiv beworben und geben vor, dass bei ihrer Anwendung eine Früherkennung möglich sei, eine Metastasenbildung verhindert und das Krebswachstum gebremst würde. Oft wird behauptet, alternative Behandlungen seien auch dann noch wirksam, wenn alle anderen Therapien versagt hätten.

Auf der Grundlage wissenschaftlicher Untersuchungen hinsichtlich ihrer Wirksamkeit und Unbedenklichkeit sind derartige Diagnostikverfahren und Therapieverfahren für Krebspatienten als gesundheitsgefährdend einzustufen und somit gefährlich.

Insbesondere ist vor der unkontrollierten Einnahme werbewirksam angebotener Mikronährstoffe zu warnen. Derartige Präparate verursachen ungerechtfertigt hohe Kosten, entsprechen hinsichtlich ihrer Zusammensetzung meist nicht den Empfehlungen der Fachgesellschaften und enthalten zum Teil sogar krebserregende Substanzen.

*Achtung: Die unkontrollierte Einnahme von Mikronährstoffen ist gefährlich!*

Falsch zusammengesetzte bzw. falsch dosierte Vitamin- und Spurenelementgemische, vor allem Hochdosis-Therapien, können schwerwiegende Nebenwirkungen und gesundheitliche Schäden auslösen.

## Beispiele diagnostischer Außenseiterverfahren

Bioresonanz, Dunkelfeldmikroskopie, Messung freier Radikale, optischer Erythrozytentest, Redox-Serum-Analyse

## Beispiele therapeutischer Außenseiterverfahren

Autologe Tumortherapie nach Dr. Klehr, bioelektrische Therapie, Colonhydrotherapie, Magnetfeldtherapie, Neue Medizin nach Dr. Hamer sowie Galavit-, Imusan-, Megamin-, Nosoden-, Organpeptid-, Ozon-, PC-SPES/SPES-, Recancostat-, Schlangenreintoxin-, Spirulina-, Thymus-, Ukraintherapie

Daher sollten Sie von der Einnahme teurer, intensiv beworbener, aber nicht auf Qualität, Unbedenklichkeit und Wirksamkeit getesteter Mikronährstoffpräparate absehen. Dazu gehören auch alternative Mittel gegen Krebs, die eine angeblich krebsvorbeugende bzw. heilende Wirkung haben sollen, wie BioBran MGN-3/komplexer Zucker aus Reiskleie, Dr. Rath Zellularmedizin, Juice Plus, Noni-Saft sowie Vitamin B17/Laetrile.

*Außenseitertherapien kosten viel und helfen wenig oder schaden sogar.*

## Mein Rat

Seien Sie kritisch. Was immer Sie ausprobieren wollen, fragen Sie zuerst Ihren behandelnden Arzt. Er wird Ihnen nur zu einer Therapie raten, die den Nachweis erbracht hat, dass sie unbedenklich und wirksam ist.

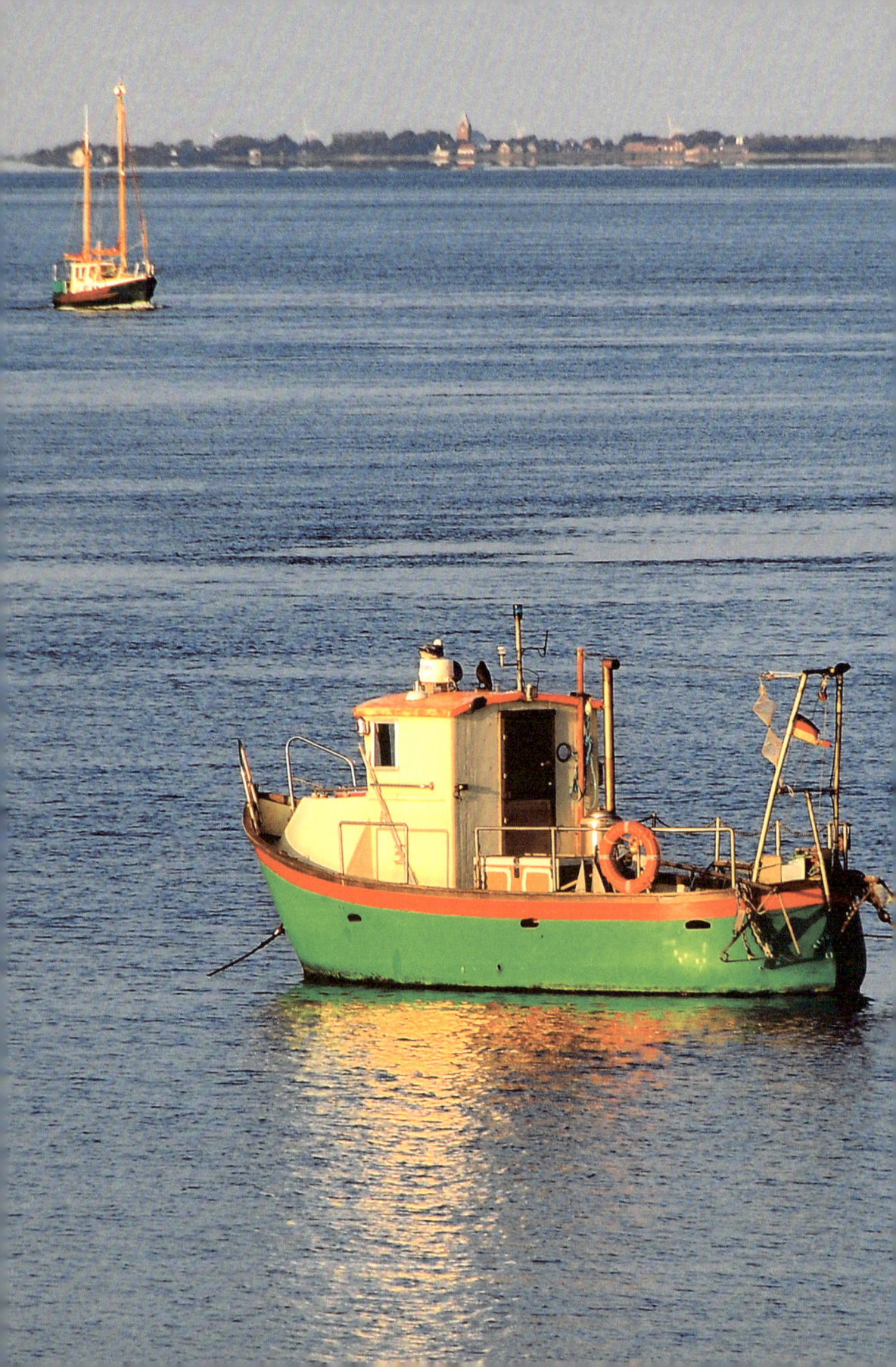

# Immer in Bewegung bleiben

Dr. Freerk T. Baumann

Wer hätte noch vor ein paar Jahren gedacht, dass Bewegung, Sport und körperliche Aktivität ernst zu nehmende Elemente sind, um eine echte Verbesserung bzw. Stabilisierung der Lebensqualität von Brustkrebspatientinnen während der medizinischen Therapie und in der Nachsorge zu erreichen? Tatsächlich haben sich viele Ärzte und Therapeuten noch in den 1980er- und stellenweise noch in den 1990er-Jahren über die Idee amüsiert, Bewegungsangebote in die Krebsbehandlung einfließen zu lassen. Manche Stimmen ließen sogar verlauten, dass der Sport nicht nur nutzlos, sondern obendrein gefährlich sei! Daher wurde bis vor einigen Jahren den Patientinnen noch empfohlen, sich körperlich zu schonen, um das gesundheitliche Risiko nicht unnötig zu erhöhen. Man ging davon aus, dass bewegungstherapeutische Maßnahmen erst nach einer vollständigen Remission sinnvoll wären.

## Warum ist Bewegung nach einer Brustkrebserkrankung so wichtig?

Frauen, die von Brustkrebs betroffen sind, erleben durch die Diagnose und durch die notwendigen medizinischen Therapien (Operation, Chemotherapie, Bestrahlung) eine bedrohliche und damit eine absolute Ausnahmesituation. Die Folgen zeigen sich auf der psychischen Ebene (u. a. durch Ängste, Depressionen, den Verlust des Selbstwertgefühls etc.), auf körperlicher Ebene (u. a. durch Muskelschwund, Müdigkeit, geringere Belastbarkeit etc.) und auf sozialer Ebene (z.B. Rückzugstendenz, Isolation und dergleichen mehr).

> Körperliche Aktivität stärkt nicht nur Ihr Wohlbefinden, sondern schützt zusätzlich vor der Wiederkehr der Erkrankung.
> *Prof. Dr. med. Wolfgang Janni*

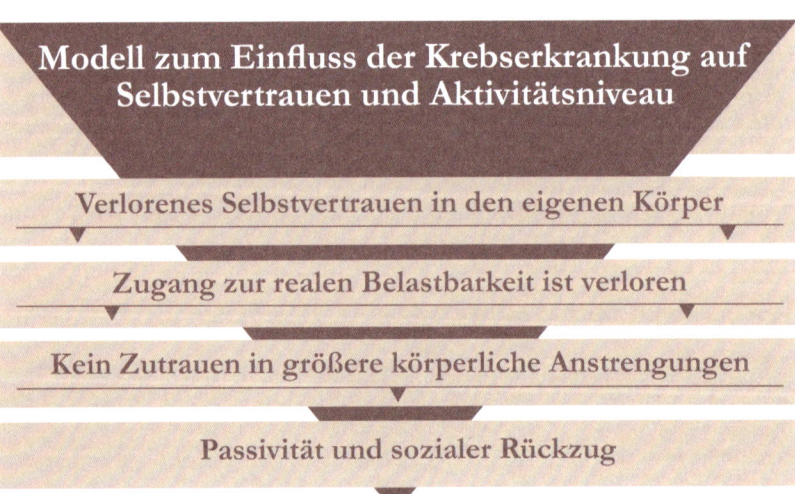

**Modell zum Einfluss der Krebserkrankung auf Selbstvertrauen und Aktivitätsniveau**

Verlorenes Selbstvertrauen in den eigenen Körper

Zugang zur realen Belastbarkeit ist verloren

Kein Zutrauen in größere körperliche Anstrengungen

Passivität und sozialer Rückzug

Wissenschaftliche Untersuchungen zeigen, dass sich die Patientinnen in dieser Ausnahmesituation häufig zurückziehen – eine ganz natürliche Reaktion auf dieses bedrohliche Ereignis. Angst und Verunsicherung machen sich breit, die im Laufe der folgenden Wochen und Monate der medizinischen Behandlung stärker werden können. Eingebunden und streng bewacht in einem betreuenden Netz aus Ärzten, Pflegekräften und weiteren Therapeuten wird der Patientin nicht selten jegliche Eigenverantwortung abgenommen. Nach Beendigung der Krebstherapie kommt sich die Betroffene dann häufig überfordert und noch verunsicherter vor. Auch in der Nachsorge zeigen die Patientinnen oftmals noch eine Rückzugstendenz und eine damit einhergehende körperliche Inaktivität.

*Auch wenn es Ihnen vielleicht schwerfällt: Trauen Sie Ihrem Körper etwas zu.*

Auf Dauer kann körperliche Inaktivität jedoch zahlreiche Folgeerkrankungen hervorrufen (durch die Schwächung des Herz-Kreislauf-Systems und des Bewegungsapparates). Studien zeigen, dass das Aktivitätsniveau der meisten Patientinnen im Vergleich zur Situation vor der Krebsdiagnose um etwa 30 Prozent reduziert ist. Und das, obwohl die Patientinnen geheilt sind und praktisch wieder so aktiv sein könnten wie zuvor.

Man sieht hier deutlich, dass das Selbstvertrauen in den eigenen Körper verloren gegangen zu sein scheint – dieser hat die Frauen schließlich schon einmal im Stich gelassen. Die Betroffene hat häufig auch Angst, sich zu bewegen, aus Sorge, etwas falsch zu machen. Nicht selten wird eine solche Haltung aus übertriebener Fürsorge auch von den Angehörigen unterstützt. Oft wird die Rückzugstendenz auf diese Weise chronisch.

## Bewegung ist Therapie

In den letzten Jahren hat sich in der Vorbeugung, Diagnostik und Behandlung von Krebserkrankungen sehr viel getan. Genauere Erkenntnisse über die Entstehung und das Wachstum von Tumoren haben zur Entwicklung besserer Behandlungsmethoden geführt. Im Zuge dieser Entwicklung konnte man auch die Öffnung gegenüber und die Akzeptanz von verschiedenen unterstützenden und begleitenden Maßnahmen beobachten.

*„Und – Bewegung ist Leben!*
*Annette Rexrodt von Fircks*

Seit den 1990er-Jahren haben mehrere wissenschaftliche Studien gezeigt, dass Bewegung und Sport auch bei Tumorpatienten sehr viele positive Effekte haben: Die Patienten fühlen sich besser und spüren weniger Nebenwirkungen, wenn sie während und nach der Behandlung regelmäßig körperlich trainieren.

Körperliche Aktivität gilt inzwischen als wichtiger therapeutischer Baustein in der Rehabilitation von Krebspatientinnen. Sie wird eingesetzt, um die physischen, psychischen und psychosozialen Ebenen der Betroffenen positiv zu beeinflussen und sie damit ganzheitlich zu behandeln. Auf diese Weise ist es möglich, Kraft und Ausdauer zu erhalten, das Herz-Kreislauf-System zu stimulieren und der chronischen Erschöpfung (dem sogenannten Fatigue-Syndrom) entgegenzuwirken, um die Patientin möglichst schnell wieder familiär und beruflich einzubinden und damit ihre allgemeine Lebensqualität zu verbessern.

> **Mein Rat**
>
> Körperliche Aktivität ist für die Brustkrebspatientin nicht schädlich. Sie fördert keine Metastasen, ebenso wenig wie Massagen und Sauna. Ganz im Gegenteil: Körperliche Aktivität hat positive Auswirkungen auf den Körper. Bewegungstherapie unterstützt den Genesungsprozess bei Brustkrebs.

*Sport ist die beste Medizin gegen Brustkrebs.*
*Prof. Dr. med. Josef Beuth*

## Spezifische Ziele körperlicher Aktivität bei Brustkrebs

Grundsätzlich wirkt körperliche Aktivität auf drei verschiedenen Ebenen:

• Körper

• Psyche

• Sozialleben.

Damit hat Bewegung einen ganzheitlichen Einfluss auf den Menschen. Das schafft kein Medikament der Welt!

Durch ein Sport- und Bewegungsprogramm leisten Betroffene ihren ganz eigenen wichtigen Beitrag zur Gesundung! Damit sind Frauen mit Brustkrebs nicht mehr vollständig von der medizinischen Therapie abhängig, sondern können auch ein Stück Eigenverantwortung übernehmen.

*Als Arzt habe ich gelernt, wie wichtig körperliche Bewegung ist, gerade auch für Brustkrebspatientinnen.*
*Prof. Dr. med. Wolfgang Janni*

Übrigens: Wir vermeiden es, den Begriff „Sport" zu verwenden, wenn wir Bewegungsprogramme mit Brustkrebspatientinnen aufbauen, denn viele Menschen verbinden damit etwas Negatives, denken an Qual und Anstrengung. Doch körperliche Aktivität ist mehr: Bewegung ist ein Grundbedürfnis! Sie ist durchaus zu vergleichen mit der Nahrungsaufnahme: Wenn man nichts isst, bekommt man Hunger, und der Körper reagiert entsprechend negativ.

„Die Zügel des Lebens wieder selbst in die Hand zu nehmen, schenkt ein gutes Gefühl.“
*Annette Rexrodt von Fircks*

## Folgendes können Sie durch Bewegung und Sport erreichen:

• die Muskulatur aufbauen und Muskelverkürzungen vermeiden

• Osteoporose blocken

• Übelkeit und Erbrechen reduzieren

• ein bestehendes Lymphödem bessern

• Müdigkeit und Erschöpfung (Fatigue) bekämpfen

• Bewegungseinschränkungen verbessern, vor allem im Arm-Schulter-Bereich

• die allgemeine Fitness steigern

• das Selbstwertgefühl stärken und das Gefühl einer „Entweiblichung“ überwinden

• die Lebensqualität verbessern/stabilisieren

• die Kommunikation stärken

• der Isolation entgegenwirken

Die Folgen des Bewegungsmangels spüren wir häufig erst dann, wenn wir uns tatsächlich nicht mehr bewegen dürfen und an das Bett gefesselt sind. Nicht nur unsere Muskeln und Knochen reagieren auf diese Situation, indem sie immer schwächer werden, sondern auch unsere Psyche: Wir fühlen uns nicht gut, sondern unausgeglichen und träge. Wer kennt dieses Gefühl nicht?

Sport macht gute Laune!

Körperwahrnehmung
Selbstwertgefühl
Motivation
Physische Leistungsfähigkeit
Immunabwehr
Kognition
Kommunikation

Ängste
Fatigue
Übelkeit
Chemobrain
Depressionen
Schmerzen
Muskelabbau
Osteoporose
Polyneuropathie
Lymphödem
Kachexie
Passivität
Isolation

FÜR

GEGEN

Körperliche Aktivität

# Grundsätzliche Empfehlungen

Bevor Sie mit Ihren sportlichen Aktivitäten beginnen, fragen Sie auf jeden Fall zunächst Ihren Arzt, ob in Ihrer jetzigen Situation aus seiner Sicht etwas gegen regelmäßige körperliche Bewegung oder Sport spricht. Ein sportmedizinischer Check-up (Belastungs-EKG etc.) ist generell zu empfehlen.

Im ersten Schritt geht es dann darum, Ihnen die Unsicherheit zu nehmen und Ihnen Sicherheit zu schenken. Die folgenden Sätze sollten Sie verinnerlichen:

**„Es gibt nichts Risikoreicheres als körperliche Inaktivität."**
Die Zeit der Schonung ist – zum Glück – vorbei. Sie haben bereits weiter oben gelesen, welche Folgen Inaktivität, Immobilität und Bewegungsmangel haben können. Sie können zu zahlreichen Erkrankungen führen. Selbstverständlich gibt es auch einige Situationen, in denen man ruhen muss, auf diese werde ich weiter unten noch zu sprechen kommen.

**„Tun Sie das, was Ihnen guttut."**
Hören Sie wieder auf Ihre innere Stimme. Prüfen Sie rein subjektiv: Tut mir diese Form der Bewegung gut? Was empfinde ich dabei? Der Leitsatz lautet hier: Tun Sie schlicht das, was Ihnen guttut.

**„Vertrauen Sie Ihrem Körper."**
Durch die regelmäßige Bewegung beginnen Sie ganz automatisch wieder damit, Vertrauen in Ihren Körper aufzubauen.

Ein sportmedizinischer Check-Up kann nie schaden.

Bewegung schafft Vertrauen in den eigenen Körper.

**„Beginnen Sie mit leichten Übungen, und steigern Sie
sich langsam."**

Sie müssen Ihren Körper neu kennenlernen und selbst feststellen,
wie er auf Bewegung und Sport reagiert. Spüren Sie der Bewegung
nach, so finden Sie heraus, ob Sie die Wirkungen positiv erleben.
Nach diesem „Seismografen" können Sie die Intensität und Dauer
der körperlichen Bewegung ausrichten und die Sportart auswählen,
die gut zu Ihnen passt.

*Hören Sie auf Ihre
innere Stimme,
auch bei körperli-
chen Aktivitäten.*

**„Wählen Sie die Bewegungsform, an der Sie Freude haben."**

Nur wenn Sie bei einer Sportart oder Bewegungsform Freude spüren, bleiben Sie auch langfristig dabei! Es bringt nichts, wenn Sie
körperliche Aktivität als notwendiges Übel empfinden. Suchen Sie
sich Ihre Sportart aus!

## Welche Bewegung und wie viel davon?

Ich höre häufig die Frage: „Welche Sportart ist eigentlich die ge-
sündeste?" Das kann man ebenso unmöglich beantworten wie die
Frage, wie ausgiebig man sich eigentlich bewegen muss. Meine Ge-
genfragen lauten zunächst: „Was möchten Sie erreichen? Was ist Ihr
Ziel? Warum treiben Sie Sport?" Je nachdem, wie die Antworten
auf diese Fragen ausfallen, kann man schließlich eine konkrete Be-
wegungsempfehlung geben.

In jüngeren Studien wurde erstmals der Einfluss von körperlicher
Aktivität auf das Wiederauftreten einer Brustkrebserkrankung (Re-

zidiv) untersucht. Dabei fand man heraus: Je körperlich aktiver die Frauen nach der Brustkrebserkrankung, desto geringer die Sterblichkeit. Bewegten sich die Frauen nur eine Stunde moderat pro Woche, hatten sie ein deutlich höheres Risiko, ein Rezidiv zu erfahren, als körperlich aktivere Frauen. Den besten „Schutz" hatten die Betroffenen, wenn sie mindestens drei Stunden pro Woche körperlich aktiv waren und ihre Betätigung als mäßig anstrengend empfanden. Die Faustformel lautet also:

Drei bis fünf Stunden mäßiger Anstrengung pro Woche senken das Rückfallrisiko.

**BMI < 25 = 3-5 Std. moderate körperliche Aktivität pro Woche**
**BMI > 25 = 5-7 Std. moderate körperliche Aktivität pro Woche**

Eine Brustkrebspatientin sollte sich in der Nachsorge also mehr bewegen, wenn sie übergewichtig ist. Ab einem BMI von 25 sollten sich die Patientinnen bereits mindestens 5 Stunden pro Woche moderat bewegen. (Ist eine Frau eher geneigt, anstrengenderen Sport zu treiben, so kann sie statt 5 Stunden moderaten auch 3 Stunden anstrengenden Sport ausüben.)

Es ist jedoch noch nicht wissenschaftlich belegt, dass regelmäßiger Sport vor einem Wiederauftreten der Erkrankung schützen kann. Dazu fehlen weitere Studien, die diese Ergebnisse bestätigen würden. Auch die Frage nach der vorbeugenden Wirkung von regelmäßig ausgeübtem Sport kann noch nicht beantwortet werden.

## Folgende Bewegungsformen und Sportarten sind beispielsweise zu empfehlen:

• Wassertherapie und Schwimmen

• Radfahren, Walken, Skilanglauf und Nordic Walking

• Tänze

• Steppaerobic

• Tai-Chi, Qigong, Yoga

• Kräftigungsgymnastik oder Krafttraining

• Atemgymnastik

• Das, was Ihnen Freude macht!

Ob Samba, Zumba, Yoga – Hauptsache, Sie haben Freude daran!

# Die verschiedenen Trainingsmethoden

## Krafttraining

Selbstverständlich ist Krafttraining grundsätzlich auch für von Brustkrebs betroffene Frauen erlaubt! Es verbessert bzw. stabilisiert nicht nur die Muskelkraft, sondern führt zugleich zu einer aufrechten Körperhaltung. Zudem wirkt Krafttraining dem Erschöpfungssyndrom (Fatigue) entgegen, und es kann Osteoporose Einhalt gebieten. Schon nach wenigen Trainingseinheiten sind positive Entwicklungen erkennbar.

Bitte beachten Sie: Gehen Sie beim Krafttraining nicht „bis zum Anschlag" (Maximalkrafttraining bitte nur unter Aufsicht durchführen!). Sie sollten nur so viel trainieren, dass Sie während des Trainings keine Schmerzen und danach eher wenig Muskelkater haben. Es ist allerdings nicht dramatisch, wenn Sie auch einmal einen heftigeren Muskelkater bekommen. Achten Sie bei der Durchführung der Kraftübungen aber darauf, dass Sie die Bewegungen langsam und nicht ruckartig ausführen.

## Ausdauertraining

Das Ausdauertraining spielt für Brustkrebspatientinnen eine wichtige Rolle, da es effektiv und einfach umzusetzen ist. Schon nach wenigen Wochen stellen sich bei einem regelmäßig durchgeführten Ausdauertraining erste Effekte ein. Das Ausdauertraining hat einen ganzheitlich positiven Einfluss auf das Organ-, Hormon- und Nervensystem sowie auf die Psyche und den Bewegungsapparat.

Mäßig, aber regelmäßig üben ist ideal für ein Rundum-Wohlgefühl.

## Koordination

Das Koordinationstraining ist ein wunderbares Element zur Verbesserung der motorischen Fähigkeiten, die uns den Alltag einfacher machen. Nach einer Operation können Nervenbahnen geschädigt sein, obwohl man keine Beeinträchtigung wahrnimmt. Unter einer solchen Schädigung leidet die Koordination und somit auch die Mobilität. Das Koordinationstraining hat einen hohen therapeutischen Effekt und Nutzen, und ein Therapieerfolg kann sich schnell einstellen. Zu Beginn eines Koordinationstrainings sollten Sie sich ein wenig aufwärmen, jedoch ohne zu ermüden. Wenn Sie müde werden, brechen Sie das Training ab, da es sonst zu unkoordinierten Bewegungen kommen kann, die sich möglicherweise negativ auswirken. Führen Sie die Übungen langsam durch, ohne Eile, und achten Sie auf eine genaue Durchführung der Bewegung.

## Flexibilität

Durch ein Flexibilitätstraining soll die Beweglichkeit in den Gelenken optimiert werden. Die Muskulatur lockert sich und entspannt. Diese Übungen sollen Schmerzen reduzieren und Fehlhaltungen/-stellungen vorbeugen. Das Training wirkt anregend auf die Durchblutung und den Stoffwechsel und fördert gleichzeitig Ihre Körperwahrnehmung. Führen Sie die Dehnungen langsam und bewusst durch, und vermeiden Sie ruckartige Bewegungen. Gehen Sie nur so weit, bis Sie ein angenehmes Ziehen spüren. Dehnen Sie nicht über die Schmerzgrenze hinaus.

## Entspannung

Für Menschen mit oder nach einer Krebserkrankung sind Entspannungsübungen sehr wichtig, denn diese können auf vielen Ebenen wirken. Der Körper entspannt sich, und es kommt zu einem seelischen Ausgleich. Entspannungsübungen bilden den harmonischen Abschluss der Bewegungsübungen. Als „seelische Pause" ist Entspannung der erste Schritt zur Regeneration.

### Geeignete Entspannungsmethoden
• Autogenes Training
• Progressive Muskelrelaxation (kontinuierlicher Wechsel zwischen Anspannung und Entspannung der Muskulatur).

In der Entspannung treten wir schneller in Kontakt mit unserem Selbst, unserer Seele.
*Annette Rexrodt von Fircks*

| Voraussetzungen für eine effektive Entspannung |
| --- |
| • bequeme Kleidung |
| • eine angenehme Raumtemperatur |
| • eine angenehme Übungsposition |
| • eine ruhige Umgebung |
| • sich weder hungrig noch übersättigt fühlen |
| • Vertrauen zur Gruppe |
| • evtl. geschlossene Augen |
| • evtl. Begleitmusik |

## Körperliche Aktivität während der Akutbehandlung

Ja, in der Tat, auch während der Chemotherapie ist ein gezieltes körperliches Training nicht nur möglich, sondern notwendig und daher dringend zu empfehlen! Denn ein zentrales Problem in dieser Phase sind die bereits beschriebenen negativen Auswirkungen von Bewegungsmangel auf Körper und Psyche. Die natürliche Reaktion der Patientin in der ersten Zeit der Behandlung ist von Unsicherheit und Angst geprägt. Hier gilt es, Ängste zu reduzieren und Selbstvertrauen aufzubauen. Die körperliche Aktivität bietet während der medizinischen Therapie für die Patientin die wunderbare Möglichkeit, einen eigenen Anteil zu ihrem Genesungsprozess beizusteuern!

Lassen Sie sich die Möglichkeit nicht entgehen, auch während der Akutphase „Herrin der Lage" zu sein.

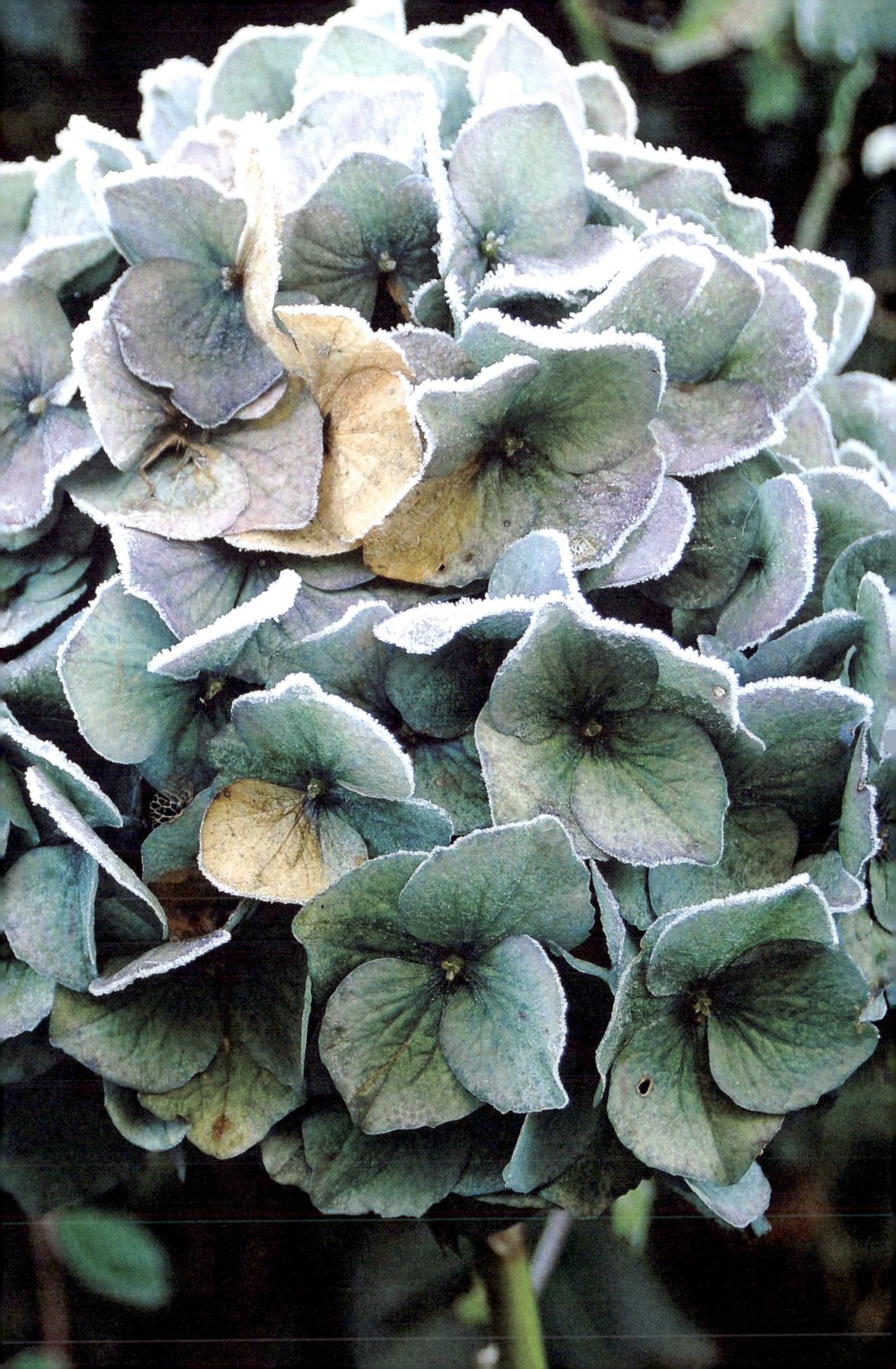

## Bewegungsempfehlungen für das Krankenhaus

**Erste Parole: So wenig wie möglich liegen und so häufig wie möglich gehen!**

Es ist schon seltsam: Im Krankenhaus werden die Patienten in der Regel über das Krankenhausbett als Zufluchtsort oder Aufenthaltsort definiert: „In welchem Bett liegen Sie?" Obgleich viele Patienten in Bewegung sein könnten, steht das Krankenhausbett im Mittelpunkt. Natürlich sind viele Patienten auf das Bett angewiesen, aber sicherlich könnten die meisten zumindest regelmäßige Spaziergänge durchführen.

**Erfahrungsbericht einer Patientin**
Stephanie, 37 Jahre

Ich bin ein sehr aktiver Mensch. Sport gehörte vor meiner Brustkrebserkrankung zu meinem täglichen Leben. Und obwohl er für mich bis dahin so wichtig gewesen war, setzte ich nach der Diagnosestellung mit meinem Sportprogramm aus. Ich war unsicher, lahmgelegt; eine ungewohnte und schwierige Situation. Erst nach meiner erfolgreichen Tumorentfernung und der Gewissheit, metastasenfrei zu sein, kam für mich der Wendepunkt. Ich wollte den Sport nach Verheilung der Narben wieder aufnehmen, nicht nur, um wieder fit zu werden, sondern vor allem, um wieder „Herrin der Lage" zu sein und selbstbestimmt zu leben. Denn ich fühlte mich von der Krankheit und den Ärzten mittlerweile fremdgesteuert. Ich ➤

Raus aus der Matratzengruft – selbst ein paar Schritte lüften Körper und Psyche durch!

war daher bestrebt, meinen eigenen Anteil zur Heilung beizutragen.

Zu diesem Zeitpunkt stand meine Chemotherapie an: Sie war mein persönliches Schreckgespenst. Der Gedanke an den Haarverlust und die erheblichen Nebenwirkungen machten mir Angst. Ich war mir auch nicht sicher, ob Sport ausgerechnet in dieser Phase überhaupt möglich sein würde.

Glücklicherweise ergab sich an der Uniklinik Köln die Möglichkeit, an einer Studie zum Thema Sport und Brustkrebs teilzunehmen: Nach der zweiten Chemo sollte das Training beginnen und zwölf Wochen parallel zur Chemotherapie verlaufen. Um die Wirksamkeit dieses Trainings zu untersuchen, sollte zuvor mein Immunstatus bestimmt sowie die Messung der gegenwärtigen Muskelkraft durchgeführt werden. Am Ende der zwölfwöchigen Phase würden diese Parameter in einer Abschlussuntersuchung erneut abgefragt. Mit meiner Einverständniserklärung besiegelte ich die nächsten Schritte. Sieben Tage nach der zweiten Chemo ging es endlich los. Bei den anfänglichen Trainingseinheiten kam ich schnell an meine Grenzen, wobei das gar nicht meine tatsächliche Leistungsgrenze war. Mit jedem weiteren Training merkte ich, dass noch eine Menge Kraft in mir schlummerte. Zu erkennen, dass viel Leben in mir steckte und die Chemotherapie zwar Kraft geraubt, aber sie nicht gänzlich für sich eingenommen hatte, gab mir einen enormen Auftrieb. Ich hatte wieder ein Ziel vor

➤

Lassen Sie sich vom Schreckgespenst Chemo nicht einschüchtern: Sie haben mehr Reserven, als Sie glauben.

Augen. Und mehr noch, durch das Training konnte ich in den chemofreien Wochen an Kraft zulegen. Besonders schön fand ich es, die Krankheit in diesen Stunden einmal vergessen zu können.

Zu Beginn der Erkrankung war es nicht leicht gewesen, die Krankheit zu akzeptieren. Anfangs hatte ich sie nur bekämpfen wollen. Mir wurde jedoch zunehmend klar, dass ich den Krebs erst einmal annehmen musste, um mit ihm umgehen zu können. Diese Erkenntnis war der Schlüssel und half mir beim Krafttraining. Die Teilnahme an der Studie war genau richtig für mich und kam zur rechten Zeit.

Ich kann jeder Betroffenen – und sei sie ein noch so großer Sportmuffel – raten, sich während dieser schweren Zeit sportlich zu betätigen. Das gibt Kraft und schafft Vertrauen in sich selbst.

Wenn Sie sich sicher fühlen, können Sie sich somit schon im Krankenhaus viel bewegen. Im Zweifel nehmen Sie einfach die Zimmernachbarin oder einen Angehörigen mit.

Falls die gewählte Chemotherapie keinen Einfluss auf das Herz-Kreislauf-System hat, können Sie bereits sechs Stunden nach der Chemo-Gabe mit einem moderaten Ausdauertraining beginnen. Sofern kein Fahrradergometer oder Laufband im Krankenhaus zur

Verfügung steht, kann man stattdessen auf dem Flur, im Treppenhaus oder vor dem Krankenhaus „walken".

Es hat sich gezeigt, dass bereits direkt nach der Operation mit einer gezielten Krankengymnastik begonnen werden kann. Fragen Sie dazu bitte nach einem Therapeuten! Die Bewegungstherapie sollte in der Akutbehandlung zunächst nur nach Anweisung eines solchen Therapeuten durchgeführt werden.

Kopf hoch! Und machen Sie den Krankenhausflur zu Ihrem Laufsteg.

**Ein Koordinationstraining** kann schon unmittelbar nach der Operation stattfinden, da es eher ein sanftes, schonendes Training mit geringem Verletzungsrisiko darstellt. Die Beweglichkeit soll dadurch möglichst erhalten bzw. so schnell wie möglich wiederhergestellt werden.

Während der medizinischen Therapie sind **Kräftigungsübungen** sehr wichtig, da sie auf den Erhalt der Muskelkraft abzielen. Krafttraining trägt entscheidend dazu bei, Mobilität und Sicherheit zu erhalten bzw. zu erreichen.

Ebenso sind in dieser Zeit **Flexibilitätsübungen** zu empfehlen, da in der Akutphase, wie schon erwähnt, Schmerzen reduziert und Fehlhaltungen/-stellungen vorgebeugt werden können.

Während einer Antihormontherapie spricht ebenfalls nichts gegen Bewegung. Das individuelle Empfinden ist grundsätzlich der entscheidende Faktor.

Viele Krankenhäuser haben passende Bewegungsangebote. Fragen Sie einfach danach.

### Das können Sie tun

- Zunächst: Gehen über den Krankenhausflur

- Walking oder Spazierengehen

- Stepper- oder Stufentraining

- Standfahrrad (Ergometer)

- Laufband

### Belastungsdosierung

- möglichst täglich (5-mal pro Woche Aktivphase und 2 Tage Regeneration)

- 10-20 Minuten

- gleichbleibende Belastung bevorzugen, ansonsten auch Intervalle möglich

Steigern Sie sich langsam, aber stetig – das bringt Erfolgserlebnisse.

## Ergänzende Empfehlungen für die Rehabilitationsklinik

Häufig höre ich von Betroffenen die Frage: „Würden Sie den Aufenthalt in einer Rehabilitationsklinik empfehlen?" Grundsätzlich würde ich dafür eine Empfehlung aussprechen, aber nicht immer. Überprüfen Sie, wenn es geht, die Qualität der Klinik. Sicherlich ist dies nicht immer transparent. Erkundigen Sie sich beim Sozialdienst im Krankenhaus. Versuchen Sie über Internetforen Kontakt mit Patientinnen aufzunehmen, die eine entsprechende Klinikempfehlung geben können, oder fragen Sie in Selbsthilfegruppen nach.

Die stationäre oder auch ambulante Anschlussheilbehandlung sollte in der Regel nicht später als 14 Tage nach der Entlassung aus dem Krankenhaus beginnen.

In einer Rehabilitationsklinik stehen Ihnen Ärzte, Pflegepersonal, Ergo-, Physio- und Sporttherapeuten ebenso zur Seite wie Psychologen und Ernährungsberater.

In der Rehabilitationsklinik wird an die Bewegungstherapie nach der Operation angeknüpft, um eine weitere Verbesserung der körperlichen Leistungsfähigkeit zu erreichen. Hier werden Sie wieder langsam an die körperliche Belastung herangeführt. Die Schwerpunkte der Bewegungstherapie liegen in einer Vielzahl von Ausdauertrainingsformen, gymnastischen Elementen, Kräftigungsübungen und Entspannungsmethoden. Sie haben hier auch häufig die Gelegenheit, für Sie völlig fremde Sportarten auszuprobieren, zu entdecken und individuelle Vorlieben im Bereich der körperlichen Aktivität zu finden. Dabei können Sie feststellen, was Ihnen Freude bereitet und Ihnen guttut.

Eine Rehaklinik bietet zahlreiche Anregungen für später.

## Rehabilitationssport

Jede von Brustkrebs betroffene Frau hat ein Anrecht auf den Rehabilitationssport. Neben Ausdauertraining stehen dabei auch Kraft- und Koordinationsübungen im Vordergrund. Sie werden durch die Aneignung von Entspannungstechniken ergänzt, um Ihre körperliche Leistungsfähigkeit insgesamt zu fördern und Ihre Lebensqualität zu verbessern.

Der Rehabilitationssport wird unter fachkundiger Anleitung in Gruppen durchgeführt. Durch den Austausch mit anderen Betroffenen in dieser Gruppe können Sie oft sehr hilfreiche Erfahrungen und Informationen sammeln. Sich gemeinsam anzustrengen und Erfolg zu haben macht Spaß und fördert das Zusammengehörigkeitsgefühl. Selbst wenn Sie lieber allein Sport treiben, ist es manchmal einfacher, den „inneren Schweinehund" gemeinsam mit der Gruppe zu überwinden.

Spaß an der Bewegung – gemeinsam mit anderen Betroffenen.

Derzeit existieren bundesweit fast 1000 sogenannte Krebssportgruppen. Sportvereine in ganz Deutschland bieten „Sport in der Krebsnachsorge" an. Mehr als 80 Prozent der Teilnehmer sind Brustkrebspatientinnen wie Sie.

Im Internet finden Sie Angebote in Ihrer Umgebung.

## Anspruch auf Rehabilitationssport

Seit 2001 ist der Anspruch auf Rehabilitationssport im Sozialgesetzbuch verankert. Damit müssen die Kosten für eine Teilnahme am ärztlich verordneten Rehabilitationssport von den entsprechenden Kostenträgern (z.B. der Rentenversicherung oder Unfallversicherung) übernommen werden. Gesetzlich Versicherte erhalten bei der Diagnose „Krebs" von ihrem zuständigen Arzt eine Verordnung über die kassenärztliche Leistung Rehabilitationssport.

### Der Leistungsumfang der gesetzlichen Krankenkassen

• Kostenübernahme von einmalig 50 Übungseinheiten Rehabilitationssport in Gruppen à je mindestens 45 Minuten (Die 50 Übungseinheiten sind innerhalb eines Zeitraums von 18 Monaten zu absolvieren, sonst verfällt der gesetzliche Anspruch.)

➤

- Dem Leistungserbringer (dem Sportverein) wird jede Übungsstunde mit 6,40 Euro vergütet.
- Der Versicherte erhält somit die Chance, mindestens 50 Übungsstunden lang kostenlos am Rehabilitationssport teilzunehmen, ohne Mitglied im Sportverein werden zu müssen.

Bitten Sie die Kasse zur Kasse!

# Spezielle Bewegungsempfehlungen nach Brustkrebs

„Wie schnell werde ich denn wieder leistungsfähiger?" – auch diese Frage hören wir bei unserer Arbeit sehr häufig. Wie gut und wie schnell sich Ihr Wohlbefinden und damit auch Ihre Leistungskraft steigern lässt, hängt unter anderem davon ab, wie intensiv, wie lange und wie oft Sie trainieren. Seien Sie unbesorgt: Beim Üben und Trainieren sind für Ihre Arme (ja, auch für den betroffenen) grundsätzlich alle Bewegungsrichtungen und ebenso alle sanften, fließenden sowie rhythmischen Bewegungen zu empfehlen.

## Das können Sie selbst tun

**Vorschlag 1**
- 3-mal pro Woche mindestens 30 Minuten Bewegung (anstrengend) oder
- 3-mal pro Woche 60 Minuten körperliche Aktivität (moderat)
Es spielt keine Rolle, welche Bewegungsform oder Sportart Sie durchführen, Sie müssen sich dabei vor allem wohlfühlen!

➤

Auch beim Sport ist es das Wichtigste, dass Sie sich wohl fühlen.

Vorschlag 2
- bis 2-mal pro Woche 30-60 Minuten Ausdauersport (mäßig anstrengend bis anstrengend)
- 1-mal pro Woche 30-60 Minuten Gymnastik (Koordination, Krafttraining, Dehnung)
- Viel Bewegung im Alltag! (Treppen steigen, Spaziergänge, Einkaufsbummel etc.)
- Entspannungsübungen einbauen

## Für die Belastungsdosierung gelten dabei jeweils die folgenden Grundsätze:

**Belastungsdosierung Ausdauer:**
- Faustregel: Die Trainingsherzfrequenz sollte im Bereich 180 minus Lebensalter liegen.
- „Laufen ohne zu schnaufen.“

**Belastungsdosierung Kraft:**
- Setzen Sie dabei etwa 40-70 Prozent Ihrer vollen Muskelkraft ein.
- Wiederholen Sie die Übungen in 2-6 Serien je 8-15-mal.
- Sie entscheiden, was für Sie richtig ist.
- Richten Sie sich danach, was Sie als „mäßig anstrengend“ bis „anstrengend“ empfinden.

Pausen sind nicht zu unterschätzen. Auch sie machen Sie fit.

Ohne Pausen kein Wachstum! Dieser einfache Merksatz aus dem Fitnessalltag hilft zu verdeutlichen, wie wichtig Pausen sind, um sich zu erholen und Anpassungsprozesse möglich zu machen. Zu wenig Bewegung ist ein Problem; ein anderes Problem ist aber, dass sich der Körper bei dauerhaftem Sport nicht regenerieren kann.

Grundsätzlich ist zu bedenken, dass eine Frau mit Brustkrebs nach einer Chemotherapie und Bestrahlung eine etwas längere Regenerationszeit hat. Daher ist täglicher, anstrengender Sport nicht zu empfehlen. Nutzen Sie zur Erholung ein bis zwei Tage pro Woche. An diesen Tagen sollten Sie keinen anstrengenden Sport treiben, sondern sich nur sehr moderat bewegen, beispielsweise in Form leichter Spaziergängen. Brustkrebspatientinnen dürfen, wenn der sportmedizinische Check grünes Licht gibt, sogar einen Marathon laufen – jedoch nicht mehr als einen pro Jahr. Der menschliche Körper ist ein wahres Ausdauerwunderwerk, aber er braucht allein nach einem Marathon etwa acht Wochen, um vollständig zu regenerieren. Bei Menschen mit einer Krebserkrankung dauert es häufig noch länger.

Wenn Sie Zweifel haben, ob körperliche Aktivität im Moment gefährlich sein kann, fragen Sie Ihren Arzt.
*Prof. Dr. med. Wolfgang Janni*

## Hier bitte Schonung

In manchen Situationen sind keine anstrengenden körperlichen Aktivitäten zu empfehlen. In diesen Fällen sollten Sie sich wirklich schonen:

- an den Tagen der Gabe von kardio- oder nephrotoxischer Chemotherapie
- bei akuten Blutungen
- bei einem Thrombozytenwert unter 20.000 (zwischen 10.000 und 20.000 ist körperliche Aktivität mit einem Therapeuten machbar)
- bei starken Schmerzen
- bei Bewusstseinseinschränkungen
- bei Kreislaufbeschwerden
- bei Schwindel
- bei einem Hämoglobinwert unter 8g/dl Blut
- bei Fieber bzw. Temperatur über 38°C
- bei einem starken Infekt
- bei Übelkeit bzw. Erbrechen

➤

## Sport bei Lymphödem

Grundsätzlich ist körperliche Aktivität mit einem bestehenden Lymphödem möglich, zu empfehlen und auch notwendig! Die Bedenken, dass Bewegung, vor allem den Arm belastende Tätigkeiten wie Krafttraining oder Nordic Walking, die Entwicklung eines Lymphödems begünstigen könnte, wurden durch erste Studien widerlegt. Im Gegenteil – Forscher fanden heraus, dass Patientinnen mit einem Lymphödem unter körperlicher Schonung ein doppelt so hohes Risiko haben, den Zustand ihres Ödems (in Bezug auf Schmerzen, Schweregefühl etc.) zu verschlechtern.

Überraschend, aber wahr: Nordic Walking hilft bei Lymphödem.

Tatsächlich lässt sich manchmal die Verschlechterung eines Ödems beobachten, wenn Patientinnen den Arm über längere Zeit etwas „statisch" halten. So kann z.B. das stundenlange Tragen einer Einkaufstüte zu einer Verschlimmerung führen. Dagegen sind dynamische Bewegungen im ständigen Wechsel, wie beispielsweise das regelmäßige Öffnen und Schließen der Hände beim Nordic Walking, sehr zu empfehlen.

> ## Bewegungsempfehlung für Patientinnen mit Lymphödem
>
> • Grundsätzlich sind die Arme belastende Übungen mit einem Lymphödem machbar und empfehlenswert.
>
> • Was ein Ödem vermindert oder verstärkt, kann von Frau zu Frau sehr unterschiedlich sein!
>
> • Zur muskulären Stabilisierung ist zu Beginn ein 8–12-wöchiges Krafttrainingsprogramm zu empfehlen, ehe Sie schließlich mit Ihrer bevorzugten Bewegungsform beginnen.
>
> • Lernen Sie sich zunächst neu kennen, um herauszufinden, welche Bewegungsformen Ihnen guttun.
>
> • Beginnen Sie mit kurzen, sanften Belastungen, und spüren Sie erst einmal nach.
>
> • Falls sich das Lymphödem „nicht meldet", können die Belastungen langsam gesteigert werden. Das kurzzeitige Heben und Tragen von schweren Lasten ist in diesem Fall grundsätzlich machbar.

## Kompressionsstrumpf – ja oder nein?

Seit vielen Jahren verwenden an Brustkrebs erkrankte Frauen Kompressionsstrümpfe für den betroffenen Arm. Im Lauf der Zeit haben sich zwei Bereiche herauskristallisiert, in denen die Strümpfe zum Einsatz kommen: in der Prophylaxe und in der Therapie von Lymphödemen.

*Kompressionsstrümpfe wirken nicht prophylaktisch.*

### Prophylaxe

Aktuell zeigen Studien, dass sich durch das dauerhafte Tragen eines Kompressionsstrumpfes die erstmalige Bildung des Lymphödems nicht verhindern lässt. Es gibt leider immer noch viele Patientinnen, die diesen Strumpf zur Prävention tragen, aus Angst, ein Ödem zu entwickeln. Dies ist jedoch leider völlig umsonst, letztendlich wird damit nur unnötig Geld ausgegeben.

**Therapie**

Falls Patientinnen ein Lymphödem entwickelt haben, so ist es empfehlenswert, das Tragen eines Kompressionsstrumpfes einmal auszuprobieren. Ob es etwas bringt oder nicht, muss individuell entschieden werden.

Verwenden Sie den Stützstrumpf zunächst im Alltag und überprüfen Sie, wie sich Ihr Gefühl im Arm einmal ohne und einmal mit dem Strumpf verändert. Spüren Sie keine Unterschiede, können Sie auf den Strumpf verzichten.

Nützen Ihnen Kompressionsstrümpfe? Hier geht probieren über studieren.

Dasselbe gilt für den Sport: Führen Sie Ihre Bewegungseinheiten einmal mit und einmal ohne Kompressionsstrumpf durch und beobachten Sie, ob sich in puncto Armumfang etwas ändert. Auch hier: Merken Sie keine Unterschiede, können Sie auf den Strumpf verzichten.

Beim Schwimmen und in der Wassertherapie können Sie grundsätzlich auf den Kompressionsstrumpf verzichten. Ein mit Wasser vollgesogener Strumpf ist keine Freude!

## Sauna und Thermalbäder

Generell dürfen Sie in die Sauna und in Thermalbäder gehen, wenn Ihr Immunsystem wiederhergestellt und Ihre Haut nach der Bestrahlung regeneriert ist. Das dauert etwa drei Wochen. Sie sollten am besten Ihren Onkologen fragen, ob der Zustand Ihres Immunsystems einen solchen Besuch zulässt.

Während einer Chemotherapie, egal ob vor oder nach der Operation, ist ein Gang in die Sauna nicht zu empfehlen, weil durch das geschwächte Immunsystem das Infektionsrisiko steigt. Bei fortgeschrittenen Brustkrebserkrankungen schwächt die Chemotherapie das Immunsystem jedoch häufig kaum, sodass auch dann ein Besuch von Sauna und Thermalbädern möglich ist.

Sprechen Sie mit Ihrem Arzt über einen möglichen Saunabesuch.

Auch bei einem bestehenden Lymphödem ist der Besuch in der Sauna möglich. Während des Saunierens sollten Sie jedoch auf Körpersignale wie Schwindel, Schmerzen und Schwellungen achten und den Gang im Zweifelsfall sofort abbrechen.

Bei einem bestehenden Lymphödem empfiehlt es sich, den betroffenen Arm bei Kaltwasseranwendungen möglichst auszusparen – aber auch hier muss einschränkend gesagt werden, dass jede Frau anders darauf reagiert. Daher gilt es beim Saunaeinstieg generell, erst einmal herauszufinden, wie Sie auf die extreme Wärme reagieren. Für den ersten Saunagang sollten Sie eine Sauna mit niedrigeren Temperaturen (50 bis 70° C) wählen und dort etwa zwei bis drei Minuten verweilen. Legen Sie danach eine halbstündige Pause ein. Wiederholen Sie diesen Gang insgesamt dreimal.

Achten Sie auf Ihre Reaktion: Tut mir die Hitze gut?

Achten Sie auf sich. Erkennen Sie keine spürbaren oder sichtbaren Veränderungen an Ihrem Körper, können Sie beim nächsten Gang die Zeit um ein bis zwei Minuten erhöhen. Bei regelmäßigen

Saunabesuchen können Dauer (bis zu max. 15 bis 20 Minuten) und Temperatur natürlich im Lauf der Zeit gesteigert werden.

# Sport während der Antihormon- und Antikörpertherapie

## Antihormontherapie

Erste Studien belegen einen positiven Einfluss von regelmäßiger körperlicher Betätigung auf die Nebenwirkungen der Antihormontherapie (z.B. mit Tamoxifen). Die Wechseljahresbeschwerden (Hitzewallungen, Osteoporose etc.) können reduziert, und die Lebensqualität kann verbessert werden. Es gibt jedoch noch keine konkreten Bewegungsempfehlungen, die über die allgemeinen Bewegungsempfehlungen dieses Buches hinausgehen. Klar ist aber, dass Bewegung und Sport während der mehrjährigen Einnahme der Antihormone sehr zu empfehlen ist.

> „Auch die durch die Antihormontherapie hervorgerufenen Gelenkbeschwerden lassen sich durch regelmäßige Bewegung mildern."
> *Annette Rexrodt von Fircks*

## Antikörpertherapie

Die Gabe von Antikörpern (z.B. Herceptin) bei gleichzeitiger Chemotherapie stellt eine der wenigen Situationen dar, in denen körperliche Aktivität nur sehr eingeschränkt durchgeführt werden sollte. Das liegt daran, dass diese Kombination unter Umständen zu Herzrhythmusstörungen führen kann.

Ist die Chemotherapie abgeschlossen, können grundsätzlich auch unter der Gabe von Herceptin moderate körperliche Tätigkeiten durchgeführt werden. Schädigungen am Herzen sind jedoch vorab auszuschließen.

In manchen Fällen kommt es als Nebenwirkung der Antikörpertherapie zu einer Erhöhung der Ruhe-Herzfrequenz. Nach einer solchen Therapie sollte die Pulsfrequenz während des Sports deshalb nicht über 150 bis 160 steigen, um den Herzmuskel nicht zusätzlich zu belasten. (Dies ist jedoch nur eine grobe Empfehlung.) Klären Sie in diesem Falle bitte mit Ihrem Kardiologen ab, inwiefern dann ein Training möglich ist.

## Brustkrebspatientinnen auf dem Jakobsweg

Eine Krebserkrankung erschüttert das Leben der Betroffenen schlagartig. Sie empfinden oft eine tiefe Angst, Hilflosigkeit und ein Misstrauen gegenüber dem eigenen Körper. Häufig fehlt es an Kraft und Mut, die Anforderungen des Alltags zu bewältigen und sich der persönlichen Leistungsfähigkeit bewusst zu werden.

Eine Patientin erzählte mir: „Der Arzt hat zwar gesagt, dass ich geheilt bin, aber ich empfinde das nicht so. Ich habe das Gefühl, dass meine Seele weiterblutet." Dieses Gefühl beschreiben zahlreiche Frauen in der Nachsorge. Die Frage, die sich mir stellte, war: Wie kann man das Vertrauen von Patientinnen in ihren eigenen Körper verbessern und sie so nachhaltig in ihrer Krankheitsbewältigung unterstützen? Vielleicht durch eine lange Wanderung? Die ausdauernde Bewegung in der Natur bietet schließlich enorm viele positive Effekte für Körper und Seele: Wandern mindert nachweislich Stress, Ängste und Depressionen, vermittelt Selbstvertrauen und hilft dabei, mit unangenehmen Gefühlen umzugehen.

Wandern Sie Ihren Sorgen einfach davon. Es muss ja nicht gleich Santiago de Compostela sein.

131

„Wandern ist die vollkommenste Art der Fortbewegung, wenn man das wahre Leben entdecken will." Elizabeth von Arnim

„Die Natur bietet Freiraum und Freiheit sowie Befreiung von Hektik und Zwang des meist stressigen Alltags. Der Mensch fühlt sich als Teil der Natur und kann so den „wiederherstellenden Effekt" gegen die mentale Erschöpfung des Alltags nutzen sowie Selbstwahrnehmung und -bestimmung erfahren. Naturwahrnehmungen und -erfahrungen zeigen einen heilenden oder zumindest die Heilung fördernden Effekt."

(Auszug aus der Diplomarbeit von Sabrina Metzner, Deutsche Sporthochschule Köln 2008)

Aus diesen Überlegungen entstand das Projekt Jakobsweg, das schließlich im Jahre 2008 an der Deutschen Sporthochschule Köln zum ersten Mal umgesetzt wurde.

## Auf dem Jakobsweg – ein Erlebnisbericht

Mein Name ist Elisabeth. Ich bin 57 Jahre alt, verheiratet, Mutter dreier Kinder und in Teilzeit berufstätig. Im September 2005 ereilte mich, wie schon viele Frauen in meiner Familie, die Diagnose Brustkrebs. Was mir anschließend widerfuhr, war der übliche Therapiemarathon einer an Krebs Erkrankten. Operation, Staging, Chemotherapie, Strahlentherapie, Herceptin-Behandlung. Über ein Jahr war geprägt von einer großen Menge an Disziplin, Überlebenswillen, Trotz, Verzweiflung, Hoffnung, Ungeduld, Stärke, Schwäche, Mutlosigkeit und Kampfwillen. Es war wie Achterbahn fahren, nur ohne das Jubeln und die Freude im Freizeitpark.

➤

Bei einem Benefiz-Walk des „Haus Lebenswert" traf ich Herrn Dr. Baumann, der vom Projekt Jakobsweg erzählte. Ich habe mich sofort angemeldet. Wenn ich jetzt den Mut dazu nicht finden würde, wann dann?

Natürlich gab es Ängste. Sechs Wochen wandern – würde ich das schaffen? Aber nichts hat mich von meinem Weg abbringen können.

Meine Gynäkologin und meine Hausärztin waren begeistert. Ganz anders die Ärzte und Schwestern in der Chemo-Ambulanz: „Um Gottes willen, mit Ihrer Erkrankung müssen Sie sich schonen!" – „Wissen Sie eigentlich, was Sie Ihrem Körper damit antun?" Dass ich durch das Walken weniger Medikamente gegen die Nebenwirkungen der Therapie einnehmen musste als meine Mitpatientinnen, galt nicht als Argument für den Jakobsweg.

*Ob Jakobsweg oder nicht – finden Sie Ihren eigenen Weg!*
*Prof. Dr. med.*
*Wolfgang Janni*

Aber allen Einwänden zum Trotz startete ich mit elf anderen Frauen im April 2008 den 840 Kilometer langen Weg durch Spanien. Nach einigen Tagen war es, als hätte sich ein Knoten gelöst. Meine Tage wurden nur von meinen Bedürfnissen geprägt: essen, trinken, schlafen. Wann hatte ich das letzte Mal die Gelegenheit gehabt, nur auf meinen Körper zu hören? Ich fühlte mich von ihm lange Zeit im Stich gelassen. Seine Stimme war mir fremd geworden, und ich begann nur langsam, ihm wieder zu trauen. Mein Körper, aber auch meine

➤

Seele waren sehr verletzt. Ich hatte während der Erkrankung menschliche Enttäuschungen, aber auch viele positive, unerwartete Überraschungen erlebt. Dieses Auf und Ab wieder in Einklang zu bringen mit meinem jetzigen Leben war im Alltag fast unmöglich. Aber hier auf diesem Weg hatte ich endlich die Zeit dazu.

Die meditative Wirkung des stundenlangen Gehens half mir, mein Leben neu zu sortieren. Dieser alte Pilgerweg öffnete mein Herz für Neues. Er lehrte mich Toleranz gegenüber meinen Mitpilgern, aber auch das tägliche Abschiednehmen. Die abendlichen Gespräche in den Herbergen, die liebevolle Zuwendung der Hospitaleros, das gemeinsame Kochen und Essen, das Teilen der Lebensmittel tagsüber auf dem Weg, die freundliche Art der Spanier, der Respekt vor unserem Mut, all das hat mich auf diesem Weg getragen.

*„Gemeinsam Kochen nicht nur im Urlaub: mit Familie, Freunden, Nachbarn, im Alltag und am Wochenende!"*
*Hans Gerlach*

Ich bekam wieder einen offenen Blick für die Natur. Mein Geruchs- und Geschmacksempfinden wurde besser. Ich freute mich immer wieder auf den nächsten Tag. Wenn ich mal mut- oder hilflos war, brüllte ich meinen Frust auf einsamen Strecken lautstark heraus. Wo kann man das schon? Welch ein Genuss!

Nun bin ich zurück, und mein Jakobsweg ist immer noch nicht zu Ende. Das größte Geschenk dieses Weges war nach meinem wiedergefundenen Selbstvertrauen die Freundschaft

➤

zu einigen wunderbaren Frauen aus unserer Gruppe. Wir treffen uns seitdem zweimal im Jahr zum Pilgern durch Deutschland und Frankreich.

Dr. Baumann hat anhand unserer Daten die positive Wirkung einer länger dauernden Ausdauerbelastung eindrucksvoll belegen können. Er hatte die Idee, den Verein „Über den Berg e.V." zu gründen, der an Krebs Erkrankte auf die unterschiedlichsten Wege bringt. Dort arbeite ich mit und versuche, so vielen Menschen wie möglich Mut zuzusprechen, sich auf den Weg zu machen und sich auch im täglichen Leben zu bewegen. Ich bin auf einem guten Weg, erfreue mich meines Lebens und lasse mich durch Widrigkeiten nicht mehr beeindrucken. Ich weiß, mit wie wenig man auskommen kann und was mir in meinem Leben wichtig ist. Denken Sie daran: Es gibt immer einen Weg. Man muss sich nur auf die Suche machen.

*Beim Wandern läuft man zu sich selbst.*

## Über den Berg e.V.

Im Jahr 2007 wurde an der Deutschen Sporthochschule Köln unter der Leitung von Dr. Freerk Baumann die Initiative „Über den Berg" gegründet. Um Krebspatienten bei ihrer Krankheitsbewältigung zu unterstützen, wurden lange Wanderungen, Radtouren und andere aufsehenerregende Unternehmungen organisiert. Diese Projekte wurden bundesweit bekannt und mehrfach ausgezeichnet. Im Jahr 2011 entstand aus dieser Initiative ein eingetragener Verein, der von ehemaligen Teilnehmern und ehemaligen Studenten der Sporthochschule geführt wird. Der Verein „Über den Berg e.V." unterstützt Betroffene dabei, ihre Lebensqualität zu verbessern und kooperiert weiterhin eng mit der Deutschen Sporthochschule Köln.

*Mehr Informationen finden Sie unter www.über-den berg-cv.de.*

135

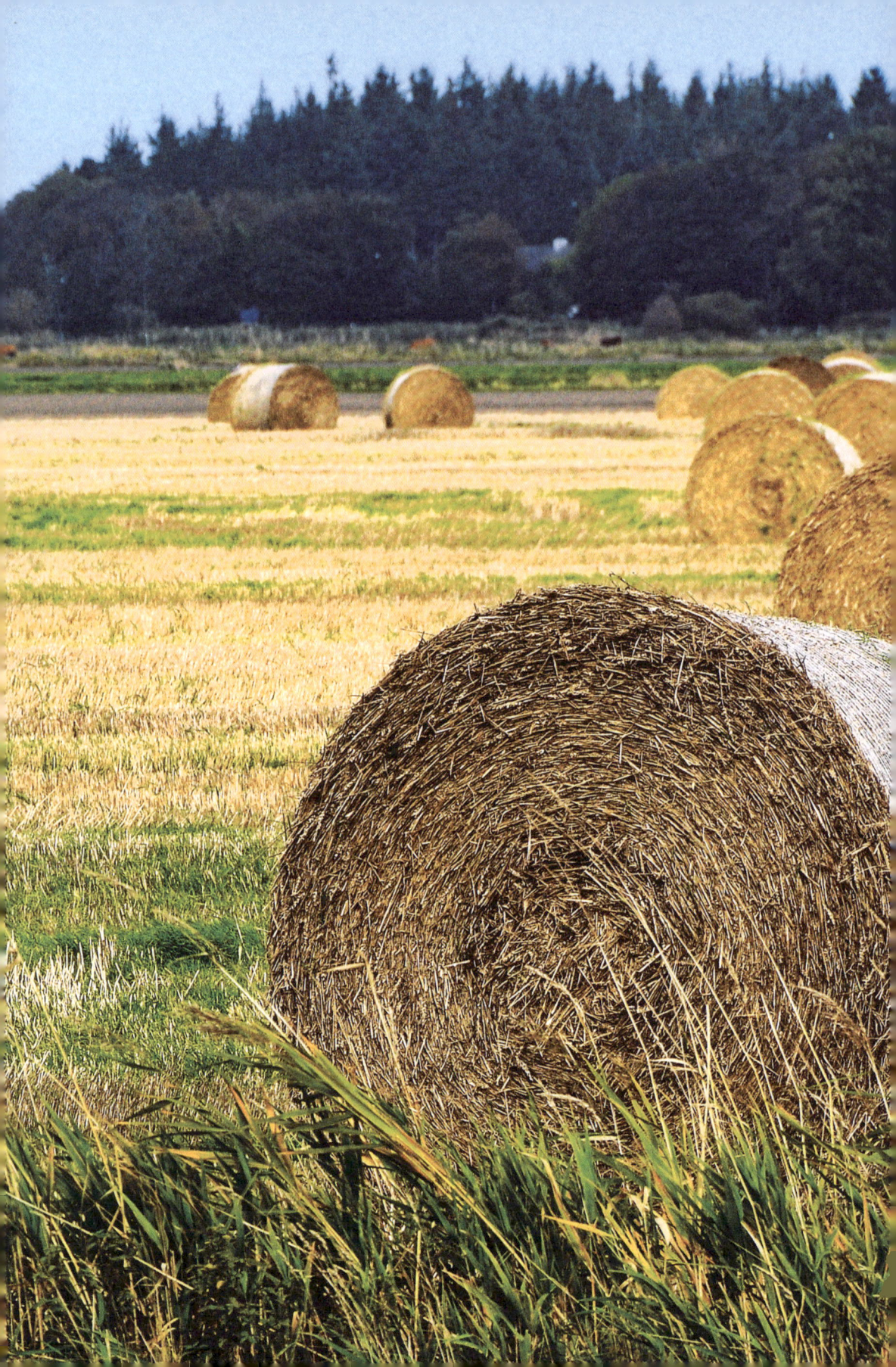

# Ernährung bei Brustkrebs

Prof. Dr. med. Hans Hauner

Die Art und Weise, wie wir uns ernähren, hat großen Einfluss auf das Risiko für viele Erkrankungen. Wir denken dabei meist zuerst an Übergewicht bzw. Fettleibigkeit (Adipositas), Diabetes (Zuckerkrankheit) und Herz-Kreislauf-Erkrankungen (z.B. Herzinfarkt). Es ist vor allem die moderne, „westliche" Ernährung mit viel Fett, Zucker und Kalorien sowie wenig pflanzlichen Lebensmitteln, die sich hier als schädlich herausgestellt hat und diese (Zivilisations-) Krankheiten begünstigt.

Wir wissen umgekehrt schon lange, dass diese Krankheiten bei gesunder, ausgewogener Ernährung mit angemessener Energiezufuhr teilweise oder ganz verhindert werden können. So wird beispielsweise angenommen, dass der Typ-2-Diabetes bei 80 Prozent der Betroffenen ganz hätte vermieden werden können, wenn diese sich zuvor gesund ernährt und ein einigermaßen normales Körpergewicht gehabt hätten.

*Die Ernährung ist entscheidend für die Gesundheit.*

In mehreren großen Studien konnte gezeigt werden, dass eine gesunde Lebensweise mit weniger Kalorien und einer damit erzielten Gewichtsabnahme von etwa 5 Prozent, mit weniger Fett, mit reichlich Ballaststoffen aus Obst, Gemüse und Vollkornprodukten und regelmäßige körperliche Bewegung die Entstehung von Diabetes zumindest für einige Jahre verzögern bzw. ganz verhindern kann. Ähnliches lässt sich auch über den Herzinfarkt sagen.

Unser Essen spielt auch bei der Entstehung und beim Verlauf von Krebserkrankungen eine große Rolle. Schon lange wird vermutet, dass die Ernährung im weitesten Sinn für etwa 30 bis 40 Prozent aller Krebserkrankungen verantwortlich ist. Die richtige Ernährung kann daher einen wichtigen und wertvollen Beitrag zur Vorbeugung und Behandlung bestimmter Krebserkrankungen leisten. Das gilt in besonderer Weise auch für den Brustkrebs.

*Essen Sie sich gesünder!*

Immer klarer wird zudem, dass die Ernährung den Verlauf von Tumorerkrankungen innerhalb gewisser Grenzen beeinflussen kann. Das bedeutet nicht, dass sich mit einer gesunden Ernährung eine bestehende Krebserkrankung einfach heilen lässt, sie kann aber möglicherweise das Leben verlängern und vor allem die Lebensqualität verbessern. Dies trifft besonders auch für Frauen mit Brustkrebs zu. Daher möchte ich Ihnen im Folgenden einen Überblick darüber verschaffen, wie Sie sich ernähren sollten und wie Sie diese Ernährungstipps im Alltag umsetzen können. Dabei helfen auch die Rezeptvorschläge von Herrn Gerlach am Ende des Buches.

# Wie hängen Ernährung und Brustkrebs zusammen?

In den letzten Jahren hat sich immer deutlicher herausgestellt, dass die Ernährung auch das Risiko für die Entstehung von Brustkrebs stark beeinflusst. Dabei scheint vor allem eine „westliche" Kost, die heute bei uns weit verbreitet ist, für die Entstehung vieler Krebserkrankungen mitverantwortlich zu sein. Dies gilt für die verschiedenen Krebstypen in unterschiedlicher Weise, trifft aber auf Brust- und Dickdarmkrebs besonders zu. Überhaupt begünstigt der moderne Lebensstil, der vor allem durch Überernährung und Bewegungsmangel gekennzeichnet ist, alle eingangs genannten Krankheiten einschließlich des Brustkrebses.

Gute Ernährung und Bewegung schützen vor allen möglichen Erkrankungen.

## Übergewicht und Brustkrebs

Eine entscheidende Rolle spielt das Übergewicht bzw. die Adipositas (d.h. deutliches Übergewicht mit BMI $\geq$ 30). Kürzlich wurde gezeigt, dass Adipositas das Risiko für Brustkrebs um etwa 50 Prozent erhöht. Das gilt besonders für die Form von Brustkrebs, die erst nach den Wechseljahren (postmenopausal) auftritt. Es zeichnet sich aber immer deutlicher ab, dass Fettleibigkeit auch das Risiko für Brustkrebs vor den Wechseljahren erhöhen kann.

## Was ist der BMI?

Der Body Mass Index, abgekürzt BMI, ist das heute weltweit bevorzugte Maß zur Erfassung des Körpergewichts. Es handelt sich um eine einfache Formel, in die das Körpergewicht in Kilogramm und die Körpergröße in Meter im Quadrat eingehen:

$$BMI = kg/m^2$$

Folgende Einteilung des Körpergewichts nach BMI ist üblich:
Normalgewicht = BMI von 18,5–24,9
Übergewicht = BMI von 25–29,9
Adipositas oder Fettleibigkeit = BMI ≥ 30

Ein Beispiel:
Eine Frau mit 80 kg Gewicht hat bei einer Größe von 1,70 m einen BMI von 80/2,89 = 27,7 kg/m² und ist damit übergewichtig.

> Auch wenn Sie Ihr Normalgewicht leicht überschreiten, können Sie sich vor Krebs schützen, indem Sie Ihre Muskulatur trainieren!
>
> *Prof. Dr. med. Josef Beuth*

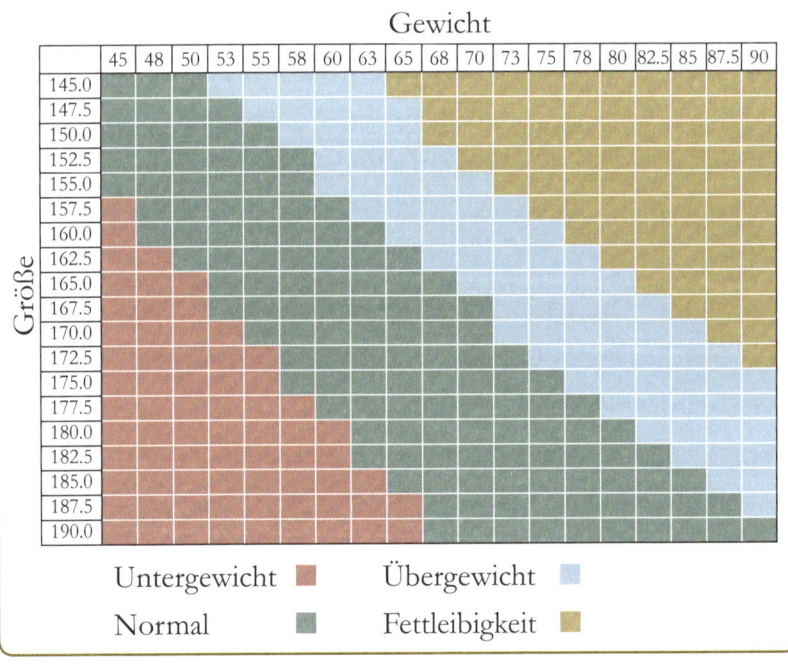

140

Übergewicht ist – vereinfacht ausgedrückt – hauptsächlich die Folge von zu viel Essen und zu wenig Bewegung. Neben dem Zuviel, also der überhöhten Kalorienzahl, kommt es aber auch auf die Zusammensetzung unseres Essens an.

### Weniger tierische Fette, mehr Ballaststoffe

Inzwischen konnten einige Komponenten gefunden werden, die die Entstehung von Brustkrebs fördern oder davor schützen (Kasten Seite 142). Von diesen Einzelkomponenten sind wahrscheinlich Nahrungsfette und Ballaststoffe am wichtigsten. Vor allem ein hoher Verzehr an tierischen Fetten über Fleisch und Fleischprodukte, Fertigprodukte und andere fettreiche Lebensmittel scheint das Risiko für Brustkrebs zu erhöhen. Umgekehrt wurde berichtet, dass eine ballaststoffreiche Kost eine gewisse Schutzwirkung hat. Eine Auswertung aller Kohortenstudien (s. Seite 145) hat kürzlich gezeigt, dass pro 10 Gramm mehr Ballaststoffen am Tag das Brustkrebsrisiko um etwa 7 Prozent gesenkt werden kann.

Ballaststoffe sind vor allem in Gemüse, Hülsenfrüchten, Obst und Vollkornprodukten enthalten. Weiter wurde berichtet, dass ein regelmäßiger Konsum von Milch und Milchprodukten das Risiko für Brustkrebs ebenfalls etwas senkt.

„An apple a day keeps the doctor away." Englisches Sprichwort

### Vorsicht, Alkohol!

Besondere Aufmerksamkeit verdient das Thema Alkohol. Es gibt zahlreiche Hinweise darauf, dass Alkohol gleichsam vom ersten Glas an das Risiko für Brustkrebs und andere Krebsarten erhöht – anders als beim Herzinfarkt. In Zahlen ausgedrückt hat die Wissenschaft herausgefunden, dass 10 Gramm Alkohol pro Tag – das entspricht 0,1 Liter Wein oder 0,25 Liter Bier pro Tag – das Risiko an Brustkrebs zu erkranken um etwa 8 Prozent erhöhen. Das klingt zunächst nicht dramatisch, aber alle Experten sind sich einig, dass der Verzicht auf Alkohol oder die deutliche Einschränkung des Alkoholkonsums rein rechnerisch viele Brustkrebserkrankungen verhindern könnte. Die Berücksichtigung dieses Punktes sollte bei Frauen daher einen hohen Stellenwert haben.

Daneben begünstigt Alkohol auch viele andere Krankheiten, die durch einen Verzicht oder eine starke Einschränkung des Konsums ebenfalls vermieden werden könnten.

*Fröhlich sein geht auch ohne Alkohol. Soll es dennoch einmal mit sein, genießen Sie bewusst – und in Maßen.*
*Prof. Dr. med. Wolfgang Janni*

Natürlich soll das nicht heißen, dass Alkohol für Frauen ganz verboten ist. Ein gelegentliches Gläschen, z.B. bei besonderen Anlässen, stellt keine Gefahr dar. Es kommt vielmehr auf den regelmäßigen Konsum und auf die Gesamtmenge an.

## Was fördert und was schützt vor Brustkrebs?

**Fördernde Faktoren:**
• Alkohol
• fettreiches Essen
• ein hoher glykämischer Index (GI)

**Schützende Faktoren:**
• Ballaststoffe
• Milchprodukte

## Bedeutung der Ernährung

Es ist immer schwierig und fast unmöglich, die Ursache für Krankheiten auf einzelne Bestandteile unseres Essens zurückzuführen – das trifft auch auf Brustkrebs zu. Viel wichtiger ist wahrscheinlich die Zusammensetzung des Essens insgesamt, sodass es keinen Sinn macht, zu sehr auf einzelne Nährstoffe zu achten.

Nach allem, was wir heute wissen, ist vor allem die moderne „westliche" Ernährungsweise mit viel Fett und Zucker und wenig pflanzlichen Lebensmitteln ungünstig. Diese Ernährung führt nicht nur zu Übergewicht, sondern begünstigt – unabhängig davon – auch die Entstehung von Typ-2-Diabetes, Herz-Kreislauf-Erkrankungen und bestimmten Krebserkrankungen wie z.B. Brustkrebs. Mit der Mittelmeerkost und der vegetarischen Ernährung verhält es sich genau umgekehrt: Diese Kostformen senken das Risiko für die oben genannten Krankheiten eindeutig und sind daher zu empfehlen.

### Mittelmeerkost

Der Name weist bereits darauf hin, dass es sich um die traditionelle Ernährung in der Mittelmeerregion, insbesondere Griechenland, Italien, Südfrankreich und Spanien, handelt. Diese Kost zeichnet sich durch folgende Merkmale aus:

- viel frisches Gemüse und Obst, Nüsse (gut für die Blutfette!)
- wenig Fleisch, dafür regelmäßig Fisch
- Olivenöl zum Kochen und Zubereiten
- relativ viele Milchprodukte, z.B. Käse, Joghurt
- nicht zu viele Kalorien
- entspannte Atmosphäre während der Mahlzeiten, langsamer und bewusster Genuss

Essen wie Gott in Südfrankreich – gesund und genussvoll

Die klassische, eher wenig üppige Mittelmeerkost wird in den oben genannten Ländern allerdings nur noch selten genossen. Auch dort hat der „westliche" Lebensstil längst Einzug gehalten und – wie z.B. in Griechenland – zu einem deutlichen Anstieg von Übergewicht, Diabeteserkrankungen und Herzinfarkten geführt.

Alle Experten sind sich einig, dass die Prinzipien dieser gesunden Ernährung auch anderswo als direkt am Mittelmeer mit geeigneten regionalen Lebensmitteln umgesetzt werden können. Für Deutschland wäre das z.B. Rapsöl anstelle von Olivenöl, deutlich weniger Fleisch und Fleischprodukte und stattdessen ein- bis zweimal pro Woche Fisch.

Die deutschen Gemüsesorten, z.B. die verschiedenen Kohlsorten, sind genauso gesund wie die Gemüsesorten aus der Mittelmeerregion.

## Vegetarische Kost

Hierbei handelt es sich um eine hauptsächlich pflanzliche Kost, die um Milch, Milchprodukte und Eier ergänzt werden kann (bei völligem Verzicht auf tierische Produkte spricht man von einer veganen Kost). Dabei werden meist größere Portionen von Gemüse und Obst (mit pflanzlichen Ölen) zubereitet. Vor allem Hülsenfrüchte und Vollkornprodukte liefern neben Milch und Milchprodukten das nötige Eiweiß, sodass diese Kost alle erforderlichen Nährstoffe enthält und als ausgesprochen gesund gilt. Daneben können natürlich übliche Süßwaren in Maßen genossen werden.

Aus Langzeitbeobachtungen wissen wir heute, dass Menschen, die sich vegetarisch ernähren, die genannten Wohlstandskrankheiten deutlich seltener entwickeln und dabei auch seltener an Krebs erkranken. Vegetarier sind damit im Durchschnitt gesünder und leben um mindestens fünf Jahre länger.

Die gute Botschaft lautet also: Wer sein Gewicht im Griff hat und sich einigermaßen ausgewogen und gesund ernährt, schützt sich gleichzeitig vor vielen Wohlstandserkrankungen und wird damit mehrfach belohnt.

> „Regelmäßige körperliche Aktivität schützt ebenfalls vor Wohlstandserkrankungen."
> *Dr. Freerk T. Baumann*

## Woher wissen wir, welche Ernährung gesund und welche eher ungesund ist?

Dieses Wissen stammt hauptsächlich aus sogenannten Kohortenstudien. Dabei werden große Gruppen von Menschen („Kohorten") über viele Jahre beobachtet. Diese Menschen werden zu Beginn der Beobachtung genau zu ihren Lebensgewohnheiten (Ernährung, Bewegung, Rauchen, Beruf etc.) befragt. Danach wird erfasst, welche Krankheiten diese Menschen im Lauf der folgenden Jahre entwickeln. Daraus lässt sich dann nach sorgfältiger Interpretation ermitteln, welche der anfangs festgestellten Faktoren das Auftreten einer Krankheit fördern oder davor schützen.

Unsere Erkenntnisse über den Zusammenhang zwischen Ernährung und Brustkrebs stammen ebenfalls aus solchen Untersuchungen. Inzwischen gibt es Dutzende von Kohortenstudien, bei denen weit über 1 Million Frauen beteiligt waren. Trotz Gefahr falscher Interpretation ist die Sicherheit der dabei gewonnenen Erkenntnisse in den letzten Jahren gewachsen, weil die Qualität der Studien ständig verbessert werden konnte und vor allem „Störfaktoren" mittlerweile besser berücksichtigt werden können.

# Welche Ernährung ist bei Brustkrebs zu empfehlen?

Mit dieser Frage hat sich die Wissenschaft in den letzten Jahren intensiv beschäftigt. Dabei ist klar geworden, dass die Ernährung insgesamt sehr wichtig ist. Man kann aber keine allgemeingültigen Empfehlungen geben, sondern muss verschiedene Situationen unterscheiden. Es kommt vor allem darauf an, ob Übergewicht vorliegt oder nicht und ob es im Verlauf der Erkrankung zu einem unbeabsichtigten Gewichtsverlust gekommen ist. (Dies könnte auf eine Mangelernährung hinweisen, was im Folgenden ausführlicher dargelegt wird.)

Zunächst sollen die Grundsätze einer Ernährung genannt werden, die von Brustkrebs betroffenen Frauen empfohlen werden kann.

*Auch Ihre Ernährung sollte individuell angepasst werden.*

## Generelle Empfehlungen

Die Kost sollte nicht zu üppig, sondern ausgewogen und schmackhaft sein. Dabei gilt es vor allem,

- Fett, vor allem aus tierischen Quellen, sparsam zu verwenden
- den Verzehr von Fleisch und Wurstwaren zu reduzieren
- regelmäßig Obst, Gemüse und Vollkornprodukte zu verzehren
- auf Alkohol ganz zu verzichten oder den Konsum einzuschränken.

*Nach Brustkrebs geht es um die Wurst – die, die man weglässt.*

## Übergewicht

Langzeitbeobachtungen von Frauen mit Brustkrebs zeigen eindeutig, dass starkes Übergewicht (Adipositas, BMI ≥ 30) die Lebenserwartung verkürzt. Gleichzeitig ist gesichert, dass Adipositas das

Risiko für ein Rezidiv, also ein Wiederauftreten der Krebskrankheit, erhöht. Als Konsequenz daraus ergibt sich, dass Frauen mit Brustkrebs ihr Gewicht im Auge behalten sollten und, wenn sie stark übergewichtig sind, eher bemüht sein sollten, einige Kilos zu verlieren. Wir wissen allerdings nicht genau, wie weit eine Gewichtsabnahme den Verlauf der Krebserkrankung beeinflussen kann.

Eine Gewichtsabnahme ist kein „Muss", wenn sich eine Frau dazu nicht imstande fühlt, weil sie andere Sorgen plagen und die Last der Krankheit einfach zu hoch ist. Wenn sie sich aber in der Lage fühlt und es ihr keine zu große Kraft abverlangt, dann sollte sie zumindest den Versuch starten, ihre Ernährung umzustellen und dadurch ein paar Kilos abzunehmen. Um dieses Ziel zu erreichen, sollte auf keinen Fall eine Radikaldiät durchgeführt werden, sondern es sollte besser eine schrittweise, langfristige Ernährungsumstellung erfolgen. Radikale („Crash"-)Diäten sind Stress für den Körper und auf längere Sicht meistens sowieso erfolglos.

Quälen Sie sich nicht, aber stellen Sie Ihre Ernährung langfristig um, falls notwendig.

Nach dem aktuellen Wissensstand verschlechtert Adipositas die Wahrscheinlichkeit, Brustkrebs um fünf Jahre zu überleben, um etwa ein Drittel. Diese Aussage gilt sowohl für Brustkrebs, der vor dem Klimakterium (prämenopausal) festgestellt wurde, als auch für Brustkrebs, der erst danach diagnostiziert wurde (postmenopausal). Es deutet sich an, dass die Prognose umso ungünstiger ist, je höher das Übergewicht ausfällt. Dies kann zum einen daran liegen, dass Übergewicht auch viele andere Krankheiten begünstigt, die das Leben verkürzen können, zum anderen daran, dass Übergewicht vielleicht direkt den Brustkrebs fördert.

In vielen Untersuchungen hat sich gezeigt, dass wohl beides zutrifft: Die schlechtere Prognose ist offensichtlich sowohl auf andere gesundheitliche Folgen des Übergewichts zurückzuführen als auch auf das häufigere Wiederauftreten von Brustkrebs (Rezidiv).

## Gewichtszunahme

Im Zusammenhang mit Untersuchungen zur Bedeutung von Übergewicht wurde auch beobachtet, dass eine Gewichtszunahme nach der Diagnose eines Brustkrebses die Überlebenschancen verschlechtert. Dieser Punkt wird immer wichtiger, weil sich gezeigt hat, dass viele Frauen in frühen und mittleren Stadien von Brustkrebs oft bereits unter der Chemotherapie und vor allem danach an Gewicht zulegen.

Die althergebrachte Meinung und auch Empfehlung vieler Ärzte ist, dass Frauen unter der Chemotherapie keinesfalls Gewicht verlieren und eher Wert auf reichliche Kost legen sollten. Viele Frauen werden regelrecht dazu angehalten, mehr zu essen und sicherheitshalber zuzunehmen. Diese Empfehlung ist bestimmt gut gemeint, entspricht aber nicht mehr den heutigen Erkenntnissen.

Sie müssen sich während der Chemo nicht mästen – die wenigsten nehmen dabei ab.

Tatsächlich zeigt die Beobachtung des Körpergewichts bei Frauen, die sich einer Chemotherapie unterziehen, dass die Mehrzahl sogar an Körpergewicht zunimmt. Dafür lassen sich verschiedene Erklärungen anführen, z.B. die, dass sich Frauen während einer Chemotherapie meist deutlich weniger bewegen. Daneben kann der seelische Schock dazu führen, dass Frauen eher mehr essen, um sich zu beruhigen und abzulenken.

Die richtige Empfehlung lautet, dass Frauen während der Chemotherapie ihr Gewicht halten und vor allem hinterher nicht zunehmen sollten.

## Normalgewicht

Rund 40 Prozent der Frauen mit Brustkrebs sind normalgewichtig. Diese Frauen brauchen sich um ihr Gewicht keine Sorgen zu machen, sie sollten es aber halten, also weder zu- noch abnehmen.

Oft wird die Frage gestellt, ob das „Idealgewicht" angestrebt werden soll. Dazu ist zu sagen, dass das sogenannte Idealgewicht als Rechengröße gar keinen Sinn ergibt. Jede Frau hat einen anderen Körperbau, sodass jedes Gewicht, das im Normalgewichtsbereich liegt, als ideal betrachtet werden kann. Die Antwort lautet daher, dass eine Frau bei Normalgewicht, also einem BMI zwischen 18,5 und 25, auf keinen Fall abnehmen sollte!

Das sogenannte Idealgewicht gibt es nicht.

## Untergewicht

Ungefähr 10 Prozent der Frauen mit Brustkrebs sind untergewichtig. Untergewicht kann dabei die Folge einer zu knappen Ernährung sein, also einer Mangelernährung, was absolut unerwünscht ist.

Vor allem eine unbeabsichtigte größere Gewichtsabnahme innerhalb weniger Monate ist gefährlich und sollte nicht hingenommen werden, weil das den Körper schwächt. Diese Frauen sollten alles daransetzen, den Gewichtsverlust wieder auszugleichen oder zumindest zu stoppen. Das kann zunächst dadurch versucht werden, dass die Frau bewusst mehr oder fettreichere Speisen isst. Dabei ist es meist besser, die Kalorien auf mehrere, etwa fünf bis sechs

Untergewicht sollte genauso vermieden werden wie Übergewicht.

149

Mahlzeiten pro Tag zu verteilen. Es sollten Speisen gewählt werden, die gerne gegessen werden, z.B. „Lieblingsgerichte".

Wenn eine Frau es nicht schafft, den Gewichtsverlust zu stoppen bzw. wieder etwas zuzunehmen, ist der nächste Schritt die Verwendung von spezieller Trinknahrung, die es in verschiedenen Geschmacksrichtungen gibt – davon etwa ein bis zwei Portionen am Tag.

Wenn auch das nicht hilft, bleibt nur die Möglichkeit einer künstlichen Ernährung, z.B. über eine PEG-Sonde, was sich heute mit relativ geringer Belastung durchführen lässt.

Alle diese Maßnahmen lohnen sich, da gezeigt werden konnte, dass sich damit nicht nur die Widerstandskraft des Körpers und die Lebensqualität erhöhen, sondern auch das Leben verlängert werden kann. Es ist auf alle Fälle empfehlenswert, sich in einer solchen Situation frühzeitig Rat von Fachleuten (Ernährungsmediziner, Ernährungsberater) einzuholen.

*Die vom DGE empfohlene Ernährung ist ebenso geeignet wie Mittelmeerkost.*

## Die richtige Ernährung

Viele von Brustkrebs Betroffene fragen sich, welche Ernährung für sie die beste ist. Neben den bereits oben ausgeführten Empfehlungen gibt es auch einige Studien, die sich mit der Frage nach dem richtigen Ernährungsmuster beschäftigt haben. Diese Studien legen nahe, dass eine Mittelmeerdiät und eine ausgewogene Mischkost, wie sie von der Deutschen Gesellschaft für Ernährung empfohlen wird, auch bei Frauen mit Brustkrebs das Leben verlängern kann, während, wie bereits geschildert, die moderne, „westliche" Kost mit einer schlechteren Prognose einhergeht.

## Besondere Lebensmittel

In Zeitschriften, auf Internetseiten und in vielen Ratgebern wird immer wieder propagiert, dass bestimmte Lebensmittel von Vorteil für Frauen mit Brustkrebs sein sollen. Am stärksten beworben werden dabei Sojaprodukte und grüner Tee. Zu beiden Lebensmitteln gibt es allerdings nur wenige wissenschaftliche Studien. Diese Untersuchungen stammen fast alle aus Asien (z.B. China und Japan). Dort liegen der Verzehr von Sojaprodukten und der Genuss von grünem Tee deutlich höher als in Europa.

> Fallen Sie nicht auf teure Speziallebensmittel herein – gesunde Ernährung muss nicht teuer sein.
> *Prof. Dr. med. Wolfgang Janni*

### Sojaprodukte

Die oben genannten Beobachtungsstudien weisen darauf hin, dass ein hoher Verzehr von Sojaprodukten mit einem geringeren Risiko für Brustkrebs und einem längeren Überleben zusammenhängen könnte (Kohortenstudien, s. Seite 145). Dies ist aber noch keineswegs ein Beweis dafür, dass der reichliche Verzehr von Soja vor Brustkrebs schützt oder das Überleben verlängert.

Interessant in diesem Zusammenhang ist, dass Soja bekanntlich pflanzliche Östrogene enthält. Es wurde daher lange vermutet, dass Soja die Entstehung von Brustkrebs sogar fördern könnte. Diese Befürchtung ist aber heute überholt, genauso wie die Hoffnung, dass Soja Osteoporose vermeiden hilft.

> Eine aktuelle klinische Studie zeigt: Der Verzehr von Sojaprodukten kann eine Antihormontherapie nicht in der Wirksamkeit mindern – eher steigern!
> *Prof. Dr. med. Josef Beuth*

Es bleibt daher Ihnen überlassen, ob und wie viel Soja Sie essen wollen. Soja ist in jedem Fall ein wertvolles Lebensmittel und lässt sich im Speiseplan vielfältig nutzen. Aber eine besondere Schutzfunktion bei Brustkrebs kommt ihm nach dem derzeitigen Kenntnisstand bei den Mengen, die in Europa verzehrt werden, wohl nicht zu.

### Grüner Tee

Für grünen Tee liegen vor allem Studien aus Japan vor, nach denen ein hoher Konsum von grünem Tee mit einem geringeren Risiko für ein Rezidiv von Brustkrebs und damit mit besseren Überlebenschancen verbunden ist. Dieser Zusammenhang ließ sich aber erst ab einem täglichen Genuss von wenigstens drei Tassen grünem Tee herstellen, was in Japan zwar häufig vorkommt, in Europa dagegen unüblich ist.

Allerdings muss dabei berücksichtigt werden, dass sich Japaner, die viel grünen Tee trinken, auch in anderer Hinsicht gesundheitsbewusster verhalten, sich also insgesamt gesünder ernähren, sodass nicht ganz klar ist, inwieweit dies tatsächlich mit dem grünen Tee zu tun hat.

Für grünen Tee wurde aber immer wieder eine gesundheitsfördernde Wirkung beschrieben, z.B. auf den Blutdruck und den Stoffwechsel. Diese Wirkung wird auf bestimmte Inhaltsstoffe wie die Katechine zurückgeführt. Deren wichtigster Vertreter im Tee ist das Epigallocatechingallat (EGCG). Präparate mit EGCG werden immer wieder auch Frauen mit Brustkrebs empfohlen. Hierzu ist ganz klar zu sagen, dass ein spezifischer günstiger Einfluss auf die Überlebensdauer bei Brustkrebs oder andere gesundheitliche Aspekte nicht nachgewiesen ist und Sie sich die Kosten für diese Präparate daher sparen können.

Grüner Tee schmeckt und bringt Schwung. Grün-Tee-Extrakte und Kapseln können Sie sich sparen.

# Einige praktische Überlegungen und Hinweise

Jede bewusste Änderung der Ernährungsgewohnheiten ist mühsam, und „Rückfälle" sind nicht selten. Deshalb sollten Sie sich gut überlegen, wie Sie vorgehen.

Viele Menschen machen den Fehler, dass sie sich zu ehrgeizige Ziele setzen und zu viel gleichzeitig verändern wollen, was im Alltag meist nicht machbar ist (Stichwort: Die Macht der Gewohnheit). Auch Vorsätze wie „Ich esse nie mehr fette Wurst" sind sinnlos und langfristig zum Scheitern verurteilt. Wird eine solche Regel dann gebrochen, folgt nämlich oft die Reaktion „Ich schaffe es ja doch nicht", und die Person verzichtet auf alle weiteren Bemühungen und fällt ins alte Fahrwasser zurück.

*Liebe Gewohnheiten ändern sich schwer, leichter fällt es in kleinen Schritten.*

Es ist daher viel sinnvoller und Erfolg versprechender, sich Schritte zu überlegen, die nicht zu sehr von den bisherigen Gewohnheiten abweichen und deshalb leichter einzuhalten sind. Dennoch geht es nicht ohne gewisse Regeln und Grenzen. Diese muss aber jede Frau für sich selbst finden, und sie müssen umsetzbar sein. Strikte Verbote sind zwar immer zu meiden, aber ohne eine (flexible) Selbstkontrolle geht es nicht. Auch hier gilt: Wenn Sie sich unsicher sind, dann lassen Sie sich doch von Ernährungsfachkräften beraten.

**Zwei Aspekte sind besonders wichtig:**
• die richtige Lebensmittelauswahl
• die Essenszeiten.

## Die richtige Lebensmittelauswahl

Der Lebensmitteleinkauf ist von großer Bedeutung, denn dabei wird entschieden, was nach Hause gebracht und in den nächsten Tagen gegessen wird. Wer aber heute in einen Supermarkt geht, muss sich von der Vielfalt der Waren überfordert fühlen. Viele Lebensmittel verschwinden geradezu hinter einer aufwendigen und meist bunten Verpackung, sodass sich der Käufer schwertut zu erkennen, was er eigentlich einkauft.

Ärgerlich ist außerdem, dass die Kennzeichnung der Lebensmittel für die meisten Käufer unverständlich ist. Aber mit etwas Geduld und Übung (und wegen der kleinen Schrift zur Lebensmittelkennzeichnung manchmal mit einem Vergrößerungsglas!) lässt sich trotzdem herausfinden, welche Lebensmittel mehr Kalorien, Fett oder Zucker als andere haben.

> So oft es geht selber kochen! Mit frischen Zutaten gibt es diese Probleme nicht.
> *Hans Gerlach*

Daher sollten Sie sich einmal wirklich Zeit nehmen und die Produkte, die Sie üblicherweise kaufen, in puncto Energiehaushalt und Zusammensetzung etwas genauer betrachten. Sie werden feststellen, dass der Energiegehalt von Lebensmitteln innerhalb bestimmter Gruppen doch erheblich schwanken kann. Damit haben Sie immer die Möglichkeit, sich (im Falle von Übergewicht) für eine energieärmere Variante zu entscheiden oder (bei Untergewicht) die fettreichere Form vorzuziehen.

Kleinere Portionen machen genauso satt.

Achten Sie außerdem auf die Menge: Je größer die Packung ausfällt, desto mehr wird davon gegessen und desto höher ist die Kalorienaufnahme, auch wenn der Hunger längst gestillt ist. Bei Übergewicht sollten Sie ohnehin besser kleinere Portionen wählen. Sie können

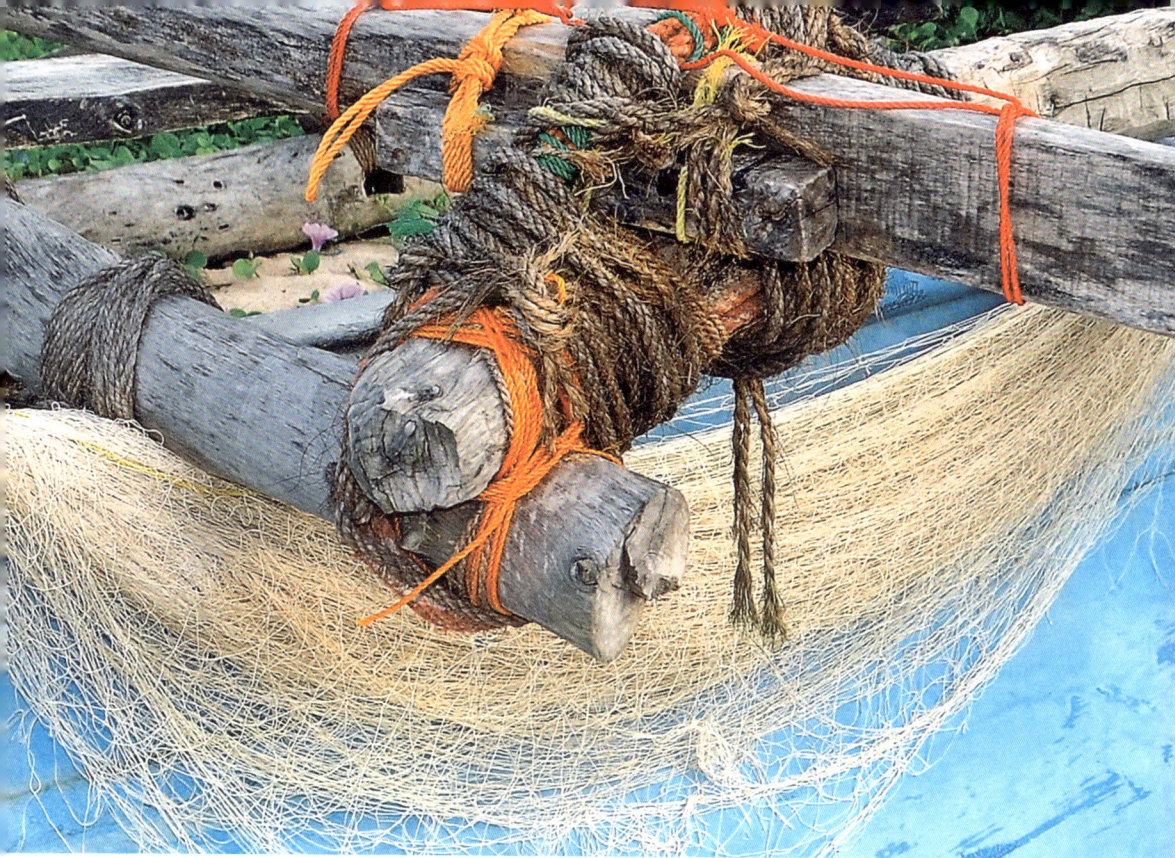

stattdessen mehr Salat oder Gemüse essen und werden genauso satt. Die Grafik auf den Seiten 156/157 zeigt Ihnen, wie Sie innerhalb bestimmter Lebensmittelgruppen Produkte finden, die insgesamt eine gesunde und nicht zu energiereiche Ernährung ausmachen.

## Wann und wie oft essen?

Der zweite wichtige Aspekt, der bei jeder Ernährungsumstellung zu beachten ist, sind die Essenszeiten. Viele Menschen haben heute keine festen Essenszeiten mehr, sondern essen unregelmäßig und/oder wenn es sich gerade so ergibt. Dieses Essverhalten wird „Snacking" genannt. Es erschwert einen festen Mahlzeitenrhythmus und macht es fast unmöglich, den Überblick über die eigene Kalorienzufuhr zu behalten. Die meisten „Snacks" sind keine gesunden Lebensmittel, sondern Fast-Food-Produkte.

Snacking gefährdet Ihre Taille und damit Ihre Gesundheit!

## Empfehlenswerte und weniger geeignete Lebensmittel nach Lebensmittelgruppen

### Lebensmittelgruppe

Brot und Getreideprodukte

Kartoffeln und Kartoffelprodukte

Gemüse/Salat/Pilze/Hülsenfrüchte

Obst

Milch und Milchprodukte, Käse

Fette

Fleisch, Geflügel, Wild, Fisch

Süßigkeiten, Kuchen (in kleinen Mengen!)

Getränke

Anmerkung: Diese Liste gilt für Frauen mit Übergewicht, bei Untergewicht sind eher fettreichere Lebensmittel zu bevorzugen (am besten mit Ernährungsberatern besprechen!)

| empfehlenswert | weniger geeignet |
|---|---|
| Vollkornbrot, Körnerbrötchen, Vollkorn-getreideflocken, Vollkornnudeln, Dinkel-nudeln, brauner Reis | Weißbrot, weiße Brötchen, Croissants, Cornflakes, Schokomüsli, helle Nudeln, weißer Reis |
| Pellkartoffeln, Salzkartoffeln | Pommes frites, Kroketten, Reibekuchen, Rösti, Bratkartoffeln, Kartoffelchips |
| alle frischen, getrockneten oder tiefge-frorenen Gemüse- und Pilzsorten, der Jahreszeit entsprechend | fertige Gemüsegerichte mit Sahne, Käse und/oder Speck zubereitet |
| frisches Obst der Saison | gezuckerte Obstkonserven |
| fettarme Milch, Milchprodukte <1,5 % Fett, Buttermilch, Magerquark, Käsesor-ten < 45 % Fett.i.Tr. | Sahne, Crème fraîche, Sahnejoghurt, Vollmilch, Vollmilchprodukte, Käsesorten >45 %Fett.i.Tr. |
| Diätmargarine, ungehärtete Margarinesor-ten, Raps-, Oliven-, Soja- und Walnussöl | Butter, Kokos- und Palmkernfett, gehärtete Margarine |
| mageres Fleisch, helle Fleischsorten (Kalbfleisch, Geflügel) alle Fischarten, besonders Hering, Lachs, Thunfisch und Makrele | fettes Fleisch, rote Fleischsorten (Rind-, Schweine- u. Lammfleisch, Wild), fette Zubereitungsarten (Panieren, Frittieren, Sahnesoßen), gepökelte und geräucherte Produkte (Kassler, Schinken), Wurstwaren |
| Gummibärchen, Obstkuchen, Gebäck aus Hefe- oder Quark-Ölteig | Schokolade, Pralinen, Eis, Kekse, Kuchen aus Mürbe-, Brand- oder Rührteig |
| Mineralwasser, stilles Wasser, Kaffee, Tee, stark verdünnte Fruchtsäfte, gelegentlich Light-Getränke | Limonade, Cola, pure Fruchtsäfte, Smoothies, alkoholische Getränke |

Die Tabelle wurde zusammengestellt von Christine Leicht

Dieser Trend ist auch in Deutschland unübersehbar. Immer weniger Menschen bereiten ihre Mahlzeiten zu Hause selbst zu. Mehr und mehr Menschen essen stattdessen außer Haus, sei es beim Bäcker oder Metzger um die Ecke oder in einem der zahllosen Fast-Food-Schnellrestaurants.

Es ist daher empfehlenswert, für sich selbst gewisse Essenszeiten bzw. Essrituale zu definieren. Am sinnvollsten ist es, drei Mahlzeiten über den Tag verteilt einzuhalten. Weitere Mahlzeiten sind in aller Regel nicht erforderlich. Mit Zwischenmahlzeiten läuft man also nur Gefahr zuzunehmen (Ausnahme: Untergewicht!).

*Drei Mahlzeiten am Tag sind besser als fünf – außer, man will zunehmen.*

Da die wenigsten Menschen heute noch körperlich arbeiten und mit dem Älterwerden der Kalorienbedarf ohnehin zurückgeht, kann es sogar sinnvoll sein, mittags ganz auf eine Mahlzeit zu verzichten oder sich mit einer „Kleinigkeit" wie Obst, Salat oder Suppe zu begnügen.

### Welche Getränke sind geeignet?

Ein besorgniserregender Trend besteht außerdem darin, dass immer mehr Kalorien über Getränke konsumiert werden. Es handelt sich dabei meist um mit Zucker gesüßte Getränke, einschließlich Fruchtsäfte und Tees, die keinen nennenswerten gesundheitlichen Wert haben und den Körper lediglich mit überflüssigen Kalorien versorgen. Hier lassen sich ohne Geschmackseinbußen viele Kalorien einsparen. Zum Stillen des Durstes sind Wasser und Früchtetee ohnehin viel besser geeignet als mit Zucker gesüßte Getränke.

*„Auch Ingwerwasser ist ein guter Durstlöscher. Es hat keine Kalorien, wärmt und kurbelt die Fettverbrennung an."*
*Annette Rexrodt von Fircks*

Mit der richtigen Getränkeauswahl können Sie also einen wichtigen Beitrag zu Ihrer gesunden und kalorienärmeren Ernährung leisten.

## Beratung durch Ernährungsexperten

Ernährungsthemen sind in den meisten Medien ein Dauerbrenner, und der moderne Mensch ist einer Vielzahl von zum Teil widersprüchlichen Ernährungsbotschaften ausgesetzt, die ihn häufig verwirren und verunsichern. Dahinter steckt oft ein kommerzielles Interesse, auch wenn das auf den ersten Blick vielleicht nicht erkennbar ist.

Wenn Sie sich unsicher sind, wie Sie sich ernähren sollen, können Sie auf eine Reihe seriöser und guter Ernährungsempfehlungen zurückgreifen. So sind beispielsweise auf den Websites der Deutschen Gesellschaft für Ernährung, DGE (www.dge.de), des AID (www.aid.de) oder des Krebsinformationsdienstes (www.krebsinformation.de) viele gute Informationen kostenlos erhältlich. Empfehlenswert ist auch die Broschüre „Essen und Trinken bei Krebs" der DGE.

*Lassen Sie sich im Dschungel der Ernährungsregeln nicht in die Irre führen.*

Daneben gibt es niedergelassene Ernährungsmediziner, Ökotrophologen und Diätassistenten, die eine kompetente Ernährungsberatung anbieten.

## Vorsicht bei Krebsdiäten!

In den Medien werden immer wieder sogenannte „Krebsdiäten" ausgelobt, die angeblich eine heilende Wirkung besitzen. Es gibt auch viele Kliniken und Praxen mit alternativmedizinischen Angeboten, die mit solchen Diäten werben. Das Ganze wird ergänzt durch ein großes Produktangebot, um diese „Krebsdiäten" durch-

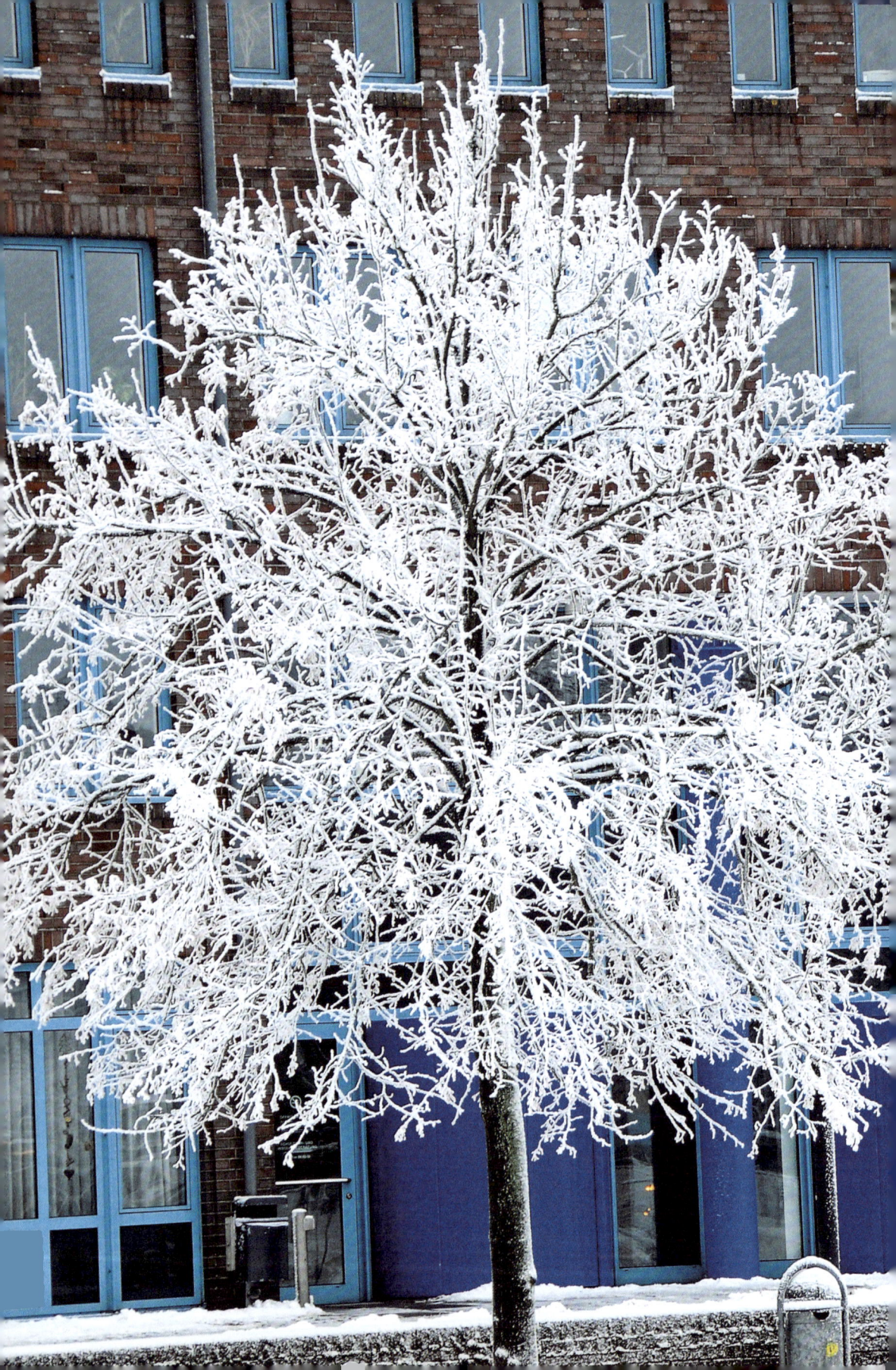

zuführen bzw. zu unterstützen. Typischerweise wird behauptet, dass die Wirkung von Wissenschaftlern nachgewiesen sei. Bezeichnend ist auch, dass trotz hoher „Erfolgs-" bzw. „Heilungsraten" im Einzelfall ein solches Ergebnis nicht garantiert wird. Soweit die täuschenden Werbeaussagen!

Um die Bewertung gleich vorwegzunehmen: Keine dieser Krebsdiäten kann halten, was sie verspricht. Keine Diät, wie immer sie auch geartet ist und wie blumig sie beschrieben wird, kann eine Krebserkrankung heilen. In dieser Einschätzung sind sich alle seriösen Krebs- und Ernährungsexperten einig.

*Keine Diät kann Krebs heilen!*

Für keine einzige Diät dieser Art liegen brauchbare Studien bei Krebspatienten vor. Nur so ließe sich aber die Wirksamkeit überprüfen und beweisen. Gelegentlich waren Humanstudien angekündigt, wurden dann aber nie abgeschlossen oder nie in einer Fachzeitschrift veröffentlicht. Die beliebte Vorgehensweise, aus Einzelergebnissen der Krebsforschung, z.B. an Mäusen oder in Zellkulturen, weitreichende Schlüsse für den Menschen zu ziehen, ist unsinnig und nicht aussagekräftig.

Einige der angepriesenen Krebsdiäten können sogar gefährlich sein, da sie sehr einseitig sind und dem Anwender viele wichtige Nährstoffe vorenthalten. Einige Krebsdiäten enthalten so wenig Kalorien und Nährstoffe, dass eine Mangelernährung droht.
Von den meisten Krebsdiäten kann also nur abgeraten werden. Dazu zählen zum Beispiel
• die Krebskur total nach Breuss
• die Gerson-Diät

*Genau wie Außenseiterverfahren schaden viele Krebsdiäten eher, als dass sie nutzen.*

161

• die Krebsdiät nach Budwig

• die Krebsdiät nach Coy.

Daneben werden weitere Krebsdiäten beworben, bei denen bestimmte Lebensmittel oder Inhaltsstoffe verboten werden, weil sie angeblich giftig sind und das Wachstum des Tumors fördern. So werden beispielsweise oft Schweinefleisch und Zucker verboten. Auch von Kartoffeln und Tomaten wird vielfach abgeraten, weil sie angeblich giftige Stoffe enthalten. Diese Aussagen entbehren aber jeder Grundlage.

*Dass bestimmte Nahrungsmittel gegen Krebs wirken, ist nicht nachgewiesen.*

Bei anderen Krebsdiäten werden bestimmte Lebensmittel und pflanzliche Produkte beworben (natürlich begleitet von Kaufangeboten). Dabei handelt es sich oft um milchsäurehaltige Lebensmittel (oft mit Laktobazillen fermentierte Milchprodukte wie Joghurt, Kefir oder auch Sauerkraut), Nahrungsergänzungsmittel aus bestimmten Extrakten, z.B. von Curry und exotischen Pilzen (Shiitake), und vieles andere mehr. Beliebt ist auch die Empfehlung zum Verzehr von Brokkoli aufgrund seiner angeblich tumorhemmenden Inhaltsstoffe.

*Essen Sie achtsam im Einklang mit ihren Vorlieben und Abneigungen und mit Ihrem Magen. Denn Essen soll Freude bereiten!*
*Annette Rexrodt von Fircks*

Auch wenn es in der Wissenschaft durchaus einzelne Hinweise für eine solche Wirkung gibt, kann daraus keinesfalls eine Wirkung beim Menschen abgeleitet werden, so schön das wäre. Leider zeigt die Erfahrung, dass viele interessante Entdeckungen, die man z.B. bei Ratten und Mäusen machte, beim Menschen nie gewirkt haben. Dies gilt für praktisch alle Vitamine, aber auch für die vielen sekundären Pflanzenstoffe, in die in den 1990er-Jahren große Hoffnung für die Krebsbehandlung gesetzt worden war.

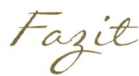

# Fazit

**Zusammenfassend ergeben sich folgende Empfehlungen:**

- Bei Übergewicht sollte eine Gewichtszunahme in jedem Fall vermieden werden, eventuell kann eine geringe Gewichtsabnahme sinnvoll sein (bitte erst Rücksprache mit dem behandelnden Arzt halten).

- Die Ernährung sollte eher pflanzlich geprägt sein, mit reichlich Gemüse, Obst und Vollkornprodukten. Zu empfehlen sind fettarme Milch und fettarme Milchprodukte sowie mäßiger Fleischkonsum und regelmäßiger Fischverzehr. Im Umkehrschluss bedeutet das: weniger rotes Fleisch (Rind, Schwein, Lamm und daraus hergestellte Wurstwaren), weniger Weißmehlprodukte und weniger zuckerreiche Lebensmittel und Getränke.

- Wenig oder – noch besser – gar kein Alkohol.

- Nahrungsergänzungsmittel, eine Beschränkung auf angeblich krebshemmende Lebensmittel und Krebsdiäten halten nicht, was sie versprechen, daher sollten Sie darauf verzichten.

> Die sogenannte „Ketogene Diät" ist eine zuckerreduzierte, aber eiweiß- und fettreiche Ernährungsform, die u. a. Krebserkrankungen vorbeugen bzw. therapieren soll. Solange die Wirksamkeit und Unbedenklichkeit nicht belegt sind und gravierende Nebenwirkungen auftreten können (z. B. Stoffwechselstörungen, Verdauungsprobleme), ist die Ketogene Diät für Krebspatienten nicht empfehlenswert. Allerdings sollten Zucker und zuckerhaltige Produkte als Genussmittel betrachtet werden und möglichst wenig verzehrt werden!
> *Prof. Dr. med. Josef Beuth*

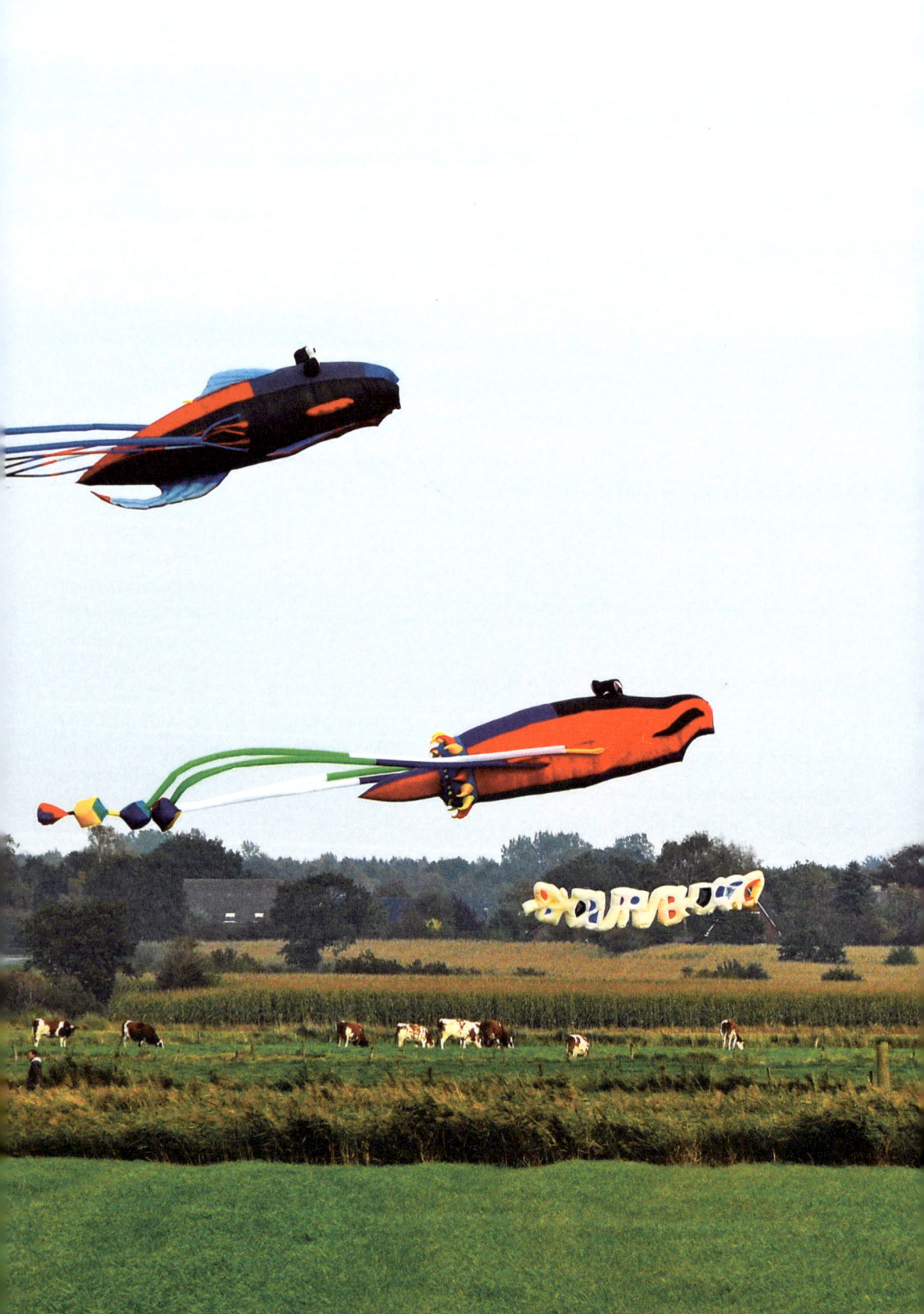

# Spirituelle Impulse

Pater Anselm Grün

Wer an Brustkrebs erkrankt, beansprucht zuerst einmal ärztliche Hilfe. Die Betroffene möchte die Therapieform für sich, die ihr guttut und die am meisten Aussicht hat, die Krankheit zu heilen.

Mehr und mehr rückt aber auch die psychologische Betreuung von Brustkrebspatientinnen in den Fokus. Die kranken Frauen spüren, dass sie nicht nur auf ihren Leib achten wollen, sondern auch auf ihre Seele. Und sie möchten Hilfen finden, um mit ihren Emotionen und Gedanken besser umgehen zu können.

Wer mit offenen Augen seine Umgebung wahrnimmt, entdeckt überall Leichtigkeit.

165

Immer mehr Frauen suchen aber auch eine spirituelle Hilfe. Sie haben erkannt, dass auch der Glaube zu heilen vermag. Manche benutzen allerdings den Glauben als letzten Strohhalm. Wenn die Schulmedizin nicht heilen kann, sucht man bei spirituellen Heilern die Heilung. Doch das ist nicht unbedingt der Glaube, von dem Jesus sagt, dass er uns gesund macht.

In diesem Kapitel möchte ich verschiedene Aspekte einer Spiritualität beschreiben, die Brustkrebspatientinnen helfen kann, innerlich zu erstarken, neues Vertrauen ins Leben zu finden und ihre Krankheit als Chance zu erleben, mit ihrem eigenen Inneren in Berührung zu kommen, die Maßstäbe für ihr Leben zu verändern und gewandelt und gestärkt aus der Krankheit hervorzugehen oder mit der Krankheit umzugehen.

Spiritualität kann helfen, wieder Vertrauen ins Leben zu finden.

## Die Deutung der Krankheit

Viele, die an Brustkrebs erkranken, machen sich das Leben noch schwerer, indem sie die Schuld bei sich selbst suchen. Was habe ich nur verkehrt gemacht? Habe ich mich falsch ernährt? Wo habe ich Groll unterdrückt oder nicht auf meine Seele gehört? Doch mit solchen Fragen nach der eigenen Schuld schaden sie sich nur selbst. Schuldgefühle drücken sie nach unten, sie fördern den Heilungsprozess nicht. Der richtige Umgang mit der Krankheit hängt also immer auch von der Deutung ab, die ich der Krankheit gebe.

Entscheidend ist, wie Sie Ihre Krebserkrankung sehen.

In der Psychologie gibt es vor allem zwei Modelle der Krankheitsdeutung: die kausal-reduktive Deutung von Sigmund Freud und die finale Deutung von C. G. Jung. Die kausal-reduktive Deutung Freuds reduziert die Krankheit auf eine vergangene Ursache. Das hat natürlich oft eine gewisse Berechtigung. Doch wenn ich dieses Modell verallgemeinere, vermittle ich jedem Kranken, dass er selbst schuld an seiner Krankheit ist. Die Esoterik hat den harten und verletzenden Satz aufgestellt: „Du machst dir deine Krankheit selbst." Mit solchen Worten werden jedem Kranken Schuldgefühle aufgedrängt: Er ist selbst an seiner Krankheit schuld. Er lebt verkehrt.

Ken Wilber, ein amerikanischer Psychologe, und Treya, seine Frau, ebenfalls Psychologin, haben ein sehr bewegendes Buch über den Brustkrebs von Treya geschrieben. Vier Wochen nach ihrer Hochzeit bekam Treya die Diagnose Brustkrebs. Ihre Freunde reagierten alle mit der typisch kausal-reduktiven Deutung: Du hast Krebs, weil du zu viel Groll unterdrückt hast, weil du deine Gefühle nicht ausgedrückt hast. Treya fühlt sich verletzt von ihren Freunden und muss doch bekennen, dass sie früher selbst so leichtsinnig gedeutet hat. Im Gespräch mit ihrem Mann entdeckt sie: „Immer wenn sich jemand eine Theorie über meine Krankheit macht, versucht er damit, seine Theorie zwischen sich und mich zu halten, gleichsam als Schutzschild. Er ist nicht bereit, sich auf mich einzulassen. Stattdessen stellt er eine Theorie über mich auf."

> Ich habe noch nie eine Patientin behandelt, die „schuld" an ihrem Krebs war, aber viele, die zu einem bewussteren Leben fanden.
> *Prof. Dr. med. Wolfgang Janni*

Wir sollten uns hüten, über Brustkrebs eine Theorie aufzustellen. Das hilft uns nicht und den anderen nicht. Wenn andere eine Theorie über unsere Krankheit aufstellen, verletzt uns das. Wenn wir selbst uns eine Theorie zurechtlegen, ist das ein Versuch, der Krankheit auszuweichen. Statt uns auf die Krankheit einzulassen, bilden wir uns eine Theorie über sie.

Ken Wilber und Treya kommen im Gespräch dann auf die finale Deutung von C. G. Jung. Jung befragt die Krankheit durchaus auf ihren Sinn: Was willst du mir sagen? Worauf willst du mich hinweisen? Aber diese Fragen sind in die Zukunft gerichtet und nicht in die Vergangenheit. Sie produzieren keine Schuldgefühle, sondern eröffnen einen Weg, in Zukunft achtsamer und behutsamer mit sich umzugehen, auf seine Gefühle und auf seinen Leib besser zu hören.

Jung verbindet sein finales Deutungsmodell noch mit einem anderen Gedanken, mit dem der Synchronizität. Er meint, innere und äußere Ereignisse treten oft gleichzeitig auf, ohne dass man einen kausalen Zusammenhang erkennen kann. Zu mir kam einmal eine junge Frau und fragte mich: „Ist Sehnenriss psychisch bedingt?" Ich fragte sie, warum sie das so genau wissen wolle. Sie erzählte, sie hätte einen Freund gehabt, doch die Freundschaft sei zerbrochen. Und kurz darauf sei sie beim Volleyball so gesprungen, dass sie sich die Sehne gerissen habe.

> Krankheit kann als ein Zeichen des Lebens verstanden werden, um etwas zu wandeln.
> *Annette Rexrodt von Fircks*

In der zerrissenen Freundschaft eine Ursache für das Zerreißen der Sehne zu sehen ist wohl ziemlich schwierig. Aber dass solche Dinge oft gleichzeitig auftreten, ist eine Erfahrungstatsache. Vielleicht ist der Krebs gleichzeitig mit einer inneren Notsituation aufgetreten. Aber ich verzichte auf eine Deutung. Ich nehme die Krankheit als Ausdruck einer Situation an. Und ich versuche, die Botschaft zu verstehen, die sie mir für meinen weiteren Weg sagen möchte.

Manche Frauen deuten ihre Krankheit auch religiös. Aber auch da kommt das kausale Modell Freuds ins Spiel. Sie fragen: Womit habe ich das verdient, dass ich so krank werde? Was habe ich verkehrt gemacht, dass Gott mich so straft? Sie beziehen ihre Krankheit auf Gott, aber auf eine Weise, die nicht weiterhilft, denn sie haben das Modell des strafenden Gottes in sich. Doch das führt nur zu tieferen Schuldgefühlen, die für die Heilung der Krankheit eher kontraproduktiv sind.

Auf die Frage nach dem Warum haben wir keine Antwort. Die christliche und spirituelle Antwort auf die Frage nach der Krankheit zielt nicht auf das Warum, sondern auf das Wozu und Wohin. Die christliche Antwort lautet: Die Krankheit zerbricht meine Vorstellungen, die ich von mir, von meinem Leben und von Gott habe. Wenn ich meine Vorstellungen zerbrechen lasse, werde ich nicht daran zerbrechen. Wenn ich jedoch an meinen Vorstellungen festhalte, werde ich durch die Krankheit zerbrechen.
Was heißt das konkret?

*Die Frage sollte nicht lauten: „Warum?", sondern eher: „Wozu?".*

Eine Frau kam zu mir. Sie hatte gesund gelebt, sich gesund ernährt und überhaupt alles getan, was ein gesundes Leben fördert. Nun bekam sie vom Arzt die Diagnose, sie hätte eine Autoimmunkrankheit. Sofort hat sie die Krankheit gedeutet und sie gegen sich selbst gerichtet: Ich habe mich selbst bekämpft. Ich habe mich selbst abgelehnt. Meine Selbstablehnung, mein Wüten gegen mich selbst ist die Ursache meiner Krankheit. Ich sagte zu ihr: „Lassen Sie dieses Deuten. Wir wissen nicht, woher die Krankheit kommt. Sie kann viele Ursachen haben. Sie ist Ihnen widerfahren. Sie zerbricht Ihre Vorstellungen vom Leben."

Die Krankheit zerbrach die Illusion, dass sie durch eine gesunde Lebensweise für ihre Gesundheit garantieren könnte. Und die

*Nutzen Sie die Chance, Ihr Leben neu zu betrachten und auszurichten.*

Krankheit zerbrach ihr Selbstbild: Ich bin nicht die Frau, die alles im Griff hat, der es immer gut geht, die immer gesund ist. Wer bin ich, wenn ich krank bin? Was ist mein eigentlicher Wert? Die Krankheit zwingt mich, meine Identität tief in meiner Seele zu suchen und nicht in äußerer Gesundheit und Stärke. Die Krankheit zerbrach auch ihre Vorstellungen vom Leben: Viele Reisen und Bergwanderungen konnte sie nicht mehr durchführen. Sie musste sich von der Vorstellung verabschieden, noch einmal einen hohen Berg besteigen zu können. Und ihre Vorstellungen von Gott zerbrachen: Gott ist nicht einfach der, der mich belohnt, wenn ich gesund und gut lebe. Gott ist auch der Unbegreifliche, den ich nicht verstehe.

Wenn ich meine Vorstellungen von mir, von meinem Leben und von Gott zerbrechen lasse, dann werde ich aufgebrochen für ein neues Bild von mir selbst. Mein wahres Selbst ist unsichtbar. Es ist das einmalige Bild, das Gott sich von mir gemacht hat. Dieses Bild ist auf dem Grund meiner Seele. Ich kann es letztlich nicht mehr beschreiben. Aber ich spüre in diesem Bild meine wahre Identität. Ich werde aufgebrochen für neue Möglichkeiten meines Lebens. Ich erkenne, dass es genauso intensiv sein kann, achtsam durch den Wald zu gehen, wie auf einen Viertausender-Gipfel. Und ich werde aufgebrochen für den ganz anderen Gott, der aber bei aller Unbegreiflichkeit dennoch Liebe ist, aber eine unbegreifliche Liebe.

Das deutsche Wort „aufbrechen" kann im zweifachen Sinn verwendet werden. Ich werde aufgebrochen und ich breche auf. Ich wage einen neuen Aufbruch. Ich mache mich auf den Weg zu neuen Zielen, zu inneren Zielen.

---

> Manche Patientinnen meinen, am Brustkrebs zu „zerbrechen". Aber oft kann er auch zum Aufbruch in ein anderes Leben werden.
> *Prof. Dr. med. Wolfgang Janni*

> Dieser wundervolle Satz hat eine hohe spirituelle, aber auch bewegungstherapeutische Bedeutung!
> *Dr. Freerk T. Baumann*

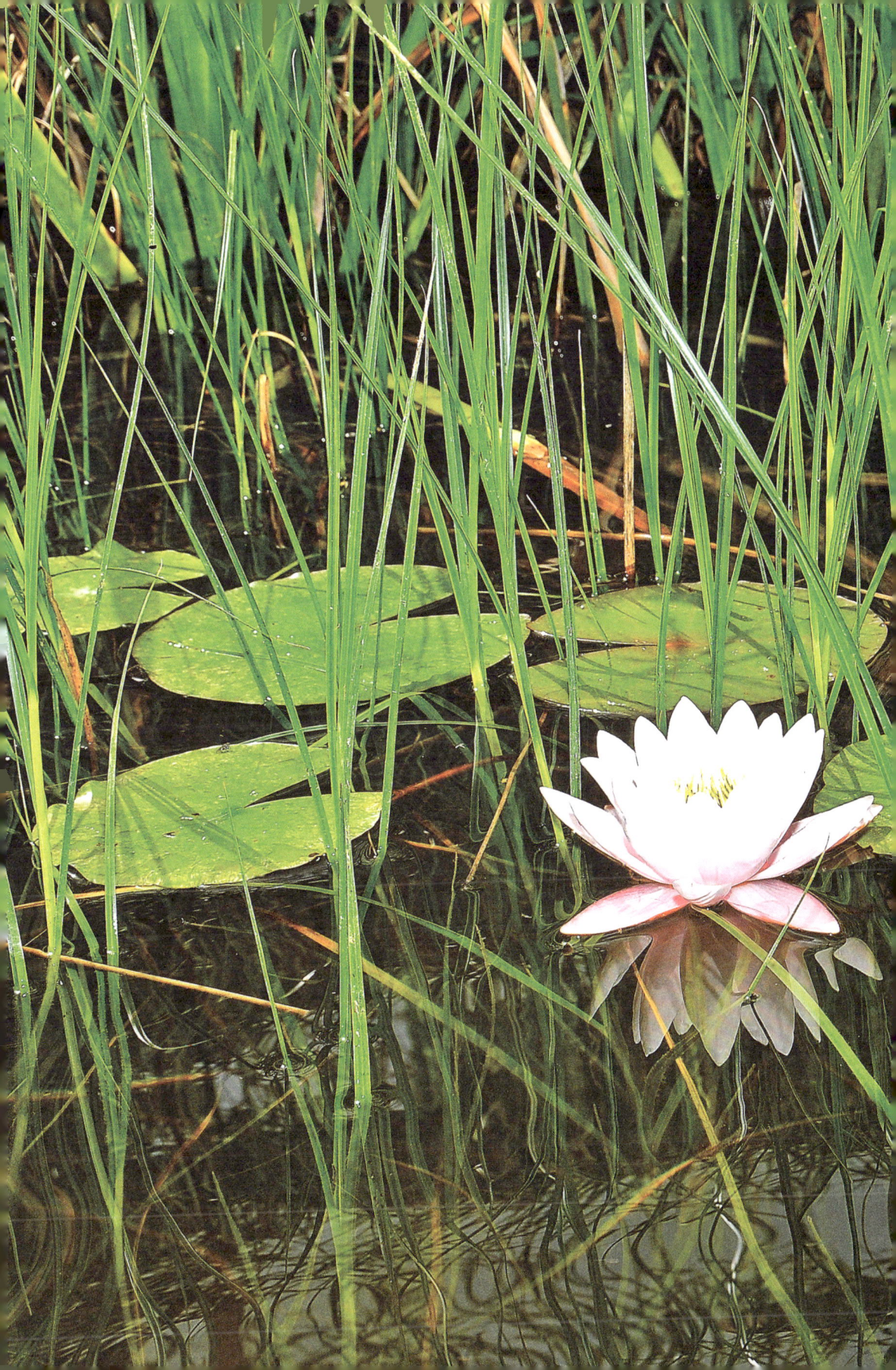

Wenn ich aber an meinen Vorstellungen festhalte, obwohl meine Krankheit diese Vorstellung zerbricht, dann werde ich daran zerbrechen. Wenn ich gegen mich wüte und die Schuld für die Krankheit bei mir suche, dann klage ich mich selber an, lehne mich selber ab. An dieser Selbstablehnung zerbreche ich.

Oder aber ich suche die Schuld bei anderen: Der Arzt hat einen Fehler gemacht. Mir wurde die falsche Diät empfohlen. Alle haben mich falsch beraten. Entweder wüte ich gegen mich oder gegen andere. Beides führt nicht weiter. Oder aber ich schwimme im Selbstmitleid, bedaure mich selbst. Auch damit komme ich keinen Schritt voran. Ich schwimme vielmehr immer die gleichen Runden.

Es gibt nur die Alternative, sich von den alten Vorstellungen zu verabschieden und eine neue Sichtweise auf sein Leben zu wagen.

*Wir lassen entweder zu, dass die Krankheit uns zerbricht, oder wir brechen neu auf.*

Diese christliche Sicht der Krankheit wird in einem Ritus sichtbar, der in jeder Eucharistiefeier vollzogen wird: dem Brotbrechen. (Lukas nennt die Eucharistie ja das Brotbrechen.)

Vor der Kommunion zerbricht der Priester das Brot. Wir zerbrechen im Brot den Leib Christi, der für uns am Kreuz zerbrochen wurde, damit wir durch das, was uns widerfährt und uns durchkreuzt, nicht zerbrechen, sondern immer mehr aufgebrochen werden für unser wahres Selbst, für unsere Brüder und Schwestern und für Gott. Dann taucht der Priester das abgebrochene Brot in den Kelch. Das ist ein Bild für die Auferstehung und dafür, dass Gott unsere Brüchigkeit durch seine göttliche Liebe heilt und unser verwundetes Leben eintaucht in seine göttliche Liebe.

Die Krankheit zerbricht nicht nur unsere Illusionen, sondern auch den Panzer, den wir um uns gelegt haben, um uns gegenüber Verletzungen zu schützen. Sie zerbricht die Masken, die wir aufgesetzt haben, um uns vor anderen zu verstecken.

Der Panzer um unser Herz schützt uns zwar vor Verletzungen, aber er behindert uns auch in der Liebe. Denn mit so einem Panzer kann man nicht lieben. Die Liebe kann diesen Panzer nicht durchdringen. Und mit unserer Maske sind wir unfähig, dem anderen wirklich zu begegnen.

*„Was da bricht, ist ein Band von meinem Herzen, das da lag in großen Schmerzen." Der eiserne Heinrich*

Die Krankheit hat also einen Sinn, ohne dass wir in der Vergangenheit nach Schuld suchen: Sie öffnet uns, sie bricht uns auf für neue Lebensmöglichkeiten. Wenn wir sie so deuten, können wir anders mit ihr umgehen. Eine Deutung, die uns mit Schuldgefühlen erfüllt, zieht uns nach unten und schwächt unser Immunsystem. Die Deutung, die uns aufbricht für neue Möglichkeiten, stärkt uns. Wir können mit unserer Krankheit leben und den Aufbruch in die Zukunft wagen.

## Der Glaube, der heilt – der Glaube, der krank macht

Im Matthäusevangelium hängt die Heilung oft vom Glauben des Kranken ab. Als zwei Blinde zu Jesus kommen, fragt er sie: „Glaubt ihr, dass ich euch helfen kann?" Als sie mit Ja antworten, berührt Jesus ihre Augen und sagt ihnen: „Wie ihr geglaubt habt, so soll es geschehen. Da wurden ihre Augen geöffnet." (Mt 9,28–30)

Die Heilung ist kein magisches Geschehen. Sie ist immer Begegnung. Und sie geschieht in der Begegnung nur dann, wenn der Kranke voller Vertrauen seine Krankheit Jesus hinhält.

Der Glaube hat zwei Aspekte: Er besteht in dem Vertrauen, mich mit meiner Krankheit, mit meinen Emotionen und Gedanken, mit meinen Bedürfnissen und Leidenschaften Jesus hinzuhalten. Dann kann er mich dort berühren, wo ich blind bin, gelähmt bin, aussätzig bin, mich selbst nicht annehmen kann, dort, wo ich Krebs habe. Ich benutze dann Jesus nicht als Zauberer, der mir möglichst schmerzfrei meine Krankheit wegzaubert. Ich begegne ihm, und in der Begegnung mit ihm begegne ich auch mir selber und meiner Wahrheit. Ich lasse die heilende Kraft Jesu in meine Krankheit, in meine Wunden hineinströmen.

*Ärzte sind keine Halbgötter. Unser Handeln kann nur zu einer Heilung beitragen, die nicht allein in unseren Händen liegt.*
*Prof. Dr. med. Wolfgang Janni*

Die zweite Bedeutung des Glaubens ist hier: Ich vertraue, dass Jesus, dass Gott mich zu heilen vermag. Ich traue Gott etwas zu. Allerdings ist dieses Vertrauen kein Trick, Heilung unter allen Umständen zu erzwingen. Heilung ist immer ein Wunder. Ich darf Gott dieses Wunder zutrauen.

Viele Menschen haben im Vertrauen und im Gebet wirklich Heilung erfahren. Die Ärzte sprechen dann von Spontanremission. Spontan bildet sich eine Krankheit zurück. Wir wissen oft nicht, warum das so geschieht. Da dürfen wir vertrauen, dass Gott selbst an uns die Heilung gewirkt hat. Aber der Glaube ist kein Trick, jede Krankheit zu heilen.

*Der Glaube versetzt Berge – aber er lässt sich nicht erzwingen.*

Manchmal kann der Glaube auch zum schlechten Gewissen führen. Manche meinen, wenn sie nicht gesund würden, hätte das seinen

Grund darin, dass sie zu wenig glauben. Dann erzeugt der Glaube in ihnen nur neue Schuldgefühle. Manchmal vermitteln auch die, die für einen beten und die mit dem Anspruch auftreten, sie würden durch das Gebet heilen, solche Schuldgefühle. Wenn ihr Gebet keine Wirkung zeigt, dann lenken sie von sich selbst ab und sagen dem anderen: „Du bist durch mein Gebet nicht gesund geworden, weil du zu wenig glaubst. Es liegt nicht an mir und meinem Gebet, sondern an dir." Das ist eine Verfälschung des Glaubens, so wie Jesus ihn versteht. Glauben heißt: sich vertrauensvoll an Jesus und an Gott wenden, sich aber immer auch bewusst zu sein, dass es ein Wunder ist, wenn Heilung geschieht.

*Unsere Bitte um Heilung im Vaterunser: „Dein Wille geschehe!"*

Und so mündet jede Bitte um Heilung immer in die Vaterunser-Bitte: „Dein Wille geschehe!"

Es gibt heute viele medizinische und psychologische Untersuchungen zur heilenden Wirkung des Glaubens. Wer sich in seiner Krankheit von Gott getragen und geliebt weiß, bei dem heilen die Wunden schneller. Die Heilung ist offensichtlich vom Vertrauen in Gottes Liebe abhängig.

*„Die heilende Wirkung des Glaubens kann ich auch aus sportwissenschaftlicher Sicht nur bestätigen. Dr. Freerk T. Baumann*

Aber die Heilung durch den Glauben ist auch dadurch bedingt, dass glaubende Menschen sich oft geborgen fühlen in ihrer religiösen Gemeinschaft. Sie sind getragen von Menschen, die mit ihnen und für sie beten, die sie begleiten, die sie in ihrer Krankheit besuchen. Vertrauen braucht immer auch die menschliche Gemeinschaft, damit es diese heilende Wirkung auf uns hat.

All diese Untersuchungen können nur statistische Ergebnisse liefern. Sie zeigen, dass der Glaube für die Gesundung hilfreich ist. Sie

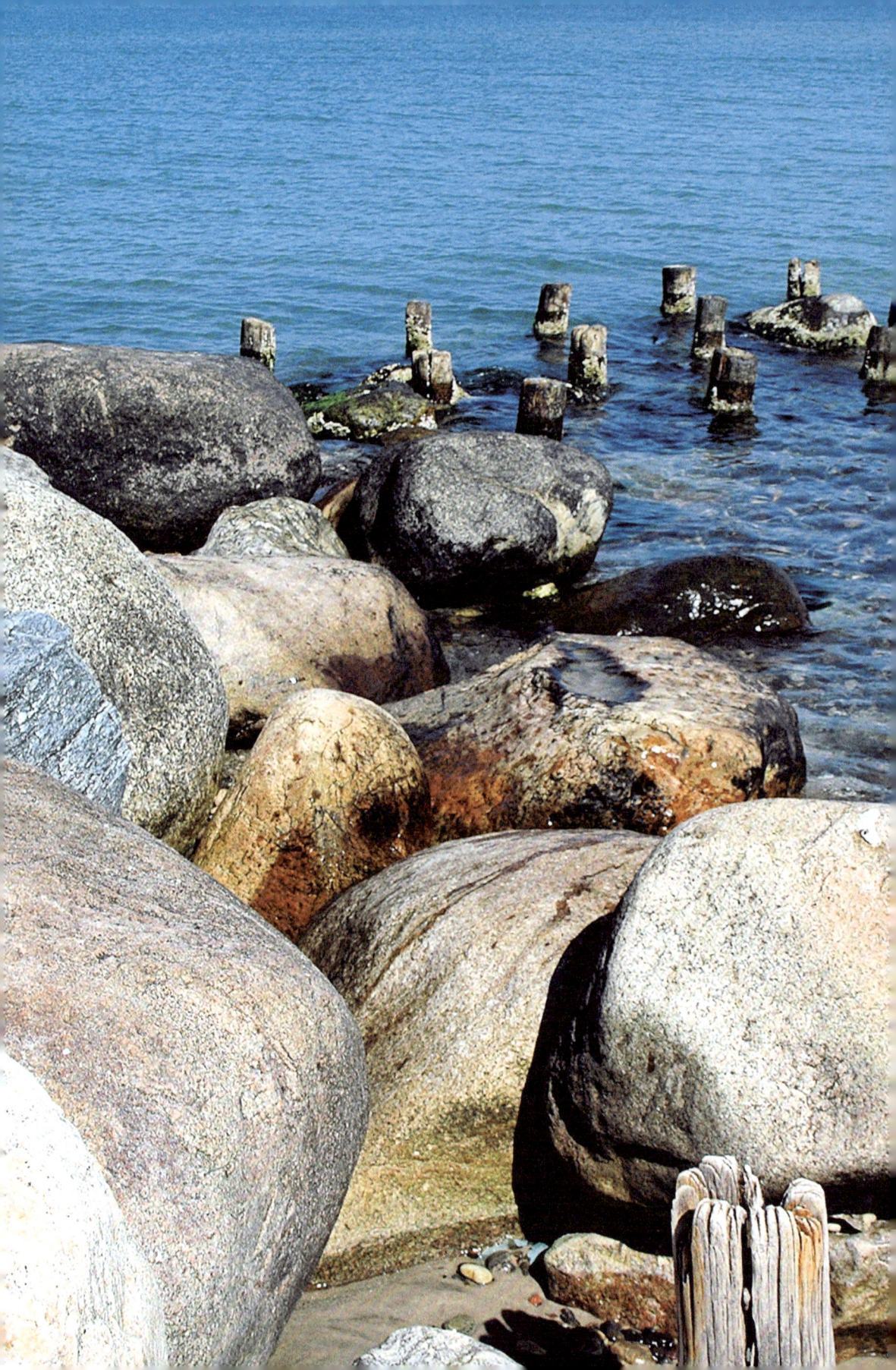

sagen aber nicht aus, dass der, der glaubt, unbedingt gesund werden muss.

Es gibt nicht nur den Glauben, der heilt, sondern auch den, der krank macht. Glauben heißt: sich Gott vertrauensvoll zu überlassen, sich und seine eigene Wahrheit Gott hinzuhalten, im Vertrauen, dass ich von Gott ganz und gar angenommen bin. Glaube ist immer Begegnung mit Gott. Dort, wo der Glaube jedoch vor allem von absoluten Forderungen oder Sätzen geprägt ist, ist er krank machend. Solche absoluten Forderungen sind etwa: „Wenn ich glaube, muss ich gesund werden." „Als Christ darf ich keine Angst haben." „Als Christ muss ich immer fröhlich sein." „Als Christ darf ich nie an mich selber denken, sondern muss immer den Nächsten lieben."

Niemand muss perfekt sein, auch im Spirituellen nicht. Zweifel und Schwäche gehören dazu.

Manche haben die Botschaft Jesu verfälscht, indem sie sie mit ihrem eigenen Perfektionismus aufgeladen haben. Sie meinen, es wären die Worte Jesu. Aber es sind nicht Jesu Worte, wie er sie selbst gemeint hat, sondern Worte Jesu, die diese Menschen durch die Brille ihres Perfektionismus, ihres spirituellen Ehrgeizes, ihrer religiösen Überheblichkeit und ihrer Ängstlichkeit eintrüben und verdunkeln.
Der Glaube, der von einem religiösen Perfektionismus und Idealismus geprägt ist, spaltet alles, was dem Idealbild des perfekten Christen widerspricht, ab. Diese Menschen meinen, sie seien nur voller Liebe und Vertrauen, voller Freundlichkeit und Barmherzigkeit. Doch sie verdrängen ihre eigene Bedürftigkeit, ihre Aggressionen und ihre Überheblichkeit. Sie benutzen den Glauben, um sich über andere zu stellen und auf andere herabzuschauen. Doch das, was sie verdrängen, wirkt in ihnen weiter.

C. G. Jung spricht von Schattenseiten. Es sind keine schlechten Seiten. Aber wenn z.B. die Aggression total verdrängt wird, wirkt sie sich vom Schatten her destruktiv auf den Menschen aus. Sie zeigt sich dann manchmal auch in körperlichen Krankheiten. Der Leib übernimmt dann die verdrängte Aggression. Oder aber man richtet die Aggression gegen sich selbst und wird depressiv. Oder aber die Aggression versteckt sich hinter der freundlichen Fassade und frisst die Seele auf.

Der Glaube, der spaltet, macht krank. Nur ein Glaube, der alles, was in uns ist, Gott hinhält, hat eine gesund machende und heilende Wirkung auf uns.

Ob der Glaube gesund macht oder krank, das hängt auch vom Gottesbild ab, das der Glaubende in sich trägt. Das Gottesbild und das Selbstbild korrespondieren miteinander. Wenn das Gottesbild krank ist, dann wird auch das Selbstbild krank. Und von den Bildern hängt auch ein Stück weit unsere Gesundheit oder Krankheit ab.

Wer ein strafendes Gottesbild in sich trägt, der hat oft auch eine Selbstbestrafungstendenz in sich. Und mit dieser Tendenz, sich selbst zu bestrafen, wenn man seine eigenen Erwartungen an sich oder die vermeintlichen Erwartungen Gottes an sich nicht erfüllt, macht man sich selber krank. Andere haben ein kontrollierendes Gottesbild in sich oder ein verurteilendes Gottesbild. Diese Gottesbilder schlagen sich dann nieder in der Tendenz, seine eigenen Gedanken und Gefühle ständig zu kontrollieren und zu bewerten. Sobald Angst in mir aufsteigt, verurteile ich mich selbst. Denn als Christ dürfte ich keine Angst haben. Sobald ich Aggressionen in mir

Wer auf Gott vertraut, darf sich selbst vertrauen.

spüre, verurteile ich mich. Denn als Christ dürfte ich keine Aggressionen haben.

Viele Menschen verbrauchen sehr viel Lebensenergie damit, sich ständig unter Kontrolle zu halten und sich zu verurteilen. Aber wer alles kontrollieren will, dem gerät irgendwann alles außer Kontrolle. Das gilt etwa, wenn wir unsere Nahrung immer kontrollieren wollen, sicherstellen wollen, dass sie auch ja gesund ist. Oft führt das dann gerade ins Gegenteil, dahin, dass wir nichts mehr vertragen, weil uns alles – so glauben wir – krank machen könnte.

*Machen Sie sich nicht selbst verrückt. Man kann nicht immer alles unter Kontrolle haben.*

Und wer alles in sich bewertet, an dem bleibt das Abgewertete hängen. Der wahre Glaube schaut, was ist. Er bewertet es nicht, sondern hält es Gott hin, hält es in seine Barmherzigkeit. Nur was wir anschauen, kann verwandelt werden.

Im Glauben vertrauen wir darauf, dass Gottes Liebe uns verwandelt. Wenn sie einströmt in unsere Aggressionen, in unsere Eifersucht, in unseren Neid, in unsere Depressionen und Ängste, dann kann sich in uns etwas wandeln. Dann werden die Ängste nicht zur Krankheit hochstilisiert. Sie dürfen sein, aber sie beherrschen mich nicht mehr, weil ich sie Gott hinhalte und mit Gott über meine Ängste spreche.

Die krank machenden Gottesbilder trotzen oft unseren rationalen Überlegungen. Da kann der Prediger noch so sehr vom barmherzigen Gott sprechen, seine Worte dringen nicht ins Herz. Sie bleiben im Kopf hängen. Denn das Gottesbild hat sich oft tief in mein Unbewusstes eingeprägt. Und so braucht es geduldige Arbeit, um die eigenen Gottesbilder und Selbstbilder langsam zu verwandeln.

Dabei ist auch am krank machenden Gottesbild ein Körnchen Wahrheit. Das Krankmachende entsteht durch die Einseitigkeit und Verabsolutierung einer einzigen Eigenschaft Gottes.

Es geht darum, in aller Offenheit über das Gottesbild und Selbstbild zu sprechen, sich nicht zu verurteilen, sondern sie nüchtern anzuschauen. Dann vermag ich, sie zu relativieren. Dann machen sie mich nicht mehr krank. Sie erinnern mich vielmehr an Tendenzen meines Selbstbildes, das sich mir eingeprägt hat. Und sie laden mich ein, dieses Selbstbild zu verwandeln. Durch all diese Selbstbilder sollte ich in Berührung kommen mit dem ursprünglichen und unverfälschten Bild, das Gott sich von mir gemacht hat. Wenn ich mit diesem Bild in Berührung bin, dann bin ich im Einklang mit mir selbst. Das stärkt meine Gesundheit. Dieses ursprüngliche Bild Gottes kann ich oft nicht beschreiben. Doch wenn ich mich still hinsetze und in mich hineinhorche, dann spüre ich, ob ich mit mir im Zwiespalt bin, ob da Stimmen der Bitterkeit, der Enttäuschung und der Selbstablehnung in mir hochkommen oder Stimmen des Friedens und der Lebendigkeit und Freiheit.

> Wer offen in seiner Sichtweise ist, kommt leichter in Einklang mit sich selbst.

Das Ziel der spirituellen Arbeit am Gottesbild und Selbstbild ist also, mit dem unverfälschten Bild Gottes in mir in Berührung zu kommen. Das wirkt immer heilend auf mich.

## Stärkung in der Krankheit

Spiritualität ist nicht nur Einübung in neue Sichtweisen. Sie zeigt sich auch in konkreten Schritten. Eine wichtige Äußerung der Spiritualität ist das Gebet. Gerade als kranke Menschen dürfen wir Gott darum bitten, dass er uns heilt, dass seine heilende Kraft in uns einströmt und die Krebszellen aus uns herauswirft.

Aber Gebet ist nicht nur Bittgebet. Gebet ist Begegnung mit Gott. Wir halten unsere Wahrheit Gott hin und erfahren vor Gott inneren Frieden und Ruhe. Nur die Wahrheit wird uns frei machen, sagt uns Jesus. Wenn wir unsere Wahrheit Gott hinhalten, dann erfahren wir Ruhe.

Viele Menschen sind heute unfähig, Ruhe zu spüren, weil sie ihrer eigenen Wahrheit davonlaufen. Indem ich alles, was in mir auftaucht, vor Gott ausspreche oder Gott einfach hinhalte, werde ich innerlich still.

Das Ziel des Gebetes ist es, den inneren Raum der Stille in sich selbst wahrzunehmen. In uns – so sagen die frühen Mönche und die Mystiker aller Zeiten – ist ein Raum der Stille. Es ist der Raum, in dem Gott selber in uns wohnt. Jesus drückt das so aus: „Das Reich Gottes ist in euch." (Lk 17,21)

*Innerlich zur Ruhe zu kommen erlaubt Ihnen, sich frei von Zwängen und Erwartungen zu erfahren.*

Dort, wo das Reich Gottes in uns ist, wo Gott in uns herrscht, da sind wir frei von der Macht der Menschen, von ihren Erwartungen und Ansprüchen. Dort sind wir auch heil und ganz. Dort können die Menschen nicht verletzen. Aber auch die Krankheit hat diesen innersten heilen Kern nicht angefressen.

Von diesem heilen inneren Punkt aus darf ich hoffen, dass sich das Heile auch in den Leib und in die Seele hinein erstreckt. Dort sind wir auch ursprünglich und authentisch. Dort stehen wir nicht unter Druck, uns beweisen zu müssen.

Dort müssen wir weder uns noch den Menschen noch Gott beweisen, dass wir gut mit unserer Krankheit umgehen, dass wir eine gesunde Spiritualität haben oder psychisch normal sind. Dort sind wir einfach. Wir genießen es, einfach nur zu sein. In diesem Raum des Authentischen und Ursprünglichen verlieren sich alle inneren Anstrengungen, vor den anderen gut dastehen zu müssen. Wir hören auf zu überlegen, wie und was wir sagen sollen, damit wir gut ankommen. Es ist eine Befreiung, einfach nur zu sein, echt und ursprünglich.

*Das Phänomen, etwas darstellen zu müssen, sieht man manchmal auch bei überehrgeizigen Sportlern.*
*Dr. Freerk T. Baumann*

In diesem inneren Raum sind wir auch rein und klar. Dort haben die Schuldgefühle keinen Zutritt. Das ist für mich ein wichtiges Bild. Bei Borderline-Patienten habe ich oft die Erfahrung gemacht, dass sie Angst haben, in sich hineinzuhorchen. Sie glauben, je tiefer sie in sich hineinschauen, desto chaotischer, dunkler, schuldhafter wird es in ihnen. Sie meinen, sie seien ganz schlecht und voller Schuld. Also müssen sie vor sich selbst davonlaufen. Das ist auch die Gefahr bei Krebskranken, dass sie die Stille nicht aushalten können, weil ständig Schuldgefühle hochkommen: Vielleicht habe ich doch etwas falsch gemacht, vielleicht ist die Krankheit doch eine Folge meines verkehrten Verhaltens.

*In Ihrem inneren Raum der Stille haben Sie Ruhe vor Schuldgefühlen. Dort dürfen Sie einfach sein.*

Es ist wichtig, sich vorzustellen, dass die Schuldgefühle keinen Zutritt in diesen inneren Raum haben. Da ist das innerste Selbst, das rein und frei von Schuld ist, das klar und lauter und makellos ist. Und dort, wo das Reich Gottes in uns ist, dort finden wir Heimat.

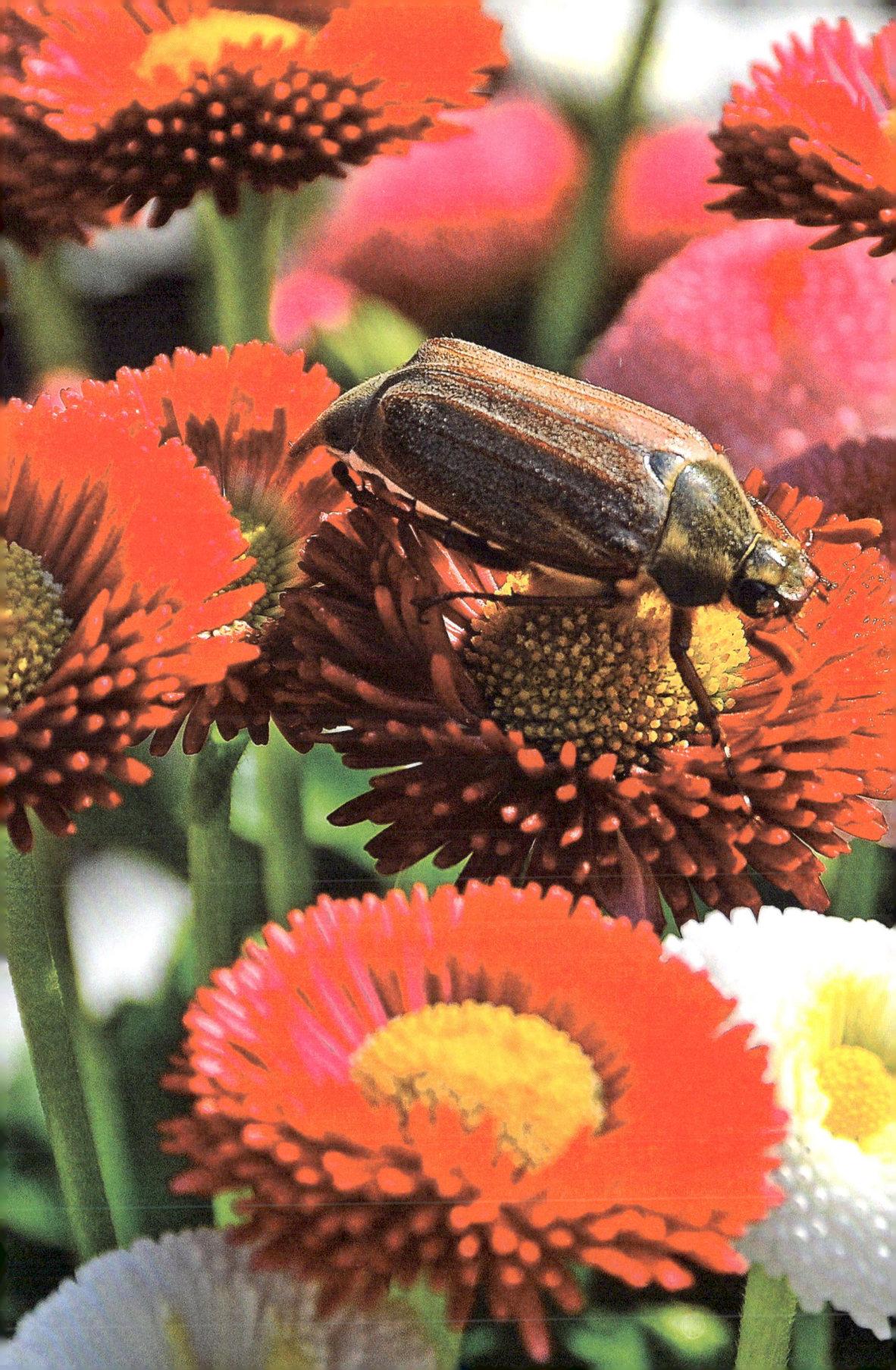

Daheim sein kann man nur, wo das Geheimnis wohnt. Dort, wo Gott, das eigentliche Geheimnis, in uns wohnt, finden wir in uns selbst Heimat, trotz aller Zweifel, trotz aller Selbstverurteilungen. Und dieses Gefühl von Heimat stärkt uns.

*Und wir fühlen uns nie mehr allein.*
*Annette Rexrodt von Fircks*

Ein wichtiger Ausdruck von Spiritualität sind die Rituale. Rituale – so sagen die Griechen – schaffen eine heilige Zeit. Heilig ist das, was der Welt entzogen ist, worüber die Welt keine Macht hat. Und die Griechen glauben, dass allein das Heilige zu heilen vermag.

Die heilige Zeit gehört mir. Da kann kein Mensch über mich verfügen. Da bin ich frei. Da kann ich aufatmen. Die heilige Zeit bringt mich aber auch mit dem heiligen Ort in mir in Berührung. In uns ist dieser heilige Raum, in dem alles heilig ist, alles der Welt entzogen ist und alles heil ist. So tut es uns gut, den Tag mit einem Ritual zu beginnen und zu beschließen.

Erfinden Sie ruhig selbst kleine Rituale, z. B. indem Sie sich und anderen einen liebevollen Gedanken senden.

Als Morgenritual eignet sich besonders die Segensgebärde. Ich stelle mich hin und schicke den Segen zu den Menschen, die mir am Herzen liegen, in die Räume hinein, in denen ich wohne und arbeite. Und ich lasse den Segen gerade an die Orte strömen, an denen ich heute wichtige Termine habe. Ich kann den Segen Gottes auch in meinen Leib strömen lassen. Dann habe ich das Gefühl, dass Gottes Segen mich einhüllt wie ein schützender und wärmender Mantel. Ich bin mit meiner Krankheit nicht ungeschützt, sondern eingehüllt in Gottes Segen. Und ich bin nicht irgendwelchen feindlichen Menschen oder feindlichen Orten ausgesetzt. Überall, wo ich hinkomme, ist der Segen Gottes. Ich begegne gesegneten Menschen und gehe an gesegnete Orte.

Als Abendritual empfehle ich, die Arme über der Brust zu kreuzen und sich selbst zu umarmen. Man kann die Gegensätze in sich umarmen: das Gesunde und Kranke, das Starke und Schwache, das Gelungene und Misslungene, das Helle und das Dunkle, das Bewusste und das Unbewusste. Die gekreuzten Arme erinnern uns dabei an Jesus am Kreuz, der uns vom Kreuz herab umarmt mit allen unseren Gegensätzen. Die Kreuzgebärde ist eine Gebärde der Umarmung.

Wer sich selbst umarmt, kann sich selbst lieben. Wer sich selbst liebt, kann auch andere lieben.

Ich kann mit dieser Gebärde auch das verletzte Kind in mir umarmen. Dieses verletzte Kind schreit in mir auf, wenn ich wieder verletzt werde. Vielleicht hat es auch während meiner Erkrankung in mir aufgeschrien und mich an Kinderkrankheiten erinnert. Ich kann mir dann vorsagen: Ich umarme das verlassene Kind in mir, das übersehene Kind, das zu kurz gekommene Kind, das überforderte Kind, das lächerlich gemachte Kind, das beschämte Kind, das entwertete Kind, das geschlagene Kind und das abgelehnte Kind. Und ich kann mir vorstellen, dass das verletzte Kind mich zum göttlichen Kind in mir führt, das auf dem Grund meiner Seele wohnt. Dieses göttliche Kind führt mich in den Raum der Stille, von dem ich oben – beim Thema Gebet – schon gesprochen habe.

Das göttliche Kind ist in der Psychologie ein Bild für den Ganzmacher und Heilmacher. Es weiß genau, was für uns gut ist. Und dieses göttliche Kind, das wir in uns tragen, bringt uns in Berührung mit den Selbstheilungskräften, die in unserer Seele schlummern.

Mit einem solchen Ritual beginnen wir den Tag anders, und wir beschließen ihn anders. Das Ritual nimmt uns die Angst und die Sorge,

Rituale heilen. Mit Ihnen beginnen und beschließen Sie den Tag anders.

185

ob wir dem Tag gewachsen sind. Und es nimmt uns die Angst vor der Nacht und vor den Träumen, die uns dann vielleicht erwarten. Es zeigt uns am Abend, dass wir mit allem, was wir sind, in Gottes mütterlichen Armen geborgen und getragen sind. So wie Maria das göttliche Kind in ihren Armen trägt, so nimmt uns Gott im Schlaf in seine mütterlichen Arme. Und wir dürfen vertrauen, dass wir in diesen mütterlichen Armen gesunden.

Noch eine andere heilende Wirkung haben die Rituale: Sie bringen uns in Berührung mit den Wurzeln, aus denen heraus wir leben. Viele Menschen sind heute von ihren Wurzeln abgeschnitten. Doch dann verdorrt der Lebensbaum, wenn er von außen in Bedrängnis gerät oder eine Krankheit ihn befällt. Der Baum kann sich selbst heilen, wenn seine Wurzeln gesund sind.

*Lassen Sie sich berühren von den heilsamen Dingen im Leben – auch in einer Zeit, in der Ärzte manchmal verletzen müssen, um zu heilen.*
*Prof. Dr. med. Wolfgang Janni*

Rituale bringen uns in Berührung mit der Lebenskraft und Glaubenskraft unserer Vorfahren. Viele feiern an Weihnachten die alten Rituale, die in ihrer Familie seit Jahrzehnten üblich sind. Das ist keine Nostalgie. Vielmehr kommt darin die Sehnsucht zum Ausdruck, an der Glaubenskraft der Vorfahren Anteil zu haben. Denn die Eltern und Großeltern und Urgroßeltern haben mit diesen Ritualen ihr Leben bewältigt. Es war nicht immer einfach. Sie sind mit diesen Ritualen durch Zeiten der Armut, der Krankheit und des Krieges hindurchgegangen. So geben uns die Rituale das Vertrauen, dass auch wir durch die Zeit der Krankheit gut hindurchgehen werden.

*Aus diesem Grunde ist Weihnachten für mich die schönste Zeit des Jahres.*
*Dr. Freerk T. Baumann*

Ein einfaches Ritual, das Sie täglich mit den Wurzeln Ihrer Vorfahren in Berührung bringen kann, ist das Vaterunser. Es ist ja nicht nur das Gebet, das Jesus uns gelehrt hat und in dem uns Jesu Geist begegnet. Es ist auch das Gebet, das Ihre Eltern, Großeltern und Urgroßeltern gebetet haben. Sie haben vielleicht nicht immer gewusst, was sie da beten. Aber sie haben sich daran festgehalten. So hat die Bitte „Unser tägliches Brot gib uns heute" durch Zeiten der Armut getragen. Und die Bitte „Dein Wille geschehe" hat ihnen Mut geschenkt, ihre Krankheit anzunehmen und darauf zu vertrauen, dass Gott die Krankheit zu heilen vermag, wenn es sein Wille ist. Aber sie haben sich auch in den Willen Gottes hinein ergeben und so inneren Frieden gefunden. Sie beten das Vaterunser als Suchende und Glaubende, oft genug als Zweifelnde oder als Menschen, die diese Worte nicht verstehen und denen sie nichts mehr bedeuten. Aber wenn Sie sich vorsagen, dass Ihre Vorfahren mit diesen Worten ihr Leben gemeistert haben, gehen Ihnen die Worte neu auf. Sie können sich vorstellen, dass Ihre Eltern und Großeltern diese Worte jetzt, da Sie als Glaubende und Suchende beten, im Himmel als Schauende beten. Dann fühlen Sie sich mit ihnen verbunden. Und Sie spüren, wie Ihnen von den Wurzeln der Verstorbenen her Kraft entgegenkommt. Sie haben Anteil an den heilenden Wurzeln Ihrer Vorfahren. Natürlich müssen diese Wurzeln oft auch gereinigt werden, weil sie verdeckt sind durch die Verletzungen, die Sie vielleicht durch Ihre Eltern erfahren haben.

*Rituale verbinden uns mit unseren Wurzeln und erden uns in unserer Familiengeschichte.*

## Mit der heilsamen Quelle in sich in Berührung kommen

In uns ist die Quelle des Heiligen Geistes. Es ist immer auch eine heilende Quelle. Denn der Heilige Geist ist auch der heilende Geist.

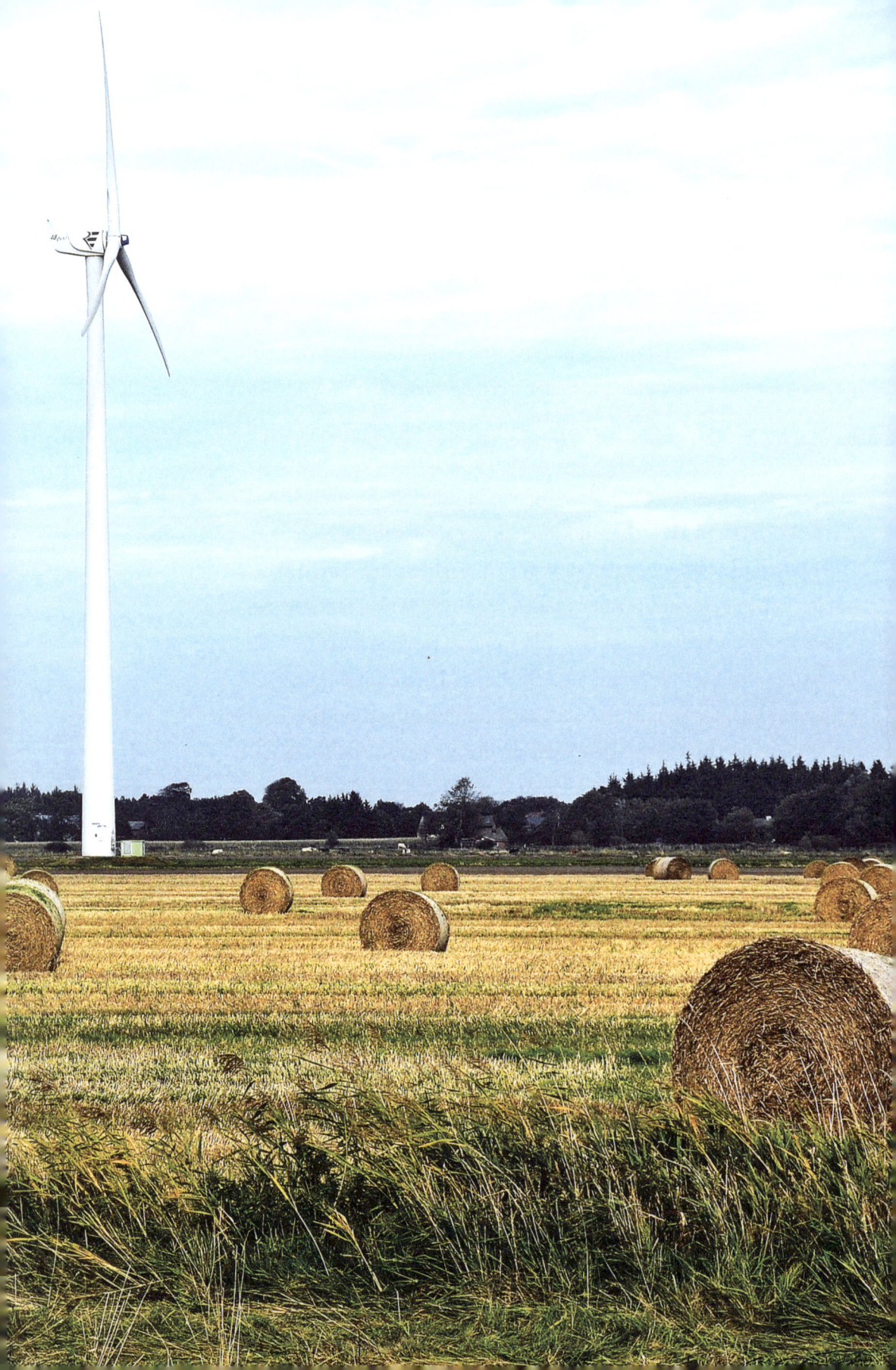

Die Frage ist, wie wir mit dieser heilenden Quelle in Berührung kommen. Es gibt viele Wege, diese Quelle in uns zu spüren. Jeder hat seine eigenen Wege zur Quelle gefunden und geht sie immer wieder. Ich möchte einfach einige Wege beschreiben. Vielleicht finden Sie sich darin wieder. Sie müssen nicht alle Wege gehen, aber der eine oder andere ist vielleicht doch gangbar für Sie.

**Für manche ist die Natur ein wichtiger Weg zur Quelle. Es sind vor allem zwei Gründe:**

Zum einen ist die Natur erfüllt vom Geist Gottes, von der Lebendigkeit, die von Gott kommt. Und die Natur hat immer auch heilende Kräfte in sich. Das zeigen nicht nur die Heilkräuter, die Gott uns geschenkt hat, um uns zu stärken und unsere Krankheiten zu heilen. Durch die Natur zu wandern kann schon heilsam sein. Ich spüre die Lebendigkeit der Natur, die Lebenskraft, die immer wieder durch alles Erstarrte und Abgestorbene hindurchkommt. Diese Lebendigkeit, die ich in der Natur spüre, ist auch in mir selbst. Ich lasse die heilenden Strahlen der Sonne in mich einströmen. Und ich lasse den erfrischenden Wind in mich hineinwehen und alles Verstaubte aus mir heraustreiben. Dann spüre ich das Leben, das mich in der Natur umgibt, auch in mir selbst.

> Die heilsame Wirkung des Wanderns in der Natur bestätigen auch erste objektive wissenschaftliche Untersuchungen!
> *Dr. Freerk T. Baumann*

Der andere Grund, warum die Natur uns mit den heilenden Quellen in uns in Berührung bringt, ist, dass sie nicht bewertet. In der Natur darf ich einfach sein. Da fühle ich mich zugehörig. Da werde ich nicht beurteilt. Viele schneiden sich von ihren heilenden Quellen ab, weil sie sich ständig verurteilen. Die Selbstverurteilung hindert sie, mit dem Grund ihrer Seele in Berührung zu kommen. Sie bleiben immer nur im Kopf, der alles bewertet und beurteilt. Und sie sind oft genug beherrscht von den Stimmen des eigenen Über-Ichs, das sie gefangen hält. Indem ich wie die Natur das Bewerten aufgebe, kann ich in den Grund meiner Seele gelangen, in dem die heilende Quelle des Heiligen Geistes in mir strömt.

Ein anderer Weg zur inneren Quelle ist das Singen. Der heilige Augustinus schreibt, dass das Singen uns in Berührung bringt mit dem inneren Raum unseres Seelenhauses.

Es ist eigenartig, dass das Singen als äußeres Tun uns nach innen führt. Aber Augustinus ist davon überzeugt, dass das Singen uns mit der Quelle der Liebe in uns in Berührung bringt. Von ihm stammt das berühmte Wort „Cantare amantis est". Man kann es übersetzen mit: „Wer liebt, der singt auch gern." Man kann es aber auch so deuten: „Wer singt, kommt in Berührung mit der Quelle der Liebe, die in ihm strömt." Diese Quelle der Liebe tut ihm gut. Es ist eine heilende Quelle, eine Quelle der Freude. Augustinus meint, wer singt, der singt auch freudig. Er kommt mit der Freude in Berührung, die auf dem Grund seiner Seele oft nur als kleines Rinnsal fließt. Durch das Singen wird die Quelle angereichert, sodass sie ins Bewusstsein dringt und dort ihre heilende Wirkung entfalten kann.

> *Bei mir ist es Teigkneten: Ein scheinbar weltliches Ritual zeigt mir manchmal den Weg zur inneren Quelle.*
> *Hans Gerlach*

Der Weisheitslehrer Jesus Sirach, der jüdische und griechische Weisheit miteinander verbindet, entfaltet die gesundheitsfördernde Wirkung der Freude mit den Worten: „Herzensfreude ist Leben für den Menschen, Frohsinn verlängert ihm die Tage … Neid und Ärger verkürzen das Leben, Kummer macht vorzeitig alt. Der Schlaf des Fröhlichen wirkt wie eine Mahlzeit, das Essen schlägt gut bei ihm an." (Sir 30,22.24f.)

Nicht nur das Singen, sondern überhaupt die Musik lässt die innere Quelle in uns sprudeln. Ob wir selbst ein Instrument spielen oder einfach nur Musik anhören, die Musik hat immer eine heilende Kraft in sich. Sie lässt die verschiedenen Saiten unserer Seele erklingen. Da werden traurige und fröhliche Saiten angeschlagen. Da kommt all das, was in der Seele schlummert, zum Ausdruck. Es wird hörbar. Die Musik war schon für Pythagoras etwas Heilsames und Heilendes. Sie bringt die menschliche Seele in Ordnung, indem sie alles in ihr zum Klingen bringt. So kann das, was sich sonst bekämpft, in der Musik zu einem Wohlklang werden. Die Griechen nennen das „eirene", Frieden. Frieden entsteht für die Griechen durch die Harmonie der verschiedenen Töne. Alle Töne unserer Seele haben ihre Berechtigung. Wer einen Teil davon unterdrückt, der verbraucht zu viel Energie. Wer alles zusammen klingen lässt, der findet inneren Frieden und innere Freiheit.

Ob Mozart oder ACDC – Musik spricht die Emotionen an.

Nicht nur die Musik kann eine Quelle heilender Kräfte sein, sondern auch das Wort. Viele lesen gerne Gedichte, Romane oder geistliche Bücher. Sie haben ihre Lieblingsbücher, zu denen sie immer wieder greifen, weil von den Worten etwas Heilsames ausgeht. Der Evangelist Lukas war der Legende nach Arzt. Er versteht die Kunst, so zu schreiben, dass seine Worte heilsame Worte sind. Wenn wir die Weihnachtserzählung hören oder das Gleichnis vom verlorenen Sohn oder die Geschichte von den Emmausjüngern, so spüren wir diese heilende Wirkung. Im Lesen tauchen wir ein in die heilende Kraft der Worte. Es geht nicht darum, alles zu befolgen, was wir lesen. Das Lesen selbst ist schon ein heilender Akt. Wir kommen beim Lesen in Berührung mit unserer Seele. Und so sind es oft Worte, die unsere Seele aufatmen lassen.

Lesen entführt Sie in Ihre innere Welt, entspannt und heilt.

191

Für viele Christen ist es der Gottesdienst, der sie in Berührung bringt mit der heilenden Quelle in ihrer Seele. Die Eucharistiefeier ist für uns Christen der Ort, an dem wir Christus begegnen. In der Kommunion geschieht an uns, was damals an den Kranken geschehen ist. Wenn ich meine offenen Hände in der Kommunion ausstrecke, um den Leib Christi zu empfangen, dann kann ich mir vorstellen: Ich komme als der Aussätzige, der sich selbst nicht ausstehen, nicht annehmen kann. Und ich höre in der Hostie das Wort Jesu: „Ich will es – sei du rein." (Mk 1,41)

Bei religiösen Ritualen dürfen die Gläubigen sich ganz angenommen fühlen.

Oder ich halte mit der blutflüssigen Frau meine ganze Wahrheit Jesus hin und denke an sein Wort an die Frau: „Meine Tochter. Dein Glaube hat dir geholfen. Geh in Frieden. Du sollst von deinem Leiden geheilt sein." (Mk 5,34)

Oder ich komme als der Gelähmte und erfahre in der Kommunion das Wort Jesu: „Steh auf, nimm dein Bett und geh." (Mk 2,11)

In der Eucharistie geschieht heute die Heilung an mir, die damals an den Kranken geschehen ist. Christus berührt mich nicht nur, er dringt mit seinem Leib und Blut, mit seiner heilenden göttlichen Kraft in mich ein, in meinen Leib, in meine Seele. Es liegt an mir, ihn ganz eindringen zu lassen, gerade dorthin, wo meine Krebszellen mir das Leben schwer machen.

Auch das ist keine Garantie, dass ich gesund werde. Aber wenn ich daran glaube, werde ich immer wieder die heilende Kraft der Eucharistie an mir erfahren.

Für C. G. Jung sind auch die Feste des Kirchenjahres heilende Feste. Er nennt das Kirchenjahr ein therapeutisches System. Jedes Fest und jede Festzeit bringt andere Themen unserer Seele zum Ausdruck und hält andere gefährdete Aspekte unseres Lebens Gott hin. In der Adventszeit halten wir Gott unsere Süchte hin, damit er sie in Sehnsucht verwandelt. An Weihnachten feiern wir die Geburt Gottes in unserer eigenen Seele. Wir kommen in Berührung mit dem göttlichen Kind in uns. Das gibt uns die Gewissheit, dass Gott mit uns neu anfängt. Gerade in der Krankheit ist das ein heilsamer Aspekt. Wir sind nicht festgelegt durch die Vergangenheit, auch nicht durch die Krankheit. Gott vermag immer wieder einen neuen Anfang mit uns zu beginnen. Es ist die Verheißung, dass Gott uns innerlich erneuert.

*Festtage spiegeln seelische Vorgänge wider und wirken ebenso wie Rituale.*

An Epiphanie segnen wir unsere Häuser, indem wir sie mit Weihwasser besprengen und mit Weihrauch räuchern. Früher wollte man damit die Dämonen vertreiben. Wir treiben nicht nur unterdrückte Konflikte, unter den Teppich gekehrte Verletzungen aus unserem Haus. Wir möchten auch alle negativen und krank machenden Gedanken und Gefühle aus unserem inneren Lebenshaus vertreiben. Das Räuchern ist dabei ein schönes Ritual. Es will unserem Leib einen neuen Duft und Geschmack verleihen. Und das Weihwasser steht für die Reinigungskraft des göttlichen Geistes. Gott möchte all die Trübungen in uns reinigen. Er möchte auch die zersetzenden Krebszellen in uns reinigen und ausscheiden.

*Äußere Reinigungsrituale können Ihnen helfen, mit sich selbst ins Reine zu kommen.*

Um Reinigung geht es auch in der Fastenzeit. Da wollen wir den Leib und die Seele reinigen.

An Ostern feiern wir, dass das Leben stärker ist als der Tod. Manche erleben den Krebs als Vorboten des Todes. Ostern ist die Feier der Hoffnung, dass auch in uns das Leben stärker ist als der Tod. Und Ostern zeigt uns, dass die Liebe stärker ist als der Tod. Selbst wenn wir körperlich nicht gesund werden, ist das Osterfest ein Fest voller Hoffnung. Die Liebe, die wir gerade in der Krankheit oft besonders stark spüren, ist stärker als der Tod. Das gilt für die Liebe, die wir in uns tragen, aber auch für die Liebe, die uns von unseren Angehörigen und Freunden entgegengebracht wird.

An Pfingsten bitten wir den Heiligen Geist in der wunderbaren Pfingstsequenz: „Was befleckt ist, wasche rein. Dürrem gieße Leben ein, heile du, wo Krankheit quält." Der Heilige Geist ist immer auch der heilende Geist. Er möge die heilenden Bemühungen der Ärzte begleiten. Er möge als die heilende Kraft in die Therapiemethoden einströmen, damit sie uns wirklich zu heilen vermögen. Und er möge unseren Leib durchdringen und alles Erstarrte lebendig machen und alles Kranke heilen.

In der christlichen Tradition kennen wir auch Heilige, die in bestimmten Krankheiten angerufen werden. Der Patron für Krebskranke ist der heilige Rochus. Natürlich wissen wir, dass es nicht der Heilige ist, der unsere Krankheit heilt, sondern Gott. Aber der Heilige erinnert uns, dass Gott auch diese Krankheit zu heilen vermag, die der Heilige in sich gespürt hat.

*Haben auch Sie einen Ort, an den Sie sich gerne zurückziehen und der Ihnen Kraft spendet?*

Jeder hat seine Orte, an denen er in Berührung kommt mit seiner Quelle. Für den einen ist es die Natur oder eine Bank am Waldrand, für einen anderen eine Kirche, in die er sich gerne zurückzieht und in der er sich eingehüllt fühlt von Gottes heilender Liebe. Andere suchen Kraftorte auf, an denen sie mit der Kraft in Berührung kommen, die von diesem Ort ausstrahlt. So ein Kraftort kann ein Wallfahrtsort sein oder ein Berggipfel, an dem man eine besondere Kraft spürt.

Jeder kennt solche Orte und Zeiten, die ihm guttun. Es liegt an uns, uns die Zeit dafür zu nehmen und gut für uns selbst zu sorgen, damit unsere Seele aufatmet und wir in Berührung kommen mit der inneren Quelle der Selbstheilungskräfte, die Gott uns geschenkt hat.

„Nachsorge" sollte in erster Linie bedeuten, für sich selbst zu „sorgen".
*Prof. Dr. med. Wolfgang Janni*

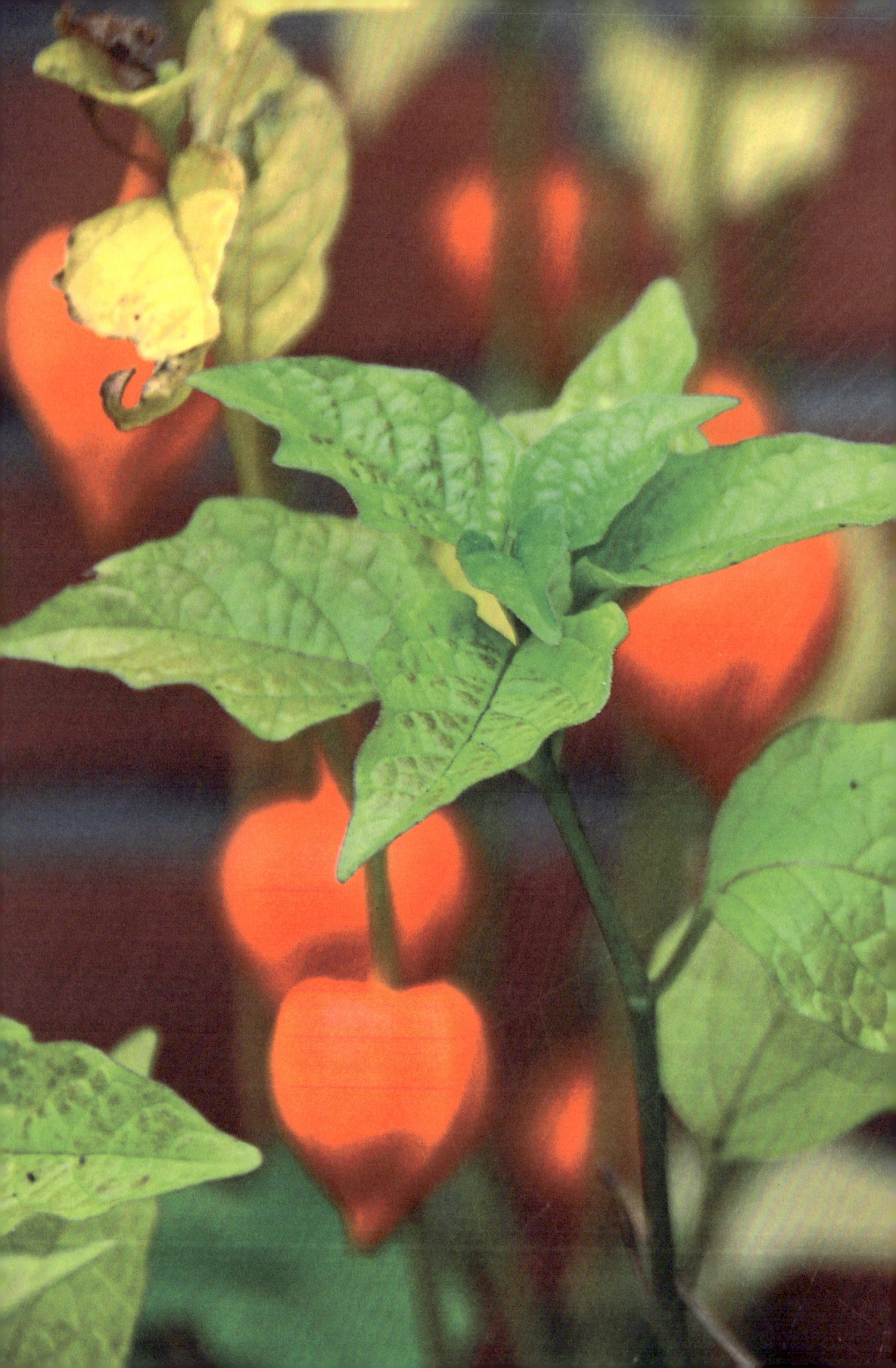

# Die Mitte finden – ein Balanceakt

Annette Rexrodt von Fircks

Was kann ich selbst tun, damit der Krebs nicht wiederkommt? Das war die Frage meines Herzens damals, am Ende der Therapie. Monatelang hatten sich Ärzte mithilfe der hochmodernen Medizin um mich gekümmert, und von nun an sollte ich nur noch abwarten? Eine übermächtige Angst vor einem Rückfall breitete sich in mir aus, denn ich hatte trotz aller Behandlungen eine schlechte Prognose. Also wollte ich selbst alles tun, um gesund zu werden und zu bleiben – meine Kinder waren schließlich erst drei, fünf und sieben Jahre alt. Ich sehnte mich nach einem Leitfaden fürs Überleben, suchte das Patentrezept für maximale Sicherheit. Durch meine Verwundung wurde ich empfänglich für jedweden Rat und fühlte mich dadurch völlig überfordert.

*Für das Leben gibt es keine Patentrezepte.*

Heute weiß ich, dass Herzensfragen Geduld verlangen, dass es eben keine schnellen Antworten auf sie gibt. Wer den allgemeingültigen Leitfaden für das Leben oder das Patentrezept finden will, damit der Krebs nicht wiederkehrt, läuft Gefahr, sich auf der Suche danach möglicherweise selbst zu verlieren.

Ich habe lernen müssen, immer wieder das Leben in den Mittelpunkt zu stellen, dabei in mich hineinzuspüren und mich zu fragen: Was tut mir gut?

Um meine eigene Mitte zu finden, benötigte ich zunächst gründliches Wissen: Was empfehlen seriöse Experten bezüglich Ernährung, Bewegung, Bewältigung von Stress, ergänzenden Vitaminen und weiteren möglichen Behandlungen nach Krebs? Und ich brauchte meine innere Stimme, eine gute Portion Eigenliebe, Selbstakzeptanz, Achtsamkeit und Beharrlichkeit. Dabei habe ich erfahren, dass die heilsamste Kraft in mir selbst liegt.

„Erlernen Sie „gesunden Egoismus bzw. Eigensinn", fragen Sie sich immer „was ist gut für mich?" und tun Sie das!
*Prof. Dr. med. Josef Beuth*

Ich möchte Sie, liebe Leserin, dazu anregen, auch in diese Richtung Ihres Innersten mehr als nur zu schauen, Ihre innere Stimme wahrzunehmen und zu horchen, was sie Ihnen erzählt. Erst, wenn wir in einer liebevollen Beziehung zu uns selbst stehen, können meiner Meinung nach Rat und Wissen anderer produktiv sein, Gutes bewirken und Heilung unterstützen. Es liegt mir am Herzen, in den folgenden Kapiteln darüber zu schreiben.

## Meine Diagnose und meine Prognose

*„Leben ist, was dir widerfährt, während du andere Pläne schmiedest"*, das hat einst John Lennon gesagt. Auch ich hatte viele Pläne, stand mitten im Leben, als ich erfuhr, dass ich Brustkrebs im fortgeschrittenen Stadium habe. Völlig unvorbereitet wurde ich aus dem mir vertrauten Alltag gerissen. Meine Kinder waren noch klein, ich war noch so

jung! Aber Krebs macht vor keinem Alter halt, und er hat auch vor niemandem Respekt. Meine Prognose war denkbar schlecht: Nur 15 Prozent Überlebenschance gaben mir die Ärzte.

Ich hatte es immer für selbstverständlich gehalten, alt zu werden, vielleicht wie meine Großeltern, die über 90 Geburtstage feiern konnten. Mit diesem vermeintlichen Freibrief auf ein langes Leben hatte ich tagein tagaus gelebt, bis er mir am 13. März 1998, dem Tag der Diagnose, aus der Tasche fiel. Für mich brach erst einmal meine Welt zusammen.

*Nichts im Leben ist sicher – glücklicherweise.*

Nun sind bereits 15 Jahre vergangen – und mir geht es gut.

## Entscheidungen für das Leben

Heute werde ich häufig gefragt, woran es meiner Meinung nach liegt, dass ich überlebt habe. Viele Betroffene oder deren Angehörige wünschen sich die Antwort, sie möchten am liebsten einen Leitfaden von mir. Sie wollen hören, wie man es schaffen kann, den Krebs zu besiegen; vor allem dann, wenn die Chancen auf Heilung schlecht stehen. Leider gibt es auf diese Frage keine einzelne und sichere Antwort, denn eine solche würde allen Krebserkrankungen ein Ende setzen. Heilung ist – wie auch die Entstehung der Krankheit – immer ein vielschichtiges Geschehen. Sie findet auf vielen Ebenen statt.

Ich habe alle nach dem damaligen neuesten Stand der Wissenschaft notwendigen Therapien erhalten: Operationen, Chemo-Strahlentherapien, Antihormontherapie. Meine Familie stand mir zur Seite und unterstützte mich, wo sie nur konnte, meine Freundin war bei mir … Vielleicht haben auch das Schicksal oder das Glück ihr Eigenes bei mir dazugetan. Einer Sache bin ich mir jedoch gewiss, dass nämlich in dem Prozess, wieder stark zu werden, mich lebendig zu fühlen und letztendlich zu genesen, die Hoffnung eine entscheidende Rolle gespielt hat. Obwohl ich statistisch gesehen auf der Verliererseite stand, habe ich mich für die Hoffnung entschieden. „Vielleicht schaffst du es ja!" Diesen zunächst leisen Gedanken drehte ich buchstäblich laut, und ich begann ihn zu pflegen – jeden Tag aufs Neue. „Vielleicht schaffst du es ja!" Hoffnung ist ein lebenswichtiger Antrieb. Mit der Hoffnung an meiner Seite wurde ich aktiv und entwickelte ganz eigene Strategien, um die Zügel des Lebens wieder in meinen Händen zu spüren. So suchte ich mir nach der Diagnose zuallererst einen kompetenten Chirurgen – Brustzentren gab es damals noch nicht! –, der meinen riesigen Tumor und die befallenen Lymphknoten auch lebensrettend operieren konnte. Das war möglicherweise schon meine erste überlebenswichtige Entscheidung.

> „Die Behandlung in einem zertifizierten Brustzentrum ist keine Garantie auf Heilung, aber die beste Voraussetzung dafür."
> *Prof. Dr. med. Wolfgang Janni*

Hoffnung ist lebensnotwendig, denn sie gilt dem Augenblick. Leben findet jetzt gerade, ausschließlich in diesem Augenblick statt. Alles andere ist unwirklich. Und wenn wir für das Jetzt Sorge tragen, das übrigens das Einzige ist, was wir eigentlich alle wirklich haben, bestimmen wir zugleich in gewissem Maße das Morgen mit, und wir fühlen, dass wir leben. Die Hoffnung vermag dem Tag Lebendigkeit und Freude zu schenken. Sie ist kein Ziel, sondern sie ist der Weg. Manchmal fragen mich Betroffene, was denn meine absurdeste Unternehmung gegen den Krebs gewesen sei. Einige, die meine

> „Hoffen kommt von hüpfen. Hoffnung hält mich lebendig."
> *Pater Anselm Grün*

Bücher gelesen haben, schreiben mir, dass es mehr als mutig von mir gewesen ist, mir eine Hochdosis-Chemotherapie zum Freund zu machen. Aber genau das habe ich getan. Vielleicht war das auch die „erleuchtendste" Entscheidung, die ich damals oder jemals in meinem Leben getroffen habe – nicht gegen den Krebs, sondern für mein Leben, so sehe ich das auch heute noch.

Wie groß meine Angst vor der Hochdosis-Chemotherapie gewesen war! Der bloße Gedanke bewirkte schon übermächtige Reaktionen in meinem Körper, von Herzklopfen bis hin zu starker Übelkeit. Die Ärzte und das Pflegepersonal hatten mir unmissverständlich mitgeteilt, dass Höllenqualen auf mich zukommen würden. Darüber machte ich mir, bevor die Chemotherapie beginnen sollte, viele Gedanken. Nächtelang grübelte ich, ob ich die Wahl hätte einzugreifen, mein Leben zu lenken, zu verändern und mein Schicksal selbst mitzugestalten. Eines Nachts traf ich dann eine mutige Entscheidung, nämlich diese mir bevorstehende Chemotherapie nicht als Feind, als Gift, wie die Ärzte sie bezeichneten, zu sehen, sondern als meinen Verbündeten anzunehmen, als meinen besten Freund für eine gewisse Zeit. Und da ich um alle möglichen Nebenwirkungen wusste, die mir dieser Freund vielleicht einhandeln würde, gab ich ihm einen Namen. Ich wollte mich mit ihm vertragen können, sollte durch die Nebenwirkungen mal ein großer Streit ausbrechen. Ich nannte die Chemotherapie „Zellos". „Zel-„ für „Zelle", und „-los" für „loslassen". Dieser Name war nach einigen Wortspielen entstanden, und er gefiel mir. Zellos, mein Freund, würde also in mein Leben treten und mir helfen, die Krebszellen in mir aufzulösen.

Schenken Sie sich schöne Dinge, aber verschenken Sie nicht die Sicherheit, die eine Chemotherapie bieten kann.
*Prof. Dr. med. Wolfgang Janni*

"Jesus lädt uns ein, den Feind zum Freund zu machen, anstatt gegen ihn zu kämpfen (LK 14,31f.).
*Pater Anselm Grün*

Ich suchte den Frieden mit dem, was geschehen sollte, und mit dem Krebs in mir. Viele Ärzte und auch Angehörige raten uns Betroffenen zu kämpfen. Mir behagte die Kampfstrategie aber ganz und gar nicht. Kämpfen wir nämlich gegen Krebs – den Feind, der auch noch in uns drin ist, müssen wir siegen! Und wir müssen kämpfen ohne Unterlass, denn schließlich geht es um Leben und Tod. Siegen wir nicht, dann sterben wir. Wie groß wäre folglich die Erwartungshaltung? Wie groß der Stress?

Ich aber war insgesamt zuversichtlich und guten Mutes hinsichtlich dessen, was auf mich zukommen sollte. Mit dieser Einstellung vertrug ich wider Erwarten aller die gesamte Therapie recht gut. Die meisten schlimmen Nebenwirkungen, die man mir vorausgesagt hatte, traten so gut wie gar nicht auf. Und wenn doch einige spürbar wurden, dann suchte ich Rat bei meinen Ärzten, bei Selbsthilfegruppen, in Büchern und besonders in und mit mir selbst. Das funktionierte. Ich konnte während der ganzen Therapiezeit das Leben leben, überwiegend zu Hause bei meiner Familie sein und auch unvergesslich schöne Momente genießen. Diese Erfahrung war so ausschlaggebend, dass ich sie an andere Betroffene weitergeben wollte. Sie hat mich motiviert zu schreiben, und so ist mein erstes Buch „… und flüstere mir vom Leben" entstanden.

Eine positive Einstellung zur Therapie hilft, aktiv mit ihr umzugehen.

Seitdem mache ich mir jedes Medikament, das ich einnehmen muss, zum Freund. Ich werde aktiv und will wissen, was die Medikamente bewirken, und ich suche schneller nach Lösungen, wenn zum Beispiel Nebenwirkungen auftreten. Letztendlich breche ich dann auch eine Therapie nicht so schnell ab, sollte es mir unter ihr nicht so gut gehen.

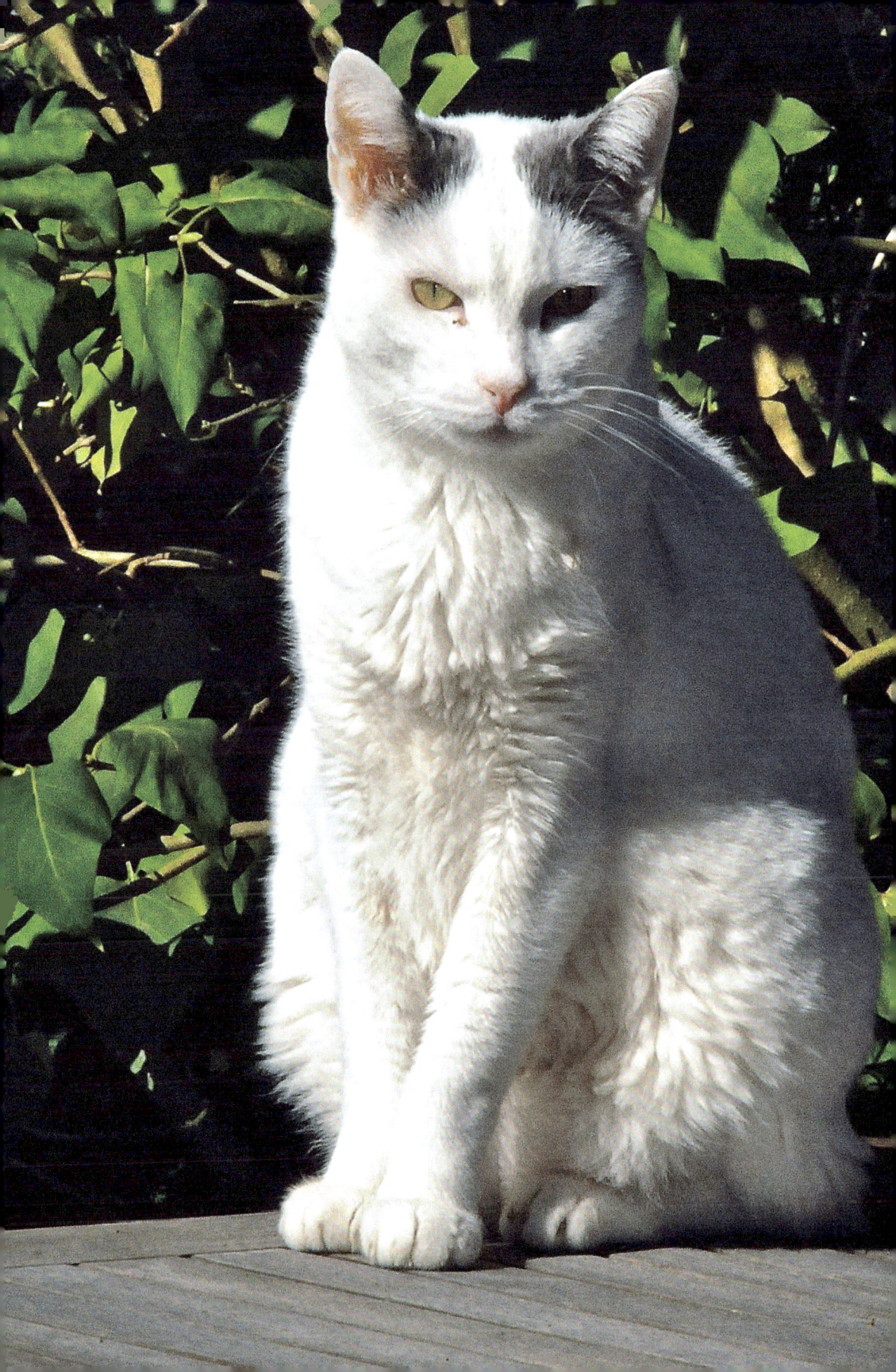

# Der Angst vor dem Rückfall begegnen

Erst am Ende der Therapie bekam ich große Angst vor dem Rückfall. Über Monate hatte ich den letzten Behandlungstag im Tumorzentrum regelrecht herbeigesehnt, und als es dann so weit war und ich die Klinik bis zum Nachsorgetermin für drei Monate verlassen durfte, wollte ich am liebsten wieder zurücklaufen – in die Sicherheit der medizinischen Versorgung. Mit der Zeit waren die Station, die Ärzte, Schwestern und Pfleger mein neuer Hafen in dieser größten Krise meines Lebens geworden, in dem ich mich fast schon ein wenig geborgen fühlte. Einfach abzuwarten, ob nun alles gewirkt hatte oder nicht, ob ich gesund werden oder ob der Krebs wiederkommen würde, das konnte ich mir überhaupt nicht vorstellen. Mit der Entlassung in den Alltag – nein, den gab es eigentlich gar nicht mehr –, mit der Entlassung in mein neues Leben begab ich mich auf die Suche nach Antworten auf meine immer wiederkehrende Frage: „Was kann ich selbst tun, um mich zu stärken?"

Geschwächt durch die Therapien und aufgrund des Wissens, wie hoch mein Rezidivrisiko war, wollte ich alles in meiner Macht Stehende tun, um einen Rückfall zu vermeiden und die Heilung zu unterstützen. Um alles auf der Welt wollte ich mich stärken, denn ich wollte doch leben, erleben dürfen, wie meine Kinder groß wurden. Dieser Herzenswunsch machte mich sehr empfänglich für fast jeglichen Rat gegen Krebs, den ich erhielt oder fand, sei es von Familienangehörigen und Freunden, sei es durch Apothekenzeitschriften, Frauenmagazine, Gesundheitsheftchen oder das Internet. Ein gigantischer Markt mit unüberschaubar vielen Angeboten für krebs-

Oft bildet die Klinik einen schützenden Hafen.

Nach der Akuttherapie scheint man in der Flut an Angeboten und Informationen zu ertrinken.

kranke Menschen tat sich mir auf. Völlig überfordert ertrank ich damals fast in dieser ungeheuerlichen Informationsflut. Welches Angebot war seriös und sinnvoll? Scheinbar unendlich viele lebenswichtige Fragen hetzten mich regelrecht durch den Tag und hinterließen in mir das Gefühl, allein und hilflos zu sein. Ich konnte nicht mehr schlafen und fühlte mich zusehends unsicherer. Ich machte den großen Fehler, damit anzufangen, mich selbst zu therapieren. Nachdem ich bei den Herstellerfirmen einzelner für mich interessanter Produkte angerufen hatte, um zu erfahren, was ich womit kombinieren und wie viel ich vom jeweiligen Mittel nehmen dürfte, schluckte, trank und aß ich mehrmals am Tag allerlei „Gutes gegen Krebs" – so glaubte ich zumindest.

Erst als ich ein halbes Jahr später über eine Adressliste der Gesellschaft für Biologische Krebsabwehr meinen lang ersehnten Experten und Lotsen fand, der meine körperliche Schwäche, aber auch meine Ängste erkannte und mich ernst nahm, endete dieser einsame Irrweg, auf dem ich lief. Endlich gab es einen Arzt – einen Onkologen und erfahrenen Experten auf dem Gebiet der Komplementärmedizin –, der mir zuhörte und mich verstand und behutsam einen „Behandlungsplan" für mich austüftelte. Damit nahm er mir eine große Sorge ab; endlich gab es jemanden, der sich um mich kümmerte, damit es mir besser ging.

Ein erfahrener Arzt, dem Sie vertrauen, kann zu einem wertvollen Anker für Sie werden.

Ich erinnere mich noch sehr gut, wie ich ihm bei meinem ersten Besuch besorgt meinen ganzen Ordner mit Blutwerten überreichte. Dabei hatte ich die Werte meiner weißen Blutkörperchen, der Leukozyten, auf einem Extrablatt noch einmal chronologisch aufgelistet. Der Wert war immer viel zu niedrig und lag weit unter dem Normbereich, und ich hatte deswegen große Angst, gar keine Abwehr gegen Infektionen und, schlimmer noch, gegen mögliche überlebende Krebszellen zu haben. Mein Arzt schaute auf den Ordner und bat mich Platz zu nehmen: „Am besten, darum kümmere ich mich in der nächsten Zeit. Ich habe das Gefühl, dass Sie sich mit Ihrem Blutbild unheimlich stressen. Es macht keinen Sinn, den einen oder anderen Wert verbessern zu wollen und sich damit unnötig unter Druck zu setzen. Vielmehr möchte ich, dass Sie ganzheitlich gestärkt werden, an Körper, Geist und Seele. Sollten Ihre Blutergebnisse wirklich Anlass zur Sorge geben, werde ich Ihnen das natürlich mitteilen."

*Gesundheit und Heilung bedeuten viel mehr als einzelne Blutwerte. Nicht das Labor ist wichtig, sondern Sie als Ganzes.*
*Prof. Dr. med. Wolfgang Janni*

Ich ließ mich darauf ein, denn die Sorge um die Werte hatte mein Wohlbefinden erheblich eingeschränkt. Fielen die weißen Blutkörperchen unter 2000, ging es mir vor Sorge richtig schlecht. Ich habe auch heute noch, 15 Jahre später, viel zu wenig Leukozyten. Aber diese wenigen Leukos sind gut in Form und beschützen mich schon so viele Jahre!

Die komplementäre Behandlung mit Zusatzstoffen, die mein Arzt mir empfahl, war insgesamt sehr übersichtlich. Sie bestand aus bestimmten Vitaminen (ich konnte nach der Chemo noch nicht alles essen), Spurenelementen (aufgrund meiner Schwitzattacken) und Enzymen, die ich schluckte, und dem Mistelextrakt, den ich mir spritzte. Damit wurde ich dann erst einmal ruhiger, denn die Suche nach ergänzenden Mitteln hatte endlich ein Ende gefunden, und ich konnte die gewonnene Zeit für andere Dinge nutzen. Meine körperlichen Beschwerden aufgrund der durch die Therapie hervorgerufenen Spät-Nebenwirkungen wie Müdigkeit, Vergesslichkeit, diffuse Knochen-, Muskel- und Gelenkschmerzen, die ich zunächst überhaupt nicht einordnen konnte, wurden allerdings durch diese Zusatztherapie nicht sofort behoben, ebenso wenig die damit einhergehenden Ängste, die mich plagten. Schmerzen, hier und da, produzierten häufig Furcht einflößende Vermutungen. Viele Male, häufig nachts, dachte ich in Panik: „Oh Gott, jetzt hast du wohl Metastasen."

Das wurde durch die besorgte Haltung der Ärzte nicht besser: „Ja, bei Ihrer Grunderkrankung … Da müssen wir erst einmal das Schlimmste ausschließen", hieß es immer. Dabei standen hinter meinen Schmerzen nie bösartige Veränderungen; sie waren „einfach" therapiebedingt.

*Unwohlsein und Beschwerden müssen kein Grund zur Beunruhigung sein, sollten aber behandelt werden.*

Immer wieder musste ich feststellen, dass es das alte Leben schlichtweg nicht mehr gab. Nicht nur, dass meine Seele und so mein ganzes Sein sich durch die Erkrankung und die Therapie verändert hatten, auch mein Körper war ein anderer geworden. Er verlangte von mir sehr viel Geduld und Verständnis. Und ich brauchte viel Zeit, um ihn verstehen zu lernen und um nicht mehr sofort in Panik zu geraten, wenn er neue Symptome „anmeldete". Mein Onkologe half mir dabei und ermutigte mich, meine Ängste zu „hören" und sie anzunehmen – denn sie durften sein! –, sie aber auch zu zügeln und meine Vernunft einzusetzen.

Angst gehört zu unserem Leben wie Freude, Trauer und Wut. Unsere Urangst ist sicherlich die vor dem Tod. Sie hat einige gute Seiten, denn sie kann und soll uns schützen. Aber es gibt auch unzählige Befürchtungen, die uns nur unnötig belasten. Und wenn überwie-

*Angst darf auch sein, sie gehört zum Leben.*

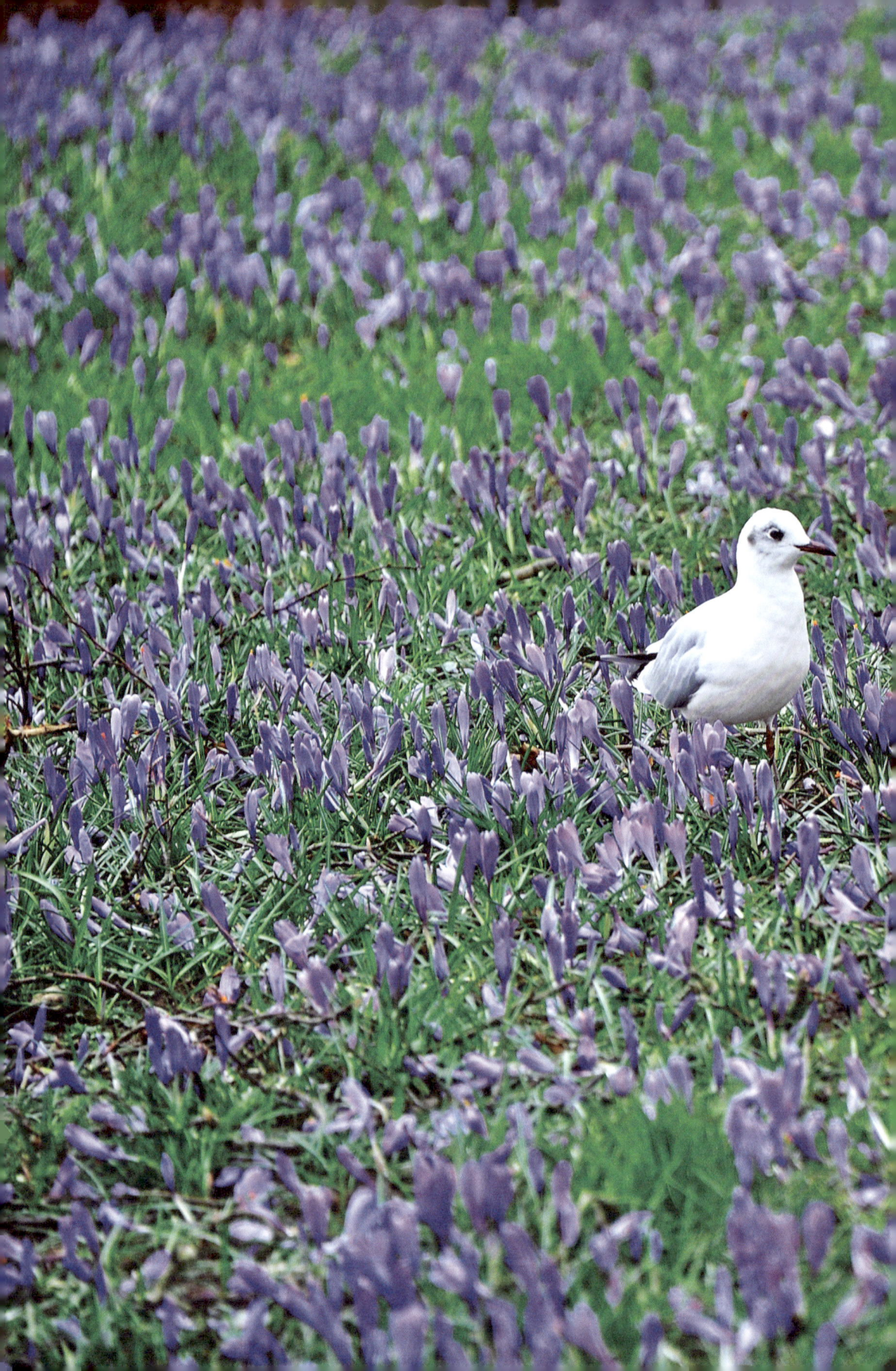

gend Furcht den Tag regiert, dann ist das bestimmt nicht gut. Bei einer Krebserkrankung fallen plötzlich so viele Ängste über uns herein – vor der Therapie, vor Schmerzen, vor körperlichen Veränderungen; Angst, den Job zu verlieren, vom Partner zurückgewiesen zu werden, davor, den Kindern die Wahrheit zu sagen, ... sterben zu müssen –, dass zahlreiche Patienten, aber auch deren Angehörige, das Gefühl haben, von ihnen erschlagen zu werden.

Sie sind dem Geschehen nicht hilflos ausgeliefert. Aktiv fühlen Sie sich besser.

Auch ich habe das manchmal so empfunden. Allerdings fasste ich immer wieder neuen Mut, stellte mich meinen Angstgefühlen, um einen weiteren Weg zu finden, sie zu überwinden. Kamen Ängste zuhauf, half es mir, meinen Tag gut zu organisieren, ihm eine Struktur zu geben. Ich machte Termine, erstellte To-do-Listen und hatte dadurch das Gefühl, nicht fremdbestimmt zu sein, sondern selbst bestimmen zu können. Das gab mir Selbstsicherheit.

In der Nachsorgezeit, als die Angst vor dem Rückfall mich doch stark zu bedrängen begann und ich die Erfahrung machte, dass es ganz und gar kontraproduktiv sein kann, jegliches Symptom sofort diagnostisch abklären zu lassen, wählte ich eine neue Strategie, damit es mir besser ging. Ich begann, mit der Angst zu sprechen. Und das tat mir gut. Als ich meine Selbstgespräche meinem Onkologen gegenüber erwähnte, bestärkte er mich darin. „Seien Sie gut zu sich selbst. Darin liegt eine große Heilkraft", fügte er hinzu und riet mir, weil ich seiner Meinung nach bereits auf einem guten Weg war, Eigenverantwortung für eine gesunde Lebensführung zu übernehmen. Zu einer ganzheitlichen Stärkung an Körper, Geist und Seele gehörten eine ausgewogene Ernährung, regelmäßige Bewegung, Auszeiten, Achtsamkeit, Langsamkeit und Selbstakzeptanz. Heute

Eigenverantwortung zu übernehmen stärkt.

weiß ich, wie wichtig und heilsam eine fürsorgliche Lebensweise ist. Sie gilt zunächst immer dem Tag, den sie zu bereichern vermag. Und dieser bestimmt auch das Morgen und das Übermorgen mit.

## Viele Ratschläge, der Alltag und ich

Damals, 1998, als ich erkrankte, empfahlen die Ärzte ihren onkologischen Patienten während und unmittelbar nach der akuten Behandlung körperliche Schonung und völligen Verzicht auf Sport. Nun, Sport habe ich keinen getrieben, aber mit meinen lebhaften Kindern zu Hause konnte ich mich auch nicht wirklich ausruhen. Längeres Verweilen auf der Couch war so gut wie gar nicht möglich, ich war immer in Bewegung. Im Nachhinein betrachtet war das wohl gerade das Richtige für mich, denn heute, auf Basis der aktuellen Studienergebnisse, lautet die Devise für Krebspatienten: möglichst regelmäßig bewegen, selbst, wenn die Therapie läuft. Stellt die an Brustkrebs erkrankte Frau heutzutage während ihrer Nachsorge die Frage, was sie denn Gutes für sich selbst tun könne, kommt in der Regel prompt der dringende Rat des Onkologen: „Bewegung, Bewegung, Bewegung!"

Kinder bringen einen besser auf Trab als jedes Sportprogramm.

Als in den letzten Jahren die heilsame Wirkung der Bewegung plötzlich in aller Munde war und in fast jeder Fachzeitschrift für Ärzte und in Gesundheitsforen darüber gesprochen wurde, wie sehr wir damit dem Krebs vorbeugen oder auch maßgeblich sein Wiederauftreten vermeiden können, wurde ich hellhörig und war sogar ein wenig beunruhigt. Ich fragte mich, ob ich denn genug für mich tat, schließlich hatte ich selbst nach 15 Jahren noch ein relativ hohes Rückfallrisiko. Bewegte ich mich ausreichend, oder sollte ich mehr Sport treiben? Da ich ausschließlich eine Schönwetterläuferin bin, meldete ich mich im Fitnessstudio an. Früher trainierte ich an Geräten, jetzt fand ich die Gruppenangebote mit Musik toll. Dreimal in der Woche hielt ich stolz wie Oskar mit den anderen mit, obwohl ich abends, wenn die fitten Zwanzigjährigen dazukamen, meine Mühe hatte durchzuhalten. Manchmal war ich so fertig, dass ich kaum mehr die Treppen hochkam und mir tagelang Gelenke und Muskeln wehtaten. Häufig war die Zeit für mein Training zwischen Job und den ach so vielen täglichen Verpflichtungen derart knapp bemessen, dass ich mich verschwitzt den nächsten Aufgaben zuwandte – ohne vorherige Dusche und Pause.

*Bewegung tut gut, aber man muss es nicht übertreiben.*

Innerhalb eines halben Jahres stellten sich wöchentliche, über mehrere Tage während Migräneattacken ein, und ich wurde immer schlapper. Besorgt fragte ich meinen Hausarzt, was die Ursache dafür sein könne. Obwohl ich doch so gesund lebte und regelmäßig Sport trieb, ging es mir immer schlechter. Er meinte, dass ich sehr wahrscheinlich viel zu viel arbeitete, und legte mir ans Herz, das Pensum zu reduzieren, sonst sei ich nicht mehr weit von einem Burnout-Syndrom entfernt.

Ich überlegte und fragte mich, was ich in den letzten Monaten verändert hatte. Ich ging alles durch: Das Arbeitspensum war seit vielen Jahren unverändert hoch, die Ernährung hatte sich nicht geändert, der Schlaf war wie immer eher schlecht als recht. Zu guter Letzt stieß ich auf den Sport. Der war neu! Ich schaute genauer hin, spürte mich in mein neues, seit sechs Monaten laufendes Be-

*Zuviel Sport ist Mord!*

wegungsritual hinein und sah: Wie gehetzt ich immer zum Training „rannte" und wieder nach Hause kam, wie sehr ich mich häufig anstrengte, um mit den anderen mitzuhalten. Natürlich! Viel zu viel, zu schnell, zu hastig, zu rastlos. Mir fiel es wie Schuppen von den Augen. Von heute auf morgen ging ich nicht mehr hin und machte eine regelrechte Bewegungspause. Kaum zu glauben, aber mir ging es ganz schnell wieder besser. Die Kopfschmerzen verschwanden schon nach einer Woche, so auch die akuten Gelenkbeschwerden, vor allem in Hüfte und Knie. Sehr bald war auch meine körperliche Schwäche wie weggeblasen. Da wollte ich mir mit einem zusätzlichen Bewegungsprogramm etwas Gutes tun und hatte genau das Gegenteil bewirkt! Dieses Training war schlichtweg zu anstrengend für mich gewesen.

> Bewegung ist gut und gesund - doch darf sie nicht in Stress ausarten.
> *Prof. Dr. med. Wolfgang Janni*

Natürlich wollte ich nun keine Couchkartoffel werden, denn ich hatte ja auch erfahren dürfen, wie positiv Sport sich auf Körper, Geist und Seele auswirken kann. Ich fand es nur ziemlich schwierig, eine gute Balance zu finden, die für mich geeignete und regelmäßige Bewegung in meinen Alltag zu integrieren, sodass alles passte. Mit der Zeit, durch Gespräche mit Physiotherapeuten und Experten und durch viel Experimentieren fand ich einen neuen Weg. Erst einmal beruhigte man mich, dass ich gar nicht Gefahr lief, eine richtige Couchkartoffel zu werden: Ich bewegte mich nämlich täglich schon recht viel, da ich kein Auto fuhr, alle Einkäufe zu Fuß erledigte und jeden Tag viele Treppen stieg, um in meine Wohnung im dritten Stock zu gelangen. Eigentlich benötigte ich nur noch ein Quäntchen mehr an Bewegung, und dieses Quäntchen sollte mir guttun und Freude bereiten. Und so entdeckte ich das Minitrampolin. Seit zwei Jahren steht nun ein kleines, ein Quadratmeter großes Tram-

> Zum Einkaufen laufen oder Treppen steigen ist auch Bewegung.

polin mit einem weichen Tuch in meinem Wohnzimmer. Auf diesem kann ich je nach Lust und Laune schwingen, joggen, tanzen und Bauch-Beine-Po-Übungen machen. Angeleitet wurde ich durch eine Physiotherapeutin. Wichtig ist, langsam anzufangen und erst einmal nur zu schwingen. Wenn ich darauf jogge oder tanze, höre ich Musik, und mir macht das richtig Spaß. Man weiß, dass durch das Schwingen auf dem Trampolin vermehrt Glückshormone freigesetzt werden. Tatsächlich ist meine Laune danach immer bestens. Übungen auf dem Trampolin wirken wie eine Ganzkörper-Lymphdrainage (durch Druck und Zug der Schwingung auf dem weichen Tuch), selbst mein Lymphödem an der Thoraxwand ist durch sie verschwunden; sie festigen die tiefliegenden Muskeln, stabilisieren die Haltung, sind ein sehr gutes Herz-Kreislauf-Training, beugen der Osteoporose vor und haben noch viele andere gute Auswirkungen auf den ganzen Menschen. Für mich ist diese gelenkschonende Bewegungsmöglichkeit ideal. Vor allem, da ich sie zu Hause und unabhängig vom Wetter machen kann.

Entscheidend bei der Suche nach der richtigen Bewegungsart ist, dass jeder seinen eigenen Weg findet, es gibt keinen allgemeingültigen Rat, kein Patentrezept. Und der Weg ist nicht immer geradlinig, er kann durchaus kurvenreich sein. Was habe ich nicht alles ausprobiert! Heute besuche ich wieder Kurse im Studio, aber nur die für mich bekömmlichen, wie zum Beispiel Yoga und Pilates, und ich mache Vibrationstraining auf dem Vibrafit. Das tut mir besonders gut, denn es löst meine Verspannungen. Ich habe gelernt, auf mich zu hören und ehrlich mit mir selbst zu sein. In dem Moment, in dem ich spüre, dass ich mich zu verbiegen beginne und nicht mehr in meinem eigenen Rhythmus lebe, korrigiere ich. Das ist wichtig,

*Als Bonus gibt es Glückshormone.*

> Tatsächlich muss das Bewegungsprogramm immer individuell und maßgeschneidert sein!
> *Dr. Freerk T. Baumann*

denn sonst verpasse ich diese wunderbare Chance, meinen Körper und auch meine Seele in der Bewegung zu erleben; ebenso das Echo, das Sport mir zu schenken vermag: Leichtigkeit, Lebensfreude, körperliche und psychische Stärke, weniger Schmerzen.

Ähnlich verhalte ich mich bei der Ernährung. Häufig werde ich gefragt, was ich von all den Ernährungstipps für krebskranke Menschen denn selbst umsetzen würde und ob täglich supergesunde Lebensmittel wie Kohl, rote Beeren, Fisch, Knoblauch, Ingwer, Zwiebeln usw. auf meinem Teller landen. „Ja und nein", antworte ich meistens.

Mit dem Wissen, was ich beim Einkauf der Nahrungsmittel und deren Zubereitung zu beachten habe, was ich bevorzugt verzehren oder eher meiden sollte – vor allem hinsichtlich meines erhöhten Rückfallrisikos –, stelle ich mir meine Mahlzeiten zusammen. Dabei versuche ich, meine eigenen Vorlieben und Abneigungen für und gegen manche Speisen in Einklang mit den Empfehlungen der Ernährungsexperten und mit meinem Magen und Darm zu bringen.

Die „richtige" Ernährung muss zum Alltag und den eigenen Bedürfnissen passen.

In den ersten Monaten der Nachsorge probierte ich aus lauter Angst vor einem Rückfall etliche Diäten aus, angefangen von der makrobiotischen Ernährung über die der Traditionellen chinesischen Medizin bis hin zur ayurvedischen Küche. Keine dieser Kostformen konnte ich über längere Zeit durchhalten. Die meisten Gerichte waren aufwendig in der Zubereitung, kosteten viel Geld und Zeit, schmeckten mir nicht besonders gut und bereiteten zu alledem noch meinem Verdauungssystem Probleme. Ich erinnere mich, dass meine Kinder mir beim wiederholten Auftischen eines Reisbreis mit gedünsteten Pflaumen irgendwann das Vögelchen zeigten und streikten. Sie wollten Apfelpfannkuchen mit Puderzucker! Das Schlimme an den Diäten war vor allem, dass ich nur noch mit Krebsgedanken einkaufen, kochen und essen konnte und ich unglaublich viel entbehren musste, etwa meine geliebte Schokolade oder Sahnetorte, Eis ... und mein Gläschen Wein. Beim Essen wurde es ernst und die Lebensfreude im Keim erstickt. Das war mehr als bedauerlich. Das Leben ist nämlich immer viel zu kurz – für uns alle.

*Bewusstes Essen ist auch bewusster Genuss.*
*Prof. Dr. med. Wolfgang Janni*

Heute esse ich alles, auch das Ungesunde! Der Unterschied zu früher – der Zeit vor meiner Krebserkrankung – besteht darin, dass ich von Ungesundem viel weniger und von Gesundem viel mehr verzehre. Durch das Erspüren, was Nahrung in meinem Körper bewirkt, was mich stärkt oder eher schwächt, mich schnell wieder hungrig werden lässt oder gut sättigt, mir Energie schenkt oder eher raubt, habe ich eine gute Balance finden können. Statt meines geliebten Nutellabrötchens frühstücke ich nun in der Regel einen warmen Frischkornbrei mit Früchten und vielerlei Nüssen. Das Gericht ist recht reichhaltig, da ich aber ziemlich schlank bin, ist es gerade richtig für mich. Es sättigt für den ganzen Vormittag und versorgt mich über viele Stunden mit reichlich Energie. Ich stopfe zwischen den Mahlzeiten nicht mehr alles Mögliche wie Gummibärchen, Schokolade oder Kekse in mich hinein, ohne überhaupt zu wissen, dass ich gerade esse. Nicht nur, weil das zumeist auch schädlich für die Zähne ist, sondern weil ich das eigentlich Kostbare dabei verpasse – das Essen nämlich. Ich möchte schmecken, was ich esse, und genießen. Und ich will mir dessen, was ich im Mund habe, kaue und runterschlucke, bewusst sein. Habe ich Lust auf Süßigkeiten, sei es ein Stück Kuchen mit Sahne, ein Riegel Schokolade oder ein Eis,

*Ob gesund oder sehr krank – die Freude am Essen muss einfach bleiben.*
*Hans Gerlach*

215

dann wähle ich hierfür einen Zeitpunkt, auf den ich mich richtig freue. Und wenn es so weit ist, zelebriere ich meine kleine „Sünde". Alkohol sollten wir, die an Brustkrebs Erkrankten, ja eher meiden, aber einen edlen Tropfen Rotwein gönne ich mir trotzdem ab und zu, wenn der Augenblick – bei einem guten Essen oder im Kreise von Freunden – regelrecht dazu einlädt, diesen zu kosten.

Kleine Sünden versüßen – in Maßen – das Leben.

Die Mitte zu finden ist sicherlich nicht einfach, aber es ist ratsam sie anzustreben. Mit dieser Strategie fahre ich ganz gut: Ich gönne mir Essensfreuden in gesundem Maße und habe zugleich viel Energie, eine gute Abwehrlage, gute Blutwerte, vor allem bezüglich der Blutfette, ich bin schlank und fühle mich wohl.

Es gibt natürlich auch viele „einfache" Möglichkeiten, die wir nutzen können, um uns zu stärken, die so gut wie gar nichts kosten – jedoch ein wenig Zeit und Disziplin erfordern – und vor allem so gut wie keine negativen Nebenwirkungen haben. Einige habe ich mir zu eigen gemacht, sie sind meine Rituale geworden, zum Beispiel das allmorgendliche Ölziehen: Dabei kaue ich kaltgepresstes Sonnenblumenöl, eine sehr schöne und für den ganzen Körper wohltuende Achtsamkeitsübung. Thymusdrüse klopfen, Gelenkmassagen mit heißem Öl, Atemreisen durch meinen Körper und Gedankenpflege ... – das sind meine ganz persönlichen kraftspendenden Übungen, die meinem Körper und meiner Seele guttun und die ich in meinem Buch „Dem Krebs davonleben – wir haben die Chance" ausführlich beleuchte. Diese Übungen und Rituale sind inzwischen Teil meines Lebens geworden, das sie auf vielfältige Weise bereichern.

Ratschläge für krebskranke Menschen gibt es reichlich – und deren Masse kann einen manchmal fast erschlagen. Allein die Empfehlungen in puncto Bewegung und Ernährung sind schnell zu viel des Guten. Vor allem dann, wenn wir nicht kritisch sind, das sichere Patentrezept suchen, Lösungen jetzt sofort wollen und uns selbst dabei aus den Augen verlieren. Nicht nur mir ist es so ergangen. Ähnliches schreiben mir viele Betroffene. Bei der Suche nach weiteren komplementären Behandlungsmethoden halte ich es für immens wichtig, einen empathischen Arzt oder Experten an der Seite zu haben, der sich auf diesem Gebiet gut auskennt und erfahren ist. Haben wir einen solchen nicht zur Seite, können namhafte Fachgesellschaften und Institutionen bei der Suche nach ihm behilflich sein; Adressen sind im Anhang des Buches aufgeführt.

*Eine kritische Sichtweise, Geduld und vertrauenswürdige Experten helfen weiter.*

## Die Antihormontherapie besser vertragen

Während der Antihormontherapie war ich lange Zeit auf der Suche nach Linderung der durch die Behandlung hervorgerufenen Nebenwirkungen. Viel zu früh wurde ich aufgrund der Therapie in die Wechseljahre hineinkatapultiert – und die Beschwerden waren sofort und massiv da. Ich hatte ständig derart starke Hitzewallungen mit sturzbachähnlichen Schweißausbrüchen, dass ich mehrfach am Tag meine klitschnasse Kleidung wechselte – in der Nacht das gleiche Theater. Manchmal musste ich gar meine Matratze wenden. Gegen diese Schweißausbrüche war kein Kraut gewachsen. Kein Mittelchen half. Das Sich-Dagegen-Wehren und Aufregen brachte auch nichts, im Gegenteil, dadurch wurde alles nur noch schlimmer, noch heißer. Letztendlich gab ich es auf, etwas dagegen tun zu wollen, und betrachtete diese Schwitzpartys als – Gratissaunen. Immerhin waren sie wohl reinigend, denn ich verlor dadurch reichlich Flüssigkeit und trank entsprechend viel Wasser. Meine Haut zumindest war prächtig, vielleicht dankte sie es mir. Ein Fächer, den ich immer bei mir trug, tat dann sein Bestes.

Schwitzattacke oder Gratissauna?

Viel schlimmer als die Schwitzpartys waren meine Gelenkschmerzen, sehr trockene Schleimhäute und die Schlaflosigkeit. Schlaflosigkeit – ja, früher hatte ich nie verstehen können, dass meine Mitmenschen darüber klagten. Jetzt konnte ich es! So schnell war auch sie nicht in den Griff zu bekommen. Manchmal, wenn ich gar nicht zur Ruhe kam, halfen mir vom Arzt verordnete Medikamente. Aber grundsätzlich war ich gegen Schlafmittel und suchte nach anderen Lösungen. Ich musste ganz neu lernen, wieder in den Schlaf zu finden. Gespräche mit Schlafexperten und viel selbst erdachtes Ausprobieren halfen mir letztendlich dabei. So erspürte ich, dass Rohkost am Abend dem Schlaf nicht gerade förderlich war, eher eine leichte warme Mahlzeit wie Suppe oder zu späterer Stunde ein paar Haferflocken mit Milch. Kaffee, Tee, Ingwerwasser waren ab 16 Uhr tabu. Am Abend noch ausgiebig Sport zu treiben verscheuchte bei mir ebenfalls jegliche Müdigkeit. Danach war ich immer hellwach.

Verbannen Sie Computer, Telefon und Fernseher aus Ihrem Schlafzimmer.

Als förderlicher zeigten sich hingegen Beschaulichkeit, Romantik, entspannte Gespräche, schöne Musik und leichte Lektüre – kein Fernseher im Schlafzimmer und auch keine mich groß anschauende Uhr auf meinem Nachttisch, die mich ermahnte, doch endlich zu schlafen, weil ich schon bald wieder aufzustehen hätte. Atemreisen durch meinen Körper verhalfen mir zum Einschlafen, ebenso waren sie eine große Hilfe, wenn ich des Nachts wach wurde. Mit warmen Füßen zu Bett zu gehen erwies sich ebenfalls als günstig, vor allem,wenn ich die Fußsohlen zuvor mit Lavendelöl eingerieben und ein paar Kuschelsocken übergezogen hatte, gerade im Winter. Das mache ich übrigens auch heute noch gern.

Meine Gelenkschmerzen an Füßen, Knien, Hüften, Schultern und Fingern waren sehr störend und energieraubend. Zeitweise glaubte ich, an Rheuma erkrankt zu sein. Besonders schmerzhaft waren die Fuß- und Fingergelenke, wenn ich sie eine Zeitlang nicht bewegt hatte. So lief ich nachts auf den Fersen, weil ich die Füße nicht mehr abrollen konnte. Morgens hatte ich Mühe, meinen Kindern die Schulbrote zu streichen, vor allem, wenn die Butter kalt und hart war – dann fiel mir das Messer aus der Hand. Ich wusste zunächst gar nicht, dass so etwas sein „durfte". Damals gab es noch keine großen Informationskampagnen für Patienten und Ärzte, schon gar nicht zum Thema „Abmilderung der Nebenwirkungen in der Antihormontherapie". So war ich ziemlich unaufgeklärt. Erst Jahre später erhielt ich die Information, dass all diese Symptome überwiegend von dieser Behandlung herrührten und sie kein Fortschreiten meiner Erkrankung oder eine neue Krankheit bedeuteten. Gegen meine Beschwerden erhielt ich Schmerzmedikamente. Diese halfen mir zwar, aber sie verursachten wiederum Magenbeschwerden, sodass ich auch dagegen noch Tabletten schlucken musste. Eigentlich ein Teufelskreis. Hätte ich nicht gewusst, warum ich diese Langzeittherapie durchführte – möglicherweise war sie für mich ja lebensrettend –, hätte ich vielleicht so manches Mal das Handtuch geworfen. Aus Studien weiß man, dass viele Frauen die Tabletten nicht regelmäßig einnehmen und etwa ein Drittel der Betroffenen die Therapie nach einem Jahr abbricht. Um das zu vermeiden, halte

*Wissen ist Macht – auch über Nebenwirkungen.*

*Viele Symptome sind Nebenwirkungen der Antihormontherapie und lassen sich behandeln.*

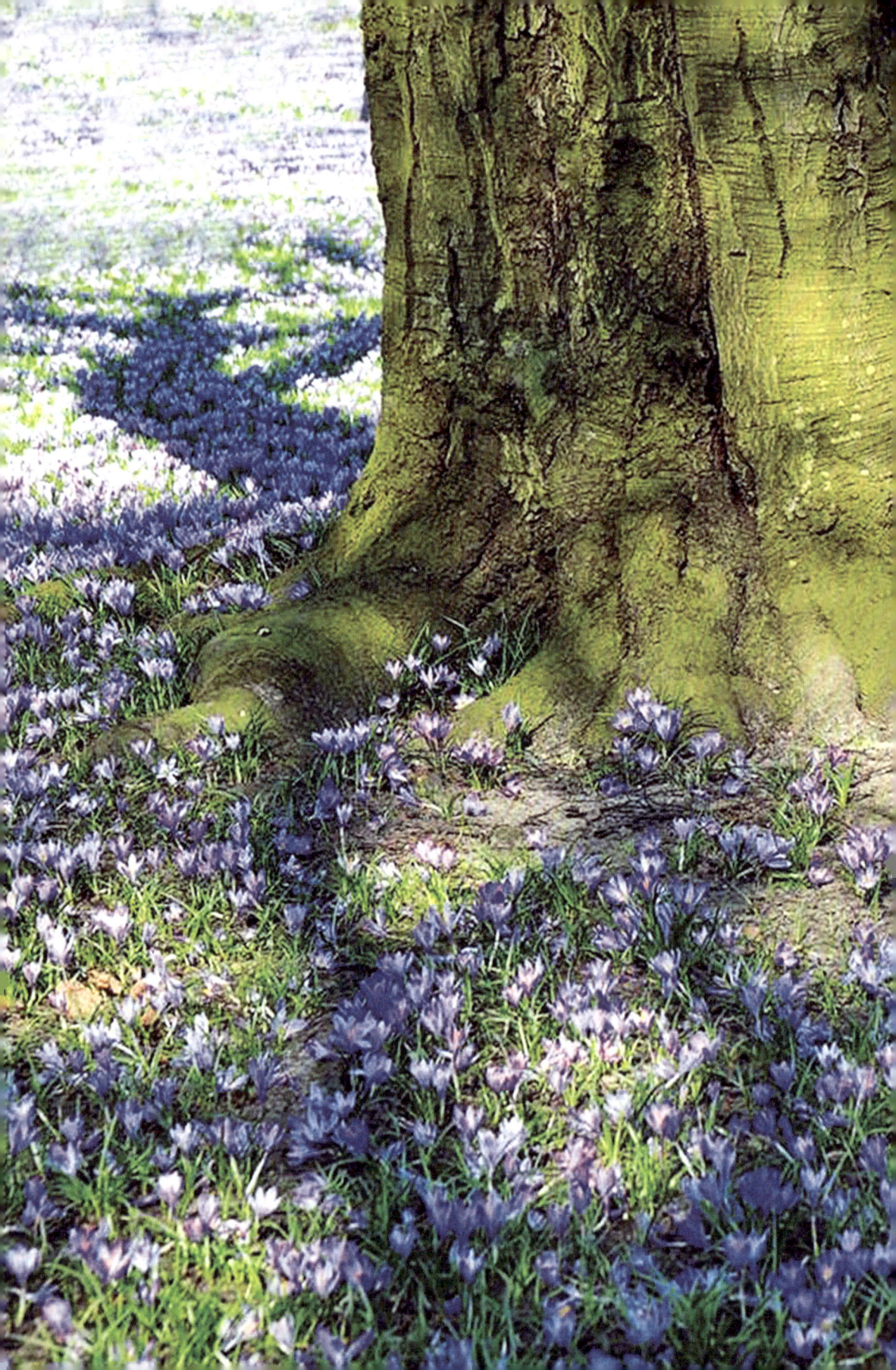

ich es für immens wichtig, dass wir Patientinnen hinsichtlich der
Wirksamkeit und auch der Nebenwirkungen dieser Therapie sehr
gut aufgeklärt und betreut werden. Und dass unsere Symptome und
Probleme ernst genommen und auch behandelt werden.

*Patientinnen haben ein Recht darauf, ernst genommen zu werden.*

Ich habe mit der Zeit einen guten Weg gefunden, die Nebenwirkungen in Schach zu halten, sogar zu lindern. Heiße Ölmassagen
für meine Gelenke waren sehr hilfreich, dafür erwärmte ich Sonnenblumenöl in der Mikrowelle und massierte damit die schmer-
zenden Stellen, bis es eingezogen war. Wenn ich Zeit hatte, legte ich
mich danach noch eine Weile hin und spülte dann alles mit warmem
Wasser wieder ab. Regelmäßige Bewegung war ein Muss, um der
Steifheit der Gelenke vorzubeugen und die Schmerzen abzuschwä-
chen. Mithilfe eines Therabandes (dehnbares Fitnessband) konnte
ich zu Hause täglich viele heilsame Dehn- und leichte Kraftübungen
durchführen. Auch ausgedehnte Spaziergänge oder schnelles Laufen fand ich hilfreich. Aufgrund der Schulter- und Nackenprobleme
kaufte ich mir ein spezielles Nackenkissen aus Tempur, das mich bis
heute auf allen Reisen begleitet. Das einzige Mittel, das ich zu guter
Letzt noch wegen meiner Gelenkbeschwerden und der trockenen
Schleimhäute schluckte und das mir half, war ein Enzymgemisch
aus Papain, Bromelain, dem Lektin aus der Linse und Selen (Das
Präparat beschreibt Prof. Beuth in seinem Beitrag über Komplementärmedizin ). Es hilft mir übrigens auch heute, meine Wechseljahresbeschwerden zu mindern.

*Oft hilft eine über-legte Kombinati-on verschiedener Maßnahmen beson-ders gut gegen Nebenwirkungen.*

Nicht alle Frauen, die eine Antihormontherapie durchführen, haben
oder leiden an den geschilderten Nebenwirkungen. Manche Frauen
berichten nur über ganz geringfügige Symptome, einige vertragen

diese Behandlung bestens und spüren gar keine unangenehmen Begleiterscheinungen. Jede ist einzigartig! Ebenso gibt es Patientinnen, die keine Antihormontherapie bekommen, in der Nachsorge aber ähnliche Symptome beschreiben – häufig bedingt durch die Langzeitnebenwirkungen der Chemotherapie.

Sollten Sie, liebe Leserin, eine Antihormontherapie erhalten und Nebenwirkungen verspüren, dann möchte ich Ihnen ans Herz legen, diese nicht einfach auszuhalten, sondern nach Lösungen zu suchen, gemeinsam mit Ihrem betreuenden Arzt. Wir haben immer die Wahl und müssen nicht erdulden, was geschieht. Und es gibt ja auch eine ganze Menge Möglichkeiten, die Beschwerden zu lindern. Ich sagte mir immer, dass ich auf jeden Fall einiges ausprobieren würde, um mir zu helfen, im Wissen, dass diese Behandlung vielleicht einen Rückfall zu vermeiden und mein Leben zu verlängern vermag. Doch ich war mir ebenso bewusst, dass ich letztendlich die Wahl hatte, mit der Zustimmung meines Arztes diese Therapie umzustellen oder gar zu beenden. Das bedeutete für mich Freiheit.

> Niemand muss Beschwerden einfach erdulden. Es gibt immer Linderungsmöglichkeiten.

## Über unsere inneren heilsamen Kräfte

„Als ich mich selbst zu lieben begann, habe ich mich von allem selbst befreit, was nicht gesund für mich war, von Speisen, Menschen, Dingen, Situationen und von allem, das mich immer wieder hinunterzog, weg von mir selbst. Anfangs nannte ich das gesunden Egoismus, aber heute weiß ich: Das ist Selbstliebe."
*Charly Chaplin an seinem 70. Geburtstag am 16. April 1959*

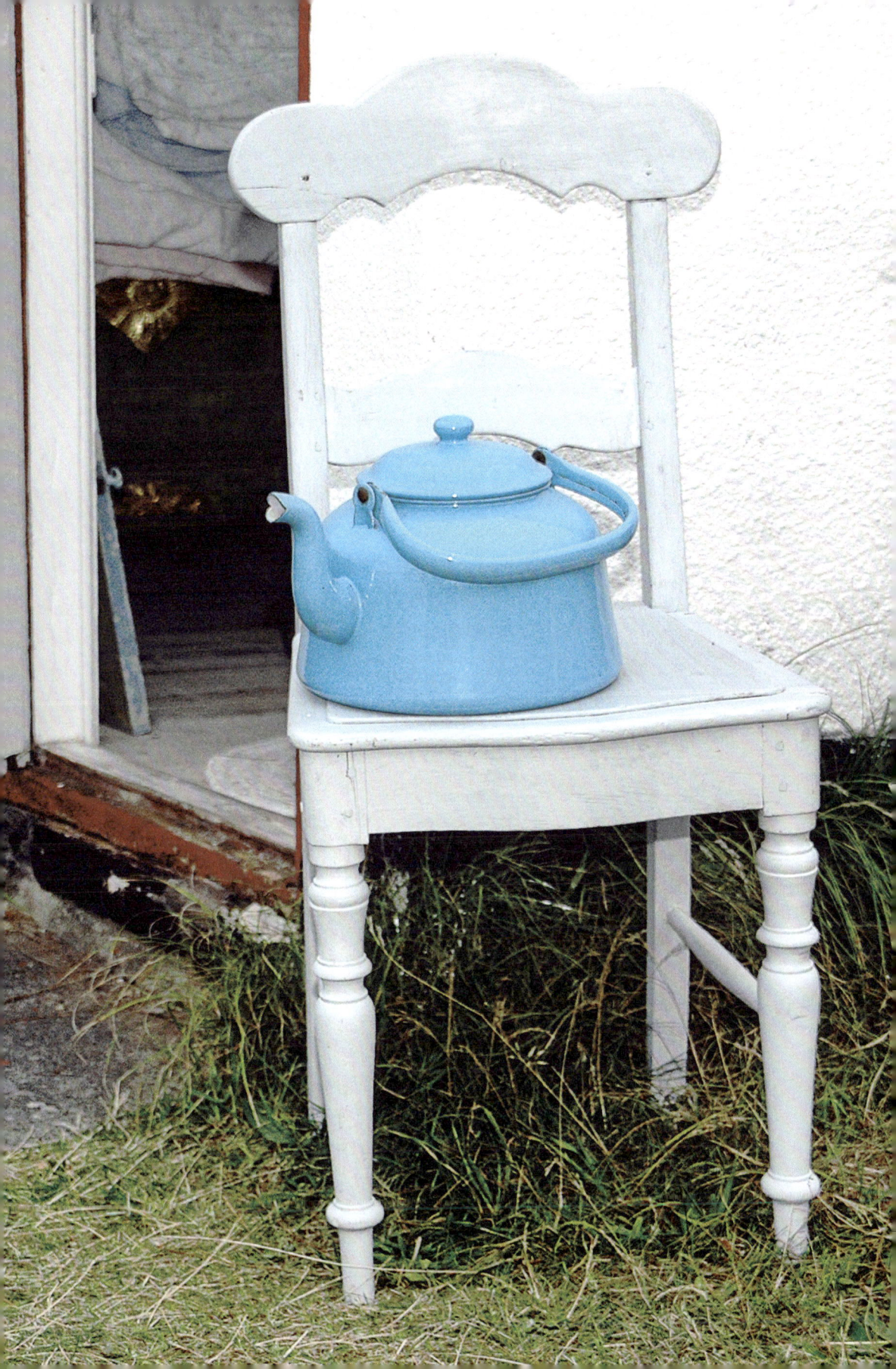

Es geschah nach dem zweiten Chemo-Kurs, Ostern 1998. Mein Haar fiel büschelweise aus. Das fand ich unheimlich, und immer wieder, wenn die Furcht mich übermannte, musste ich mich daran erinnern, dass nicht die Krebserkrankung Ursache des Haarausfalls war, sondern die Chemotherapie. So machte ich kurzen Prozess – auf einem Hocker in unserer Küche sitzend ließ ich mir von meinem Mann den Kopf kahl scheren. Für diese Zeit – mit Glatze –, die natürlich noch länger währen würde, hatte ich mir vorsorglich eine Perücke gekauft. Ohne Haare wollte ich mich weder sehen, ertragen noch meinen Mitmenschen begegnen. Mit einem klassischen Pagenschnitt stand ich vor dem Spiegel in meinem Schlafzimmer und betrachtete mich. Fremd kam ich mir vor. Wie verkleidet. Ich zupfte ein bisschen an meinem neuen Kopf herum. Jetzt saß die Perücke richtig fest, im Friseursalon war sie immer verrutscht – mit meinem dicken Haar darunter.

Perücke oder nicht? Wichtig ist, sich selbst annehmen zu können.

„Wer bist du – und wer bin ich?", hörte ich plötzlich eine Stimme in mir flüstern. Mir stockte der Atem. Geräusche um mich herum wurden leiser. Es gab gerade nur mich – ein befremdliches Gefühl. Die Stimme wartete nicht auf meine Antwort, sondern flüsterte weiter: „Bitte, sag mir, wann soll ich du sein und wann darf ich ich sein? Ich weiß, du magst dich ohne Haare gar nicht. Aber wenn du nicht sein willst, wie du gerade bist, musst du mit dem Pagenschnitt schlafen und duschen und du musst dich mit ihm durch den Sommer schwitzen. Willst du das? Willst du dich die ganze Zeit unter ihm verstecken? Hast du dich so nicht lieb?" Und die Stimme fragte weiter: „Würdest du eigentlich einem deiner Kinder eine Perücke überziehen, weil du es mit Glatze nicht mehr lieb haben könntest? Würdest du das tun? Jemals?" Und dann weinte sie. Tränen liefen mir über die Wangen. „Nein, das würde ich niemals tun", antwortete ich. „Niemals würde ich einem meiner Kinder eine Perücke überziehen, weil ich es ohne Haare nicht mehr lieb haben könnte. Niemals!" „Dann hab mich lieb", schluchzte meine Seele.

Das war der Moment, als ich begann, mich selbst liebzuhaben.

Ich zog die Perücke ab und fing an, mich langsam auszuziehen, bis ich nackt vor dem Spiegel stand. Mein Gott, war ich zerbrechlich. Zum ersten Mal seit den Operationen sah ich mich ganz: meine großen Narben, die vielen Verletzungen, spürte die Schmerzen, den Verlust und das Weh, das aus jeder Zelle widerhallte; sah meine großen Augen, die mich traurig und liebevoll zugleich anschauten. Es war, als würden sie mir wie zwei sich öffnende Tore einen Einblick in meine eigene innere Welt gewähren. Mein Innerstes wiederum lenkte meinen Blick zum Spiegel hin. Ich sollte hinschauen, mich anschauen. War ich jetzt eine andere? Nein, meine Füße waren dieselben, meine Waden und meine Oberschenkel ebenso. Von meinen Füßen war ich richtig gerührt. Ich hatte sie noch nie so bewusst betrachtet. Zum ersten Mal in meinem Leben nahm ich sie richtig wahr. Sie gefielen mir, und ich war froh, dass ich sie „hatte". Dieses Mich-Treffen vor dem Spiegel tat mir gut, sodass ich es als Übung täglich wiederholte. Wochen zuvor war mein Körper noch unversehrt gewesen, und natürlich hatte ich mir nach den Operationen und dem Haarverlust die Frage gestellt, ob ich denn „so" noch schön, weiblich und sexy sein würde. War ich so noch liebenswert? Ich lernte zu sehen, zu erkennen und wertzuschätzen, wer ich war und was mich ausmachte. Auf meine Fragen konnte ich allmählich antworten: „Ja, ich bin liebenswert, so wie ich bin. Ich bin einzig

Glauben Sie an sich: „Ja, ich bin liebenswert, so wie ich bin!"

und wertvoll, und ich habe mich selbst lieb, weil ich da bin, weil ich lebe." Meinem haarlosen Kopf und meinen Narben schenkte ich besonders viel Beachtung, ob mit wohlduftenden leichten Ölmassagen oder gedanklichen Streicheleinheiten. Ich sagte ihnen, dass ich auch sie liebhätte. Mir war klar geworden, dass Weiblichkeit nicht ausschließlich durch die Brüste und das Haar der Frau geprägt wird, sondern in ihrem ganzen Sein, ihrer Gestik, in der Intelligenz und ihrer Stimme schwingt. Wenn ich das selbst nicht so empfinden kann und meine Zweifel an meiner Weiblichkeit und Schönheit durch den Zuspruch vom Partner, von Freunden oder von den eigenen Kindern aufgehoben sehen möchte, verhallt dieser ohne Wirkung in mir. Ein Mann kann tausend Mal beteuern, dass er seine Frau schön und weiblich findet. Wenn sie sich selbst nicht so sieht, kommt die Botschaft nicht an!

*Weiblichkeit kommt von innen, sie liegt im ganzen Sein einer Frau.*

Mein Pagenschnitt landete übrigens sofort in der Spielzeugtruhe der Kinder. Nicht nur zu Karneval war er für meine Bande eine lustige Verkleidung. Ich trug während meiner Therapiezeit Glatze oder, um mich vor der Sonne zu schützen, einen Hut. Nachts schlief ich sogar in der Sommerzeit mit einer Baumwollmütze, weil ich durch meine vielen Schweißausbrüche am Kopf schnell fror. Sollte ich noch einmal mein Haar verlieren, würde ich mir sicherlich wieder eine Perücke kaufen, und diesmal würde ich sie auch tragen. Nicht, um mich darunter zu verstecken, sondern weil sie mich wie ein Schmuckstück zieren und vor Kälte schützen würde.

*Eine Perücke kann gut aussehen, die Stimmung heben und zugleich vor Kälte schützen.*

Meine innere Stimme, die der Wahrheit, Intuition und Liebe, wurde mein bester Freund und Ratgeber, und ihr Flüstern begleitet mich seit damals. Durch sie lernte ich mein wahres Ich kennen und ge-

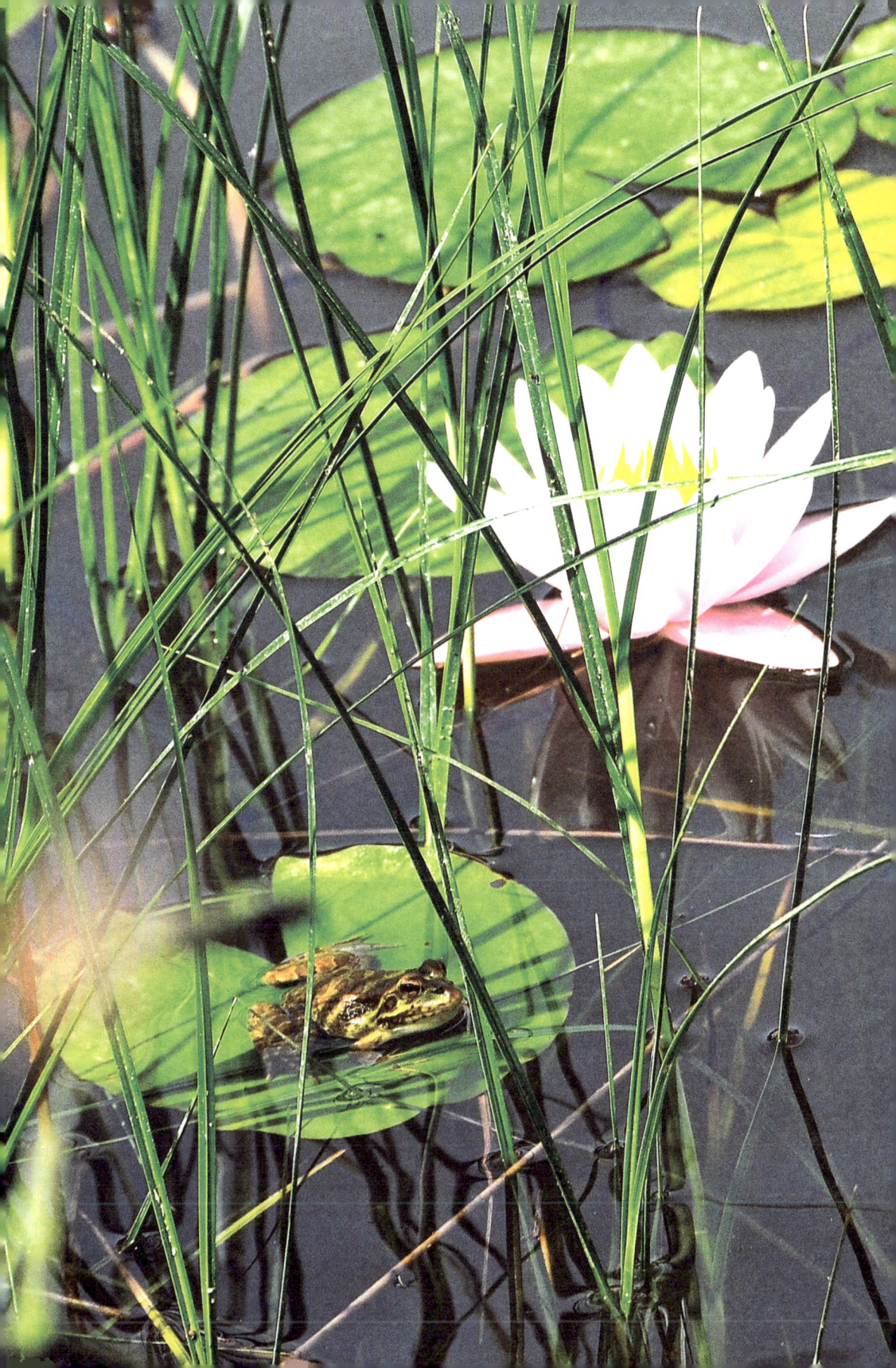

wann eine Selbstachtung, die ich vor der Erkrankung nicht hatte. Nie hatte ich mir selbst genügen können, häufig war ich unzufrieden mit meinem Körper und meinen Leistungen. Oft hatte ich mich getadelt und war sehr hart zu mir selbst gewesen. Wann war ich mal stehen geblieben, um mir ein Lob zu schenken? Gar nicht! Als trauriges Schauspiel betrachte ich heute mein damaliges Perfektionsstreben. Aber die Krise brachte Wandlung. Ich fand heraus, was ich wirklich mochte, womit ich meine Zeit verbringen wollte, was mir wichtig war, und ich sah viele Dinge aus einer ganz anderen Perspektive. An diesem Punkt erkannte ich auch, was ich in meinem Leben ändern, für mich besser machen wollte, wie ich mir Gutes tun und meine Heilung unterstützen konnte. Mir wurde klar, dass ich nicht perfekt sein musste, auch Fehler machen durfte und trotzdem immer wertvoll und einzig bleiben würde. Ich darf mich lieb haben, so bedingungslos, wie ich meine Kinder liebe.

*Die Erkrankung kann eine Chance sein, sich selbst lieben zu lernen.*

Dieses liebevolle Gespür für mich selbst veränderte mein ganzes Leben. Meine Gefühlswelt, mein Denken und Handeln, somit auch alles um mich herum; es beeinflusste jeden Augenblick und folglich meine Zukunft bis zum heutigen Tag. Eine vorher nie erkannte Lebensfülle eröffnete sich mir. Suchte ich früher Glück, Zufriedenheit, Freude und Liebe ausschließlich in der Außenwelt, so weiß ich heute, dass diese Fülle in mir selbst bereits vorhanden ist; wie eine nicht versiegende Quelle ist bereits alles in meinem Innersten. Heute möchte ich von ihr abgeben, sie mit anderen teilen. Und ich spüre: Liebe zieht Liebe an.

*Des Lebens ganze Fülle liegt in Ihnen.*

Während des Tages gönne ich mir regelmäßige Auszeiten. Diese verlangen gar nicht viel Zeit. Sicherlich, manchmal schließe ich meine Augen und versuche einfach ein wenig tagzuträumen, oder ich lege mich hin, wenn es die Zeit und Örtlichkeit erlauben. Und natürlich gehören zu den Auszeiten der Sport, das gemeinsame Essen mit meiner Familie, Ausgehen und Freunde treffen. Aber da gibt es auch noch die kurzen und wohltuenden Pausen, wenn ich lediglich meine Achtsamkeit darauf konzentriere, eins zu sein mit dem, was gerade ist, was ich gerade tue, wo ich mich befinde und was ich spüre. Ich unterbreche zum Beispiel für einen kurzen Moment meine Handlung, ob beim Schreiben, beim Einkauf, während des Essens oder auf Reisen, halte einen Augenblick inne und versuche nur zu sehen, was ich sehe, zu riechen, was ich rieche, zu spüren, was ich spüre – ohne zu bewerten. Dadurch fühle ich mich geerdet und gleichzeitig im Fluss der Dinge. Manchmal meldet sich dabei die innere Stimme und sagt mir, was jetzt gut für mich wäre: Langsamkeit, mehr Achtsamkeit; oder sie erinnert mich daran, mit der Arbeit aufzuhören und eine Pause einzulegen, an die frische Luft zu gehen, einen Apfel zu essen, in den Himmel zu schauen, ein Glas Wasser zu trinken, eine Dehnübung zu machen, mich zu bewegen … Dieses mehrmalige tägliche Innehalten von Augenblick zu Augenblick ist mir eine große Hilfe, die Zeit bewusster wahrzunehmen, das Gefühl zu haben, lebendig zu sein, mich selbst nicht zu vergessen und gut für mich zu sorgen. Ich habe dieses Pausenritual durch die Achtsamkeits- und Atemübungen wie auch die Meditationen während meiner Krebserkrankung gelernt, und ich bin dankbar und froh über das nachhaltige heilsame Echo.

Wenn ich abends zu Bett gehe, tut es mir gut, die positiven Momente des Tages Revue passieren zu lassen. Dieses Erinnern an schöne Begebenheiten nenne ich auch „Schätze-Sammeln". Jeden Tag sind

*Achtsamkeit hilft, die innere Stimme besser zu hören.*

*Für sich in der Nachsorge zu sorgen heißt auch, mit sich achtsam zu sein und sich Pausen zu gönnen.*
*Prof. Dr. med. Wolfgang Janni*

es andere schöne Erlebnisse. Diese Übung vermag mir eine innere Geborgenheit zu schenken, lässt mich zufriedener und entspannter einschlafen und am nächsten Morgen positiver gestimmt wieder aufwachen. Negative Erlebnisse des Tages versuche ich vor der Abendruhe zu verarbeiten oder auf den nächsten Tag zu verschieben.

Das mag nun vielleicht alles sehr perfekt klingen. So, als wäre ich immer in meiner Mitte und hätte für alle Lebenssituationen, vor allem die Krebserkrankung, eine gute Lösung. So ist es aber nicht. Es gibt auch Tage, da lebe ich in meinen alten Strukturen: Plötzlich ist das Bestreben, perfekt sein zu wollen, wieder da, oder ich bin zu eitel, zu selbstkritisch, zu pessimistisch, zu disziplinlos – bin unzufrieden mit mir selbst, gehe nicht zum Sport, esse zu viel Süßes, arbeite zu lange … Manchmal „erwischen" mich meine Kinder dabei und sagen schmunzelnd: „Ja, ja, Mama, hast du in einem deiner Bücher nicht geschrieben, dass du gerade das abgelegt hast?" Ich erwidere: „Tja, ich bin eben nicht perfekt." Ich habe natürlich auch Schwächen. Die kenne ich mittlerweile sehr gut, und ich habe auch sie liebgewonnen, denn sie gehören ja zu mir. Und manchmal tun die „Schwächen" auch richtig gut, wie zum Beispiel Schokolade zu essen oder richtiges Faulenzen. Meine innere Stimme hilft mir durch fürsorglichen Rat, Zuspruch und Kritik, nicht von meinem Weg abzukommen, und erinnert mich, meine Rituale nicht zu vergessen. Sie ist mein treuester Begleiter, der mir hilft, dass ich mich selbst nicht aus den Augen verliere und im Leben zufrieden bin.

Die gute Mitte finden … Natürlich liege ich mal etwas darunter oder darüber. Jeder Tag ist neu, einzig und viel zu kostbar, um sie immer genau treffen zu wollen. Und mit jedem Tag empfinde ich mich

*Achtsamkeit erschließt Ihnen die Schönheit des Augenblicks.*

*Nobody's perfect!*

auch immer wieder neu und anders. Aber die stete Pflege dieser Balance – mit Neugier, Wissen, Achtsamkeit, Eigenverantwortung und Fürsorglichkeit zu sich selbst – vermag Heilung und Lebensfreude zu schenken.

Wer die gute Mitte finden will, ist bereits auf einem heilsamen Weg.

Einen unermesslichen Schatz habe ich in mir finden dürfen – meine innere Stimme, die meine Seele ist. Ich weiß, dass mich noch weitere große Lebenskrisen treffen werden, aber ich werde niemals mehr alleine sein, denn sie wird mich immer begleiten.

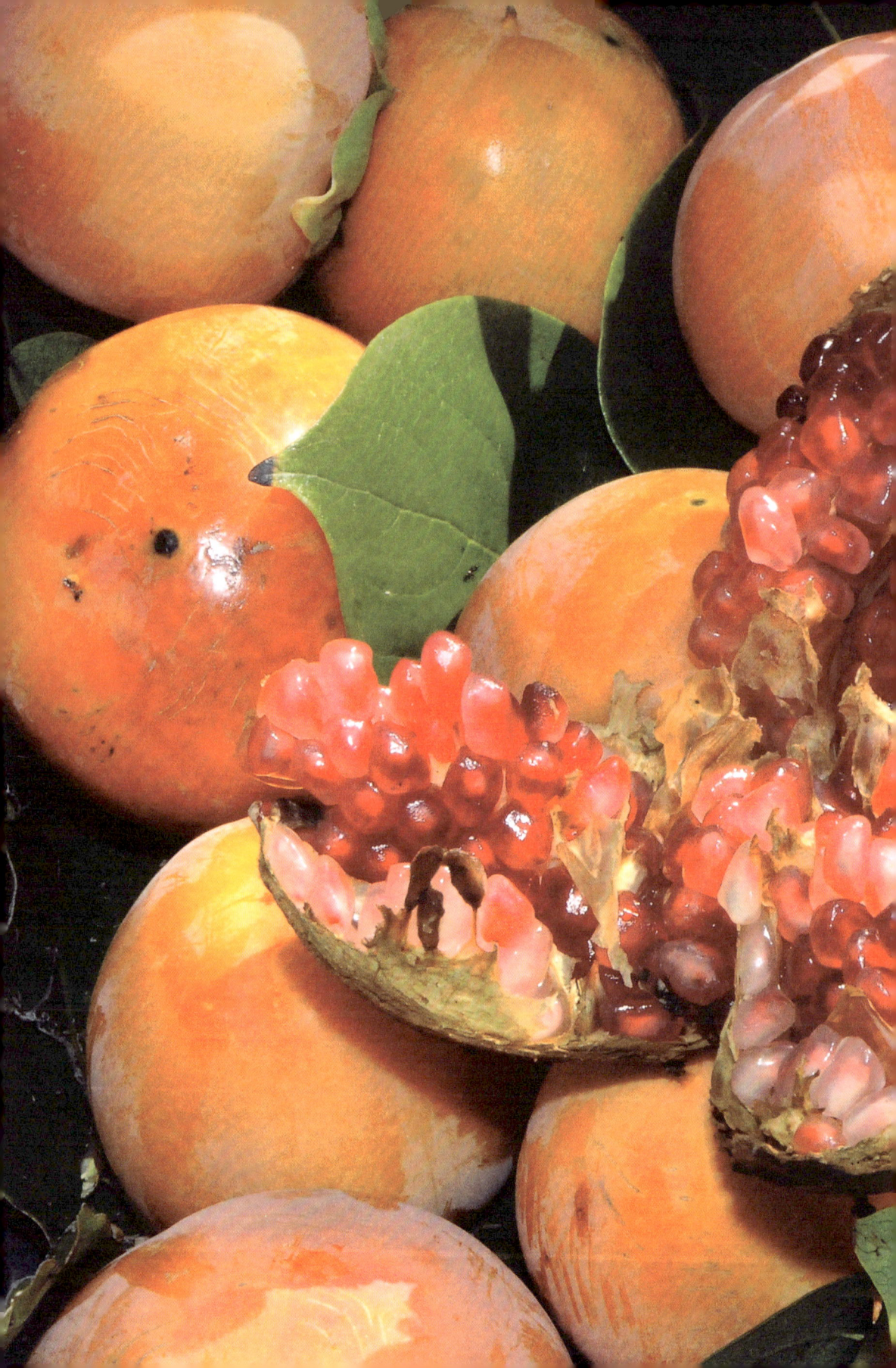

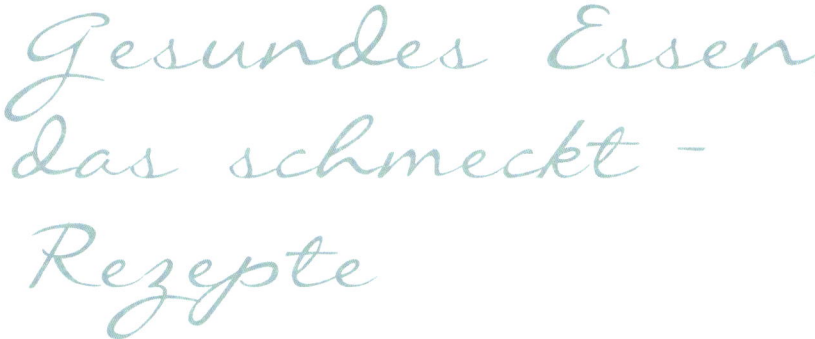

# Gesundes Essen, das schmeckt – Rezepte

Hans Gerlach

„Gutes Essen hält Leib und Seele zusammen" – eigentlich sollten wir alle uns bewusst ernähren, auf eine Weise, die unsere Gesundheit fördert und unser Wohlbefinden steigert. Doch in der Hektik von Beruf und Haushalt scheinen oft andere Dinge wichtiger zu sein als gutes Essen. Und so gewinnt diese alltägliche Erkenntnis vielleicht erst nach einer Krise wie einer Krebserkrankung eine neue, ganz unmittelbare Bedeutung.

Während und nach der Krankheit ist es vor allem wichtig, leicht zu essen und das Essen zu genießen – mit etwas weniger Fleisch, als es die meisten von uns gewöhnt sind, wenig Fett und frischen Zutaten. Mit ein paar guten Anregungen für die aromatische Küche ist das eigentlich recht einfach. Doch nur, wer wirklich selbst kocht – alleine oder mit Freunden und Familie –, kann über alle Inhaltsstoffe seines Essens selbst bestimmen.

Für sich zu kochen kann auch bedeuten, für sich zu sorgen. Genießen Sie das gesunde Essen!
*Prof. Dr. med. Wolfgang Janni*

Dabei sind die Möglichkeiten so vielfältig, dass wir in unseren Rezepten vor allem Zutaten vorschlagen, die als besonders gesund und krebshemmend gelten. Ob Himbeeren, Kurkuma oder Brokkoli wirklich Krebs bekämpfen können, wissen wir noch nicht genau – aber viel Obst und Gemüse zu essen ist ganz sicher der richtige Weg zu mehr Genuss und zu einem anregenden und gesunden Leben. Neben den physiologischen Aspekten des Essens haben Kochen und Essen auch psychologisch bedeutsame, für mich fast spirituelle Aspekte: Alle Wahrnehmungen in der Küche sind archaisch und direkt. Es duftet und brutzelt, Teige fühlen sich samtig an oder trocken. Saucen schmecken scharf, sauer oder salzig. Viele der Tätigkeiten beim Kochen werden immer wieder wiederholt, fast wie ein Gebet oder ein Mantra. Und ähnlich wie eine „normale" Meditation wirkt auch das Kneten des Teigs, das Schneiden des Schnittlauchs, die Beobachtung der Brühe. Der Geist kommt zur Ruhe, und wir können die Wirklichkeit wieder bewusst und ohne Filter erleben. Das ist ein gutes Gefühl. Für alle. Zum Beispiel kann Kochen auch für alle „Bildschirmsitzer" ein Weg sein: von der virtuellen Welt zurück ins reale Leben.

*Der Genuss liegt nicht nur im Essen, sondern auch im Zubereiten.*

Die folgenden Rezepte funktionieren natürlich sehr gut, wenn Sie sie ganz genau befolgen, Sie können sie aber auch Ihren Wünschen und Bedürfnissen anpassen: Ersetzen Sie ein Gemüse durch ein anderes, kochen Sie ein Mittagessen abends, kombinieren Sie Dessertvorschläge mit anderen Rezepten. Sie selbst wissen am besten, was Ihnen guttut, schmeckt und was Sie gerne zubereiten.

## Viel Spaß mit unseren Anregungen für eine neue Küche!

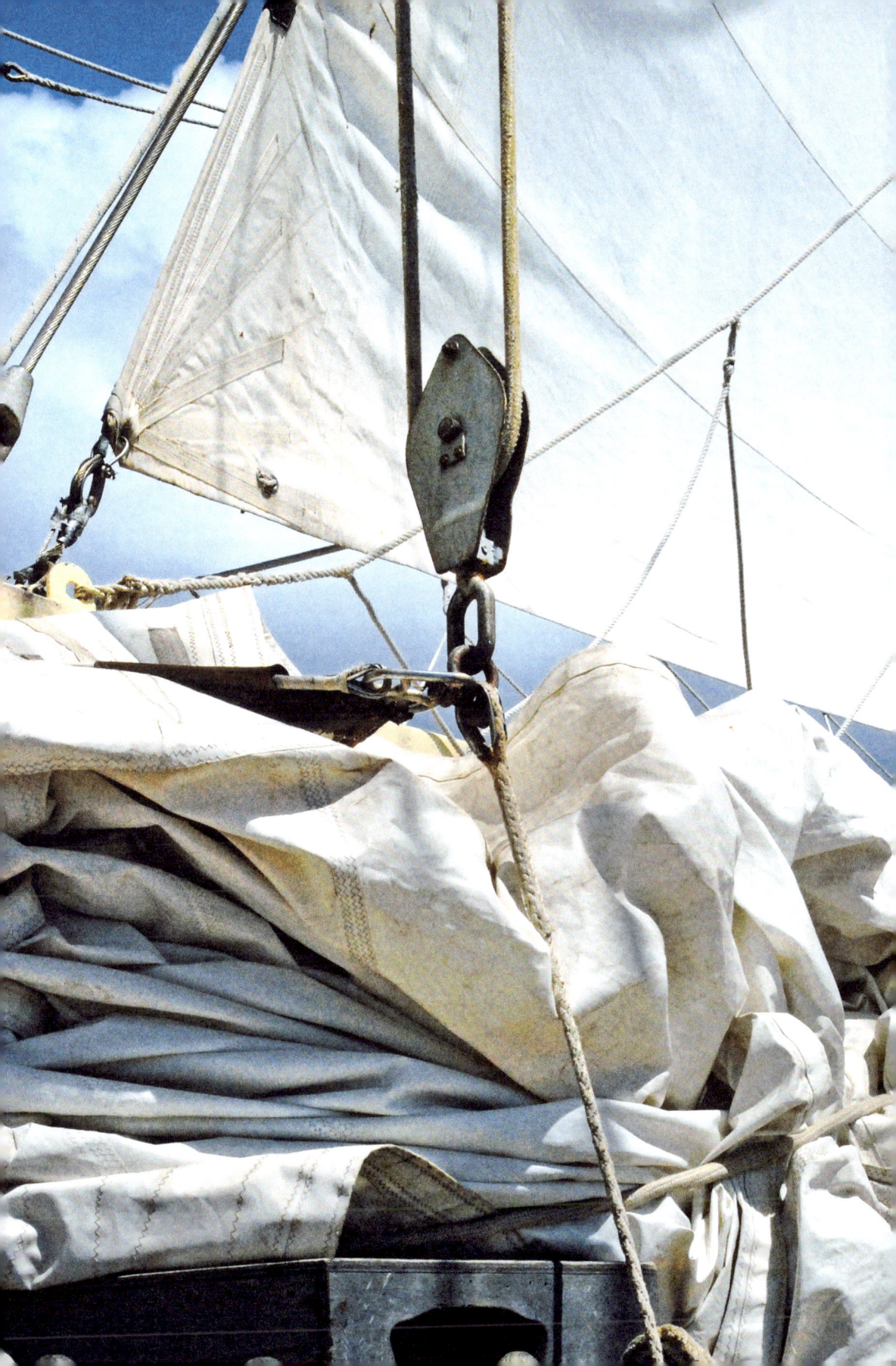

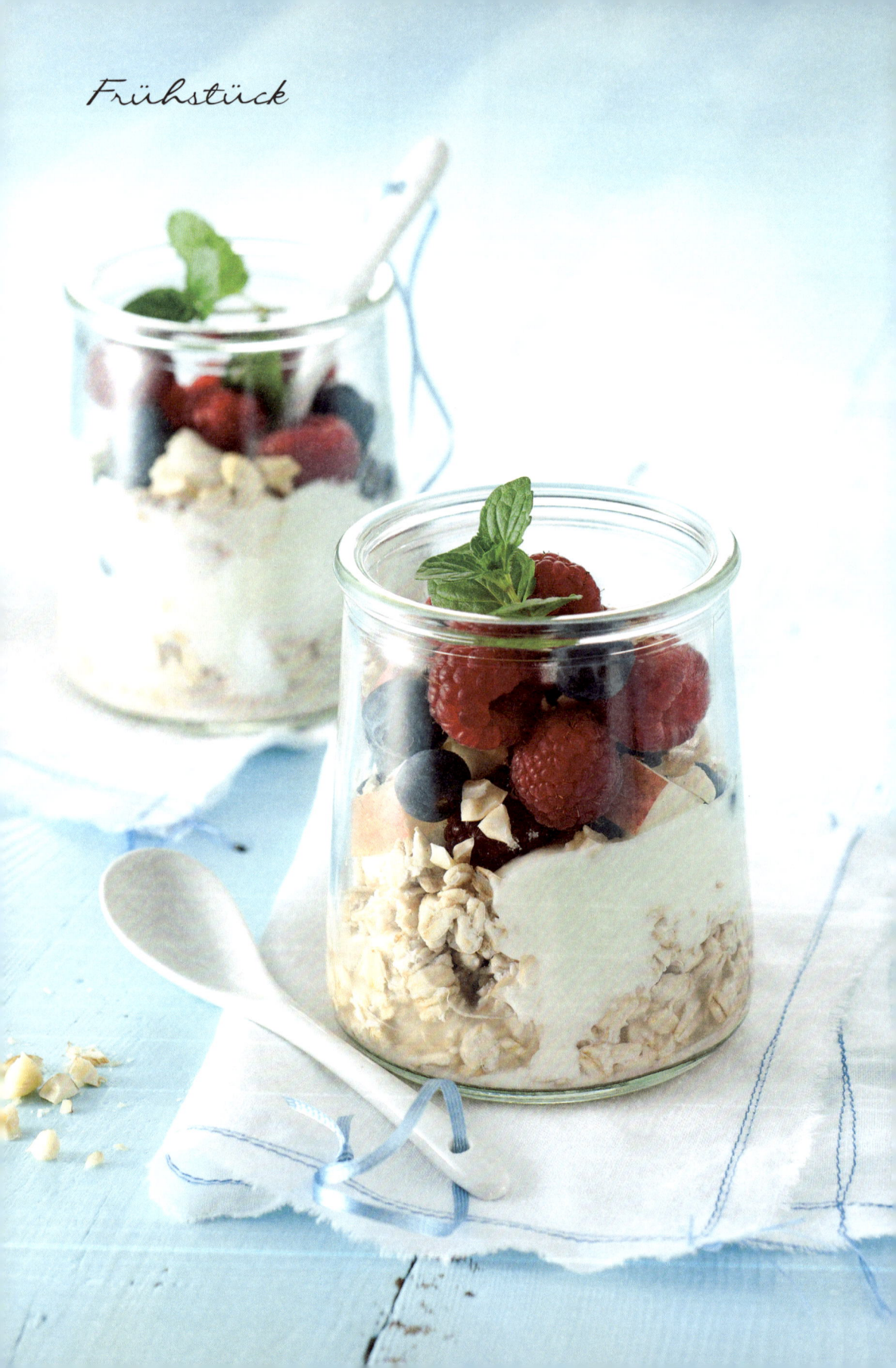

# Haferflocken mit Früchten und Joghurt

**Zutaten für 1 Person**
75 g Haferflocken*
100 g frische Früchte oder
  Fruchtmus
100 g Joghurt (1,5 %)

1 TL gehackte Nüsse (z.B. Hasel-
  nüsse, Mandeln oder Walnüsse)
1 Minzblatt
*Zubereitung: 5 Minuten*

Haferflocken in warmem Wasser einweichen (ein paar Minuten Quellzeit reichen aus – wenn die Flocken aber über Nacht quellen, werden sie besonders bekömmlich). Mit Früchten, Joghurt, Nüssen und dem Minzblatt anrichten.

*Wer oft Haferflocken zum Frühstück isst, kann auch ganze Hafer-körner in einer Flockenquetsche frisch quetschen. So schmecken die Flocken besonders gut, sind allerdings auch etwas schwerer ver-daulich.

# Vollkornbrot mit Frischkäse und Konfitüre

**Zutaten für 1 Person**
100 g Vollkornbrot
50 g Frischkäse (20 %)
30 g Konfitüre, Gelee oder
  Honig

200 g Obst der Saison, z.B.
  Beeren, Birnen, Mandarinen ...
*Zubereitung: 5 Minuten*

Das Brot in Scheiben schneiden, mit Frischkäse und Konfitüre be-streichen. Mit Obst anrichten.

# Mandarinengelee

Konfitüren und Gelees können Sie leicht selber kochen, verwenden Sie dafür Gelierzucker 3plus1 oder ein Geliermittel für ein Frucht-Zucker-Verhältnis von 3:1.

**Besonders fein ist ein Mandarinengelee:**

1 2 kg Mandarinen heiß waschen, abtrocknen und die Schale von 2 bis 3 Früchten abreiben. Mandarinen halbieren, den Saft auspressen. Das Fruchtfleisch aus dem Auffangsieb der Saftpresse noch einmal kräftig durch ein feines Sieb drücken, um auch den letzten Tropfen Saft aufzufangen. Insgesamt sollten es 700 ml sein.

2 Mandarinensaft und -schale mit Geliermittel und Zucker in ein hohes Gefäß füllen und nach Packungsanweisung 1 Minute mixen. Kochen, bis die Gelierprobe gelingt: Dafür ganz einfach den Kochlöffel aus dem Topf heben und kurz warten: Wenn ein Tropfen am Löffel zu gelieren beginnt, ist das Gelee fertig. Die Zeiten variieren je nach Geliermittelsorte etwas, bitte beachten Sie die Packungsanweisung.

3 Das Gelee in heiß ausgespülte oder ausgekochte Schraubdeckelgläser füllen und sofort verschließen.

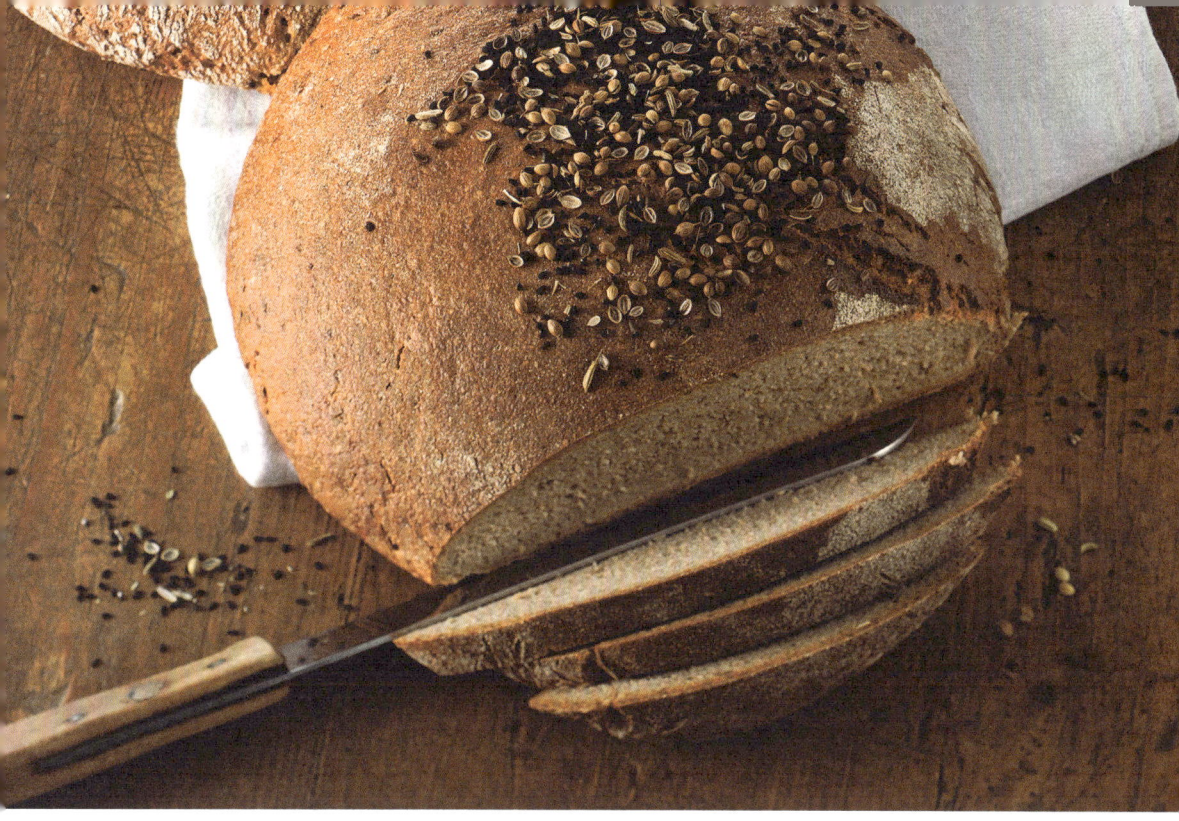

# Vollkorn-Krustenbrot – selbst gemacht

**Zutaten für zwei 1-kg-Laibe**
etwa 100 g Anstellsauer
  (Für das 1. Brot vom Bäcker,
  danach haben Sie Ihren eigenen
  Sauerteig)
900 g Vollkorn-Roggenmehl
450 g Vollkorn-Weizenmehl

1 Päckchen Trockenhefe
30 g Salz
3 EL grob zerkleinerte Gewürz
  samen, z.B. je 1 EL Koriander-,
  Nigella- und Fenchelsamen
*Zubereitungszeit: 20 Minuten, Back-*
*und Ruhezeit: rund 20 Stunden*

1 Anstellsauer hochfahren: Das Glas aus dem Kühlschrank nehmen, 1 EL Roggenmehl und 2 EL lauwarmes Wasser zugeben
   und an einem warmen Platz 3 bis 6 Stunden stehen lassen, bis der
   Teig sichtbar arbeitet: Es schäumt.

2 350 ml lauwarmes Wasser (ca. 35 Grad), 350 g Roggenmehl und 50 g Anstellsauer mischen. Den Vorteig mit einem Tuch und einer Plastiktüte zudecken und bei 20 bis 25 Grad etwa 15 Stunden reifen lassen. Das geht zum Beispiel gut im ausgeschalteten Backofen, wenn das Backofenlicht brennt und auf diese Weise wie eine ganz schwache Heizung wirkt.

3 1 großen EL Vorteig abnehmen, mit 1 EL Roggenmehl und 2 EL Wasser in einem sauberen Glas verrühren und kalt stellen – das wird der neue Anstellsauer fürs nächste Mal.

4 550 ml Wasser, restliches Roggenmehl, restlichen „alten" Anstellsauer, Weizenmehl, Hefe, Salz und die Hälfte der Gewürze mit dem Vorteig verkneten. Den Teig etwa 10 Minuten in einer robusten Küchenmaschine oder mit den Händen kneten (der Teig klebt, das macht aber nichts). Den Teig 30 Minuten ruhen lassen. Anschließend auf einem mit Roggenmehl bestäubten Brett zu zwei runden oder ovalen Laiben formen, dabei den Teig ebenfalls mit Mehl bestäuben. Laibe in zwei mit Roggenmehl bestäubte Gärkörbe setzen (oder zwei flache Schüsseln jeweils mit einem Tuch auslegen und mit Roggenmehl bestäuben). Mit einem Tuch zudecken, Plastiktüte locker darüberlegen und auf die 1,5-fache Größe aufgehen lassen – das dauert 60 bis 90 Minuten.

5 In der Zwischenzeit den Backofen auf 280 Grad (ohne Umluft) vorheizen, dabei ein Blech direkt auf den Ofenboden legen, ein zweites Backblech (noch besser: einen Backstein) auf die unterste Schiene schieben. Und wichtig: ein drittes Backblech (oder einen zweiten Backstein) so hoch wie möglich in den Ofen schieben.

6 Das Brot auf ein Backpapier stürzen, mit nassen Händen den Teig leicht befeuchten, mit den restlichen Gewürzen bestreuen und mit dem Backpapier auf das mittlere Backblech (oder den vorgeheizten Stein) ziehen. Die Ofentemperatur auf 250 Grad reduzieren, ca. 200 ml Wasser auf das untere Blech gießen. 15 Minuten backen. Danach den Ofen kurz öffnen, damit die Feuchtigkeit abziehen kann. Das Brot noch 45 Minuten fertig backen. Auf einem Gitter abkühlen lassen. Die ersten zwei Tage in einem Stoffbeutel lagern.

## Vollkornbrot mit körnigem Frischkäse

**Zutaten für 1 Person**
150 g Vollkornbrot
75 g körniger Frischkäse (20 %)
100 g Gemüse nach Belieben,
   z.B. Gurke, Tomate, Staudensellerie

Kresse
Salz, Pfeffer
*Zubereitung: 5 Minuten*

Das Brot in Scheiben schneiden, mit körnigem Frischkäse bestreichen. Gemüse in Scheiben schneiden und auf den Broten verteilen. Mit Kresse garnieren und mit Salz und Pfeffer würzen.

Dazu passen frisch gepresste Zitrussäfte oder Kräuterinfusionen, also Kräutertees aus frischen Blättern.

241

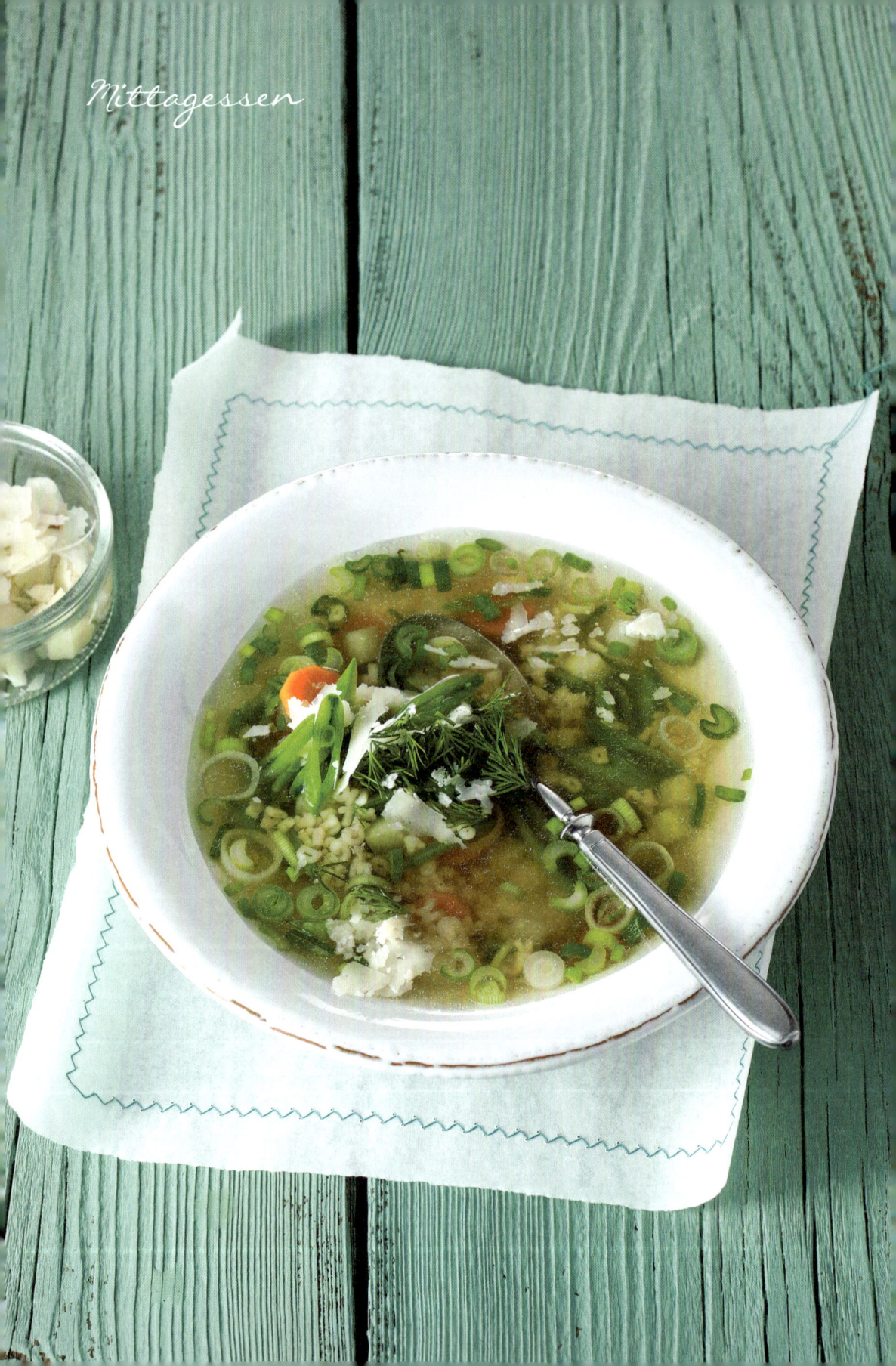

# Hühnersuppe

**Zutaten für 4 Personen**
800 g Gemüse, z.B. Frühlingszwiebeln, Zuckererbsen, Kohlrabi, junge Möhren
1 l Hühnerbrühe

200 g Suppennudeln
   (z.B. Buchstabennudeln, Risoni
   oder asiatische Suppennudeln)
1 Bund Dill oder Petersilie
1–2 EL geriebener Parmesan
Salz und Pfeffer
*Zubereitung: 20 Minuten*

1 Für die Suppe die Frühlingszwiebeln putzen und in Ringe schneiden. Zuckerschoten in Streifen schneiden, Kohlrabi schälen und
klein würfeln. Möhren schälen und in Scheiben schneiden.

2 Hühnerbrühe mit Gemüse und Nudeln aufkochen, etwa 8 Minuten bei mittlerer Hitze garen (Nudeln mit kürzerer Garzeit erst
etwas später zugeben).

3 Mit Salz und Pfeffer abschmecken. Dill grob schneiden und mit
dem geriebenen Käse über die Suppe streuen.

## Tipp: Variationen

Welches Gemüse und welche Kräuter Sie für die Suppe verwen-
den oder ob Sie lieber Nudeln oder Reis in die Suppe geben, bleibt
Ihnen überlassen. Denn wenn die Brühe gut ist, kann gar nichts
schiefgehen. Es lohnt sich deshalb sehr, ab und zu eine eigene Brü-
he zu kochen und immer einen Teil davon einzufrieren.
Nehmen Sie das Rezept als Anregung, nicht als Vorschrift, auch die
Zutaten für die Hühnerbrühe auf S. 244 können Sie nach Lust und
Laune und dem Inhalt Ihres Kühlschranks variieren.

# Hühnerbrühe

**Zutaten für 4 Personen**

1 Hähnchen (ca. 1,5 kg)

2 Möhren

1 Petersilienwurzel

1 Fenchelknolle

1 Lauchstange

2 Zwiebeln

2 Knoblauchzehen

3 Lorbeerblätter

½ Bund Thymian

½ Bund Petersilie

1 EL getrocknete Pilze

2 TL schwarze Pfefferkörner

Salz

*Zubereitung: 20 Minuten*

*Garzeit: 3 Stunden*

**1** Sie können die Brühe natürlich aus dem kompletten Huhn kochen, besonders sparsam und effizient ist es aber, die feinen Hähnchenbrustfilets separat zu verwenden. Dafür die Hähnchenbrustfilets mit einem scharfen Messer auslösen oder vom Metzger auslösen lassen. Die Haut abziehen und das Hähnchenfleisch im Kühlschrank aufbewahren oder einfrieren. Es kann z.B. für das Rezept „Gebratene Hähnchenbrust mit Lauchcurry" (siehe S. 195) verwendet werden. Mit Joghurtdressing, Gurke und Kräutern wird daraus ein wunderbarer Salat.

**2** Das Gemüse putzen, waschen und in große Stücke schneiden. Gemüse und Kräuter zusammen mit dem Hähnchen in einem großen Topf mit kaltem Wasser knapp bedecken und aufkochen lassen. Leicht salzen. Die Temperatur reduzieren und die Brühe etwa 1 Stunde köcheln lassen, bis sich das Fleisch leicht von den Knochen löst. Dabei ab und zu den Schaum abschöpfen. Die Hühnerbrühe durch ein Sieb gießen und vollständig abkühlen lassen, dann in den Kühlschrank stellen. Anschließend die erkaltete Fettschicht abnehmen. 1 Liter Hühnerbrühe für die Suppe aufbewahren, den Rest einfrieren.

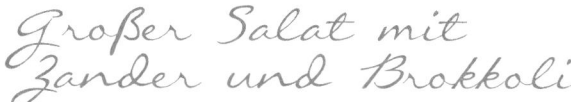

# Großer Salat mit Zander und Brokkoli

Wer gar keinen rohen Salat mag, kann viele Sorten auch dünsten. Doch für die meisten wird aus Salat schon ein „richtiges" Essen, sobald er eine frisch gekochte, warme Komponente bekommt.

Und den Brokkoli können Sie selbstverständlich durch Ihr Lieblingsgemüse ersetzen, und statt Zanderfilet passen auch andere Fischfilets oder Hähnchenbrust sehr gut dazu.

**Zutaten für 4 Personen**
1 großer Kopfsalat oder die entsprechende Menge gemischte Salate
1 Bund Rucola
100 g Joghurt (1,5 %)
1–2 TL scharfer Senf
1 EL Rapsöl
Salz, Pfeffer
400 g Brokkoli
200 g Weißbrot

125 ml Gemüsebrühe
400 g Zanderfilet
2 TL Kürbiskernöl (nach Belieben)

**Für das Salatgewürz**
2 EL Pinienkerne
½ unbehandelte Zitrone
1 TL Fenchelsamen
½ TL getrockneter Oregano
*Zubereitung: 25 Minuten*

1 Salat waschen, trocken schleudern und in mundgerechte Stücke zupfen. Joghurt mit Senf, 2 bis 3 EL Wasser und Rapsöl verrühren, mit Salz und Pfeffer abschmecken. Brokkoli in kleine Röschen teilen, den Strunk schälen und in Scheiben schneiden.

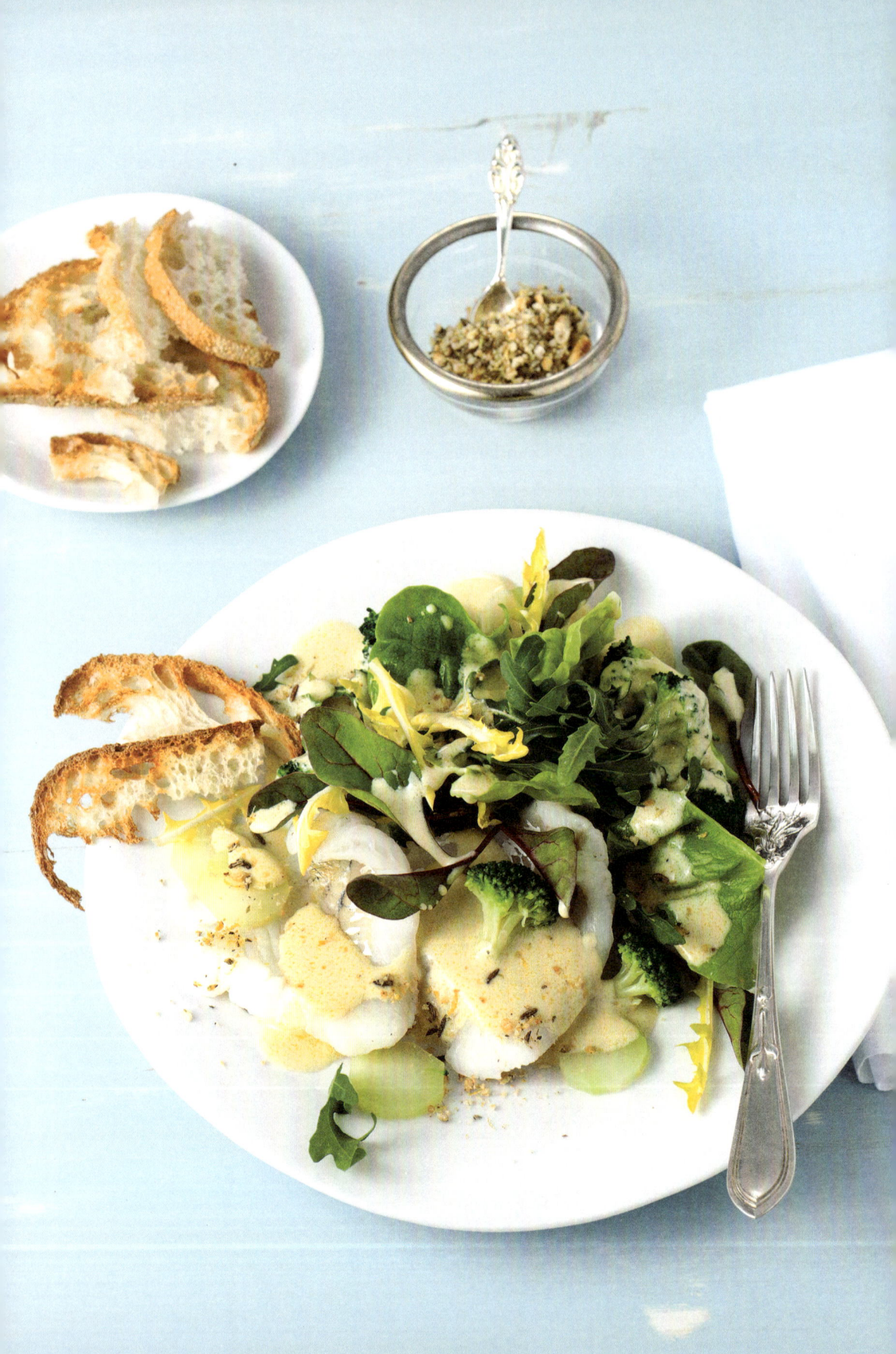

2 Für das Salatgewürz Pinienkerne in einer Pfanne ohne Fett hellbraun rösten. Zitrone heiß abwaschen, die Schale abreiben und mit den Pinienkernen mischen, abkühlen lassen. Zusammen mit Fenchelsamen, Oregano und einer Prise Salz im Blitzhacker zerkleinern.

3 Weißbrot in dünne Scheiben schneiden, im Toaster oder im Ofen goldbraun rösten, in größere Stücke brechen. In einem flachen Topf oder einer Pfanne Brühe (oder Wasser) aufkochen. Brokkoli zufügen. Zanderfilets würzen und auf die Brokkoliröschen legen. Zugedeckt bei schwacher Hitze 8 bis 10 Minuten garen. Salat mit dem Dressing mischen und mit Brokkoliröschen, Zander und Röstbrot auf große Teller verteilen. Mit Kürbiskernöl beträufeln und mit der Gewürzmischung bestreuen.

# Kartoffel-Möhren-Lauch-Gemüse mit Spiegelei

**Zutaten für 4 Personen**

800 g Kartoffeln
400 g Möhren
1 Stange Lauch
250 ml Gemüsebrühe
1 TL Butter
1 Kopfsalat
½ Zitrone

1 TL Quittengelee
3 EL Sauerrahm
2–3 TL Rapsöl
4 Eier
Salz, Pfeffer
Petersilie
*Zubereitung: 30 Minuten*

1 Kartoffeln und Möhren schälen. Die Kartoffeln in große Würfel, die Möhren in Scheiben schneiden. Die Lauchstange gründlich waschen und putzen, dabei Wurzeln und welke Blätter entfernen. Den Lauch in fingerbreite Ringe schneiden. Die Brühe mit der Butter erhitzen, das Gemüse zugeben und ca. 20 Minuten zugedeckt dünsten. Gelegentlich umrühren.

2 Kopfsalat waschen, trocken schleudern und in mundgerechte Stücke zupfen. Zitrone heiß waschen, 1 TL Zitronenschale fein abreiben, den Saft auspressen. Zitronenschale und -saft mit Quittengelee, Sauerrahm, 1 bis 2 TL Rapsöl und 1 EL Wasser glatt rühren, mit Salz und Pfeffer abschmecken.

3 In einer beschichteten Pfanne die Eier mit dem restlichen Öl braten. Mit Salz und Pfeffer würzen, dabei aber nicht die Eigelbe salzen. Petersilie zupfen und hacken, unter das Gemüse rühren, abschmecken und mit Spiegeleiern und Salat servieren.

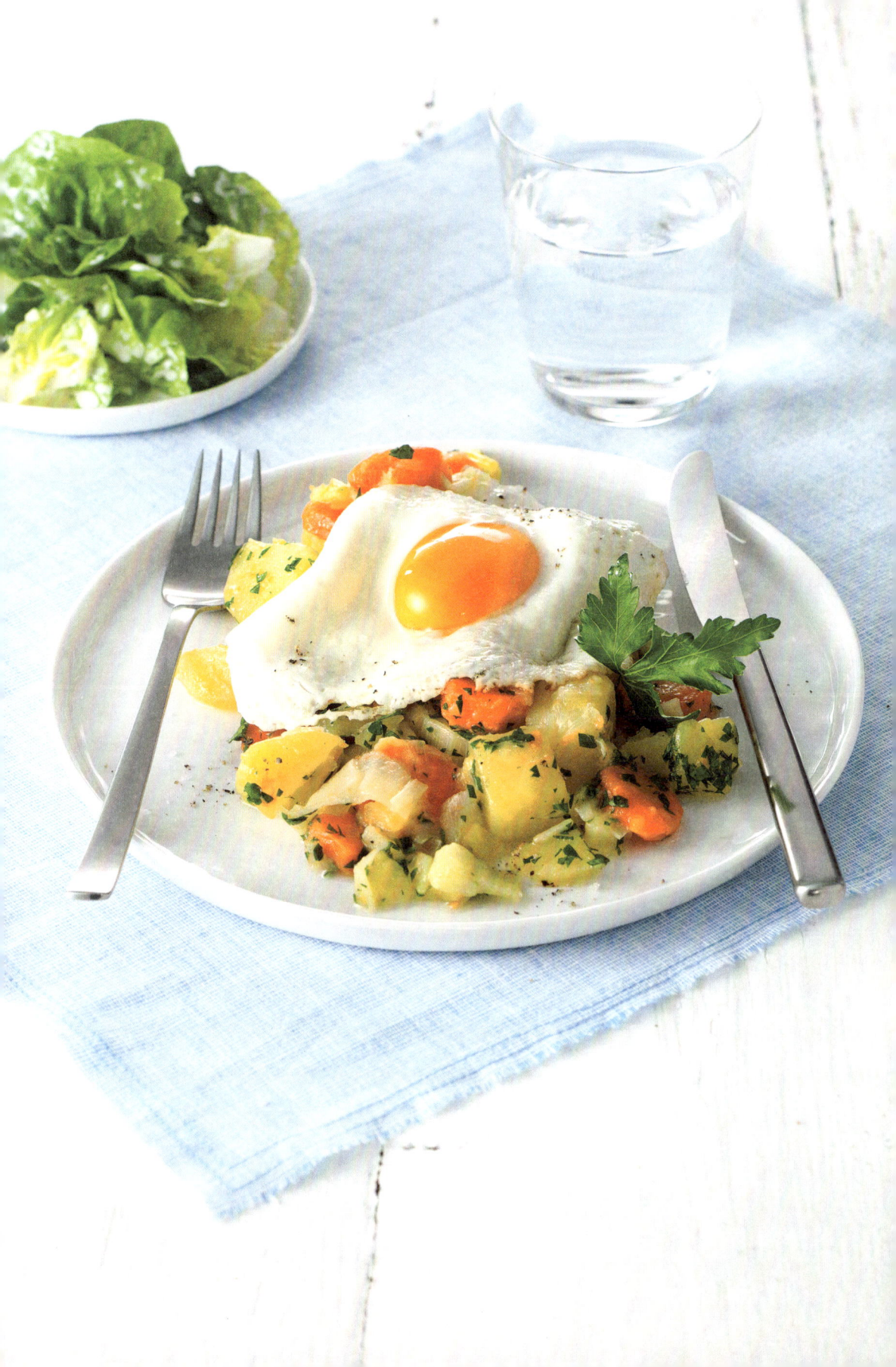

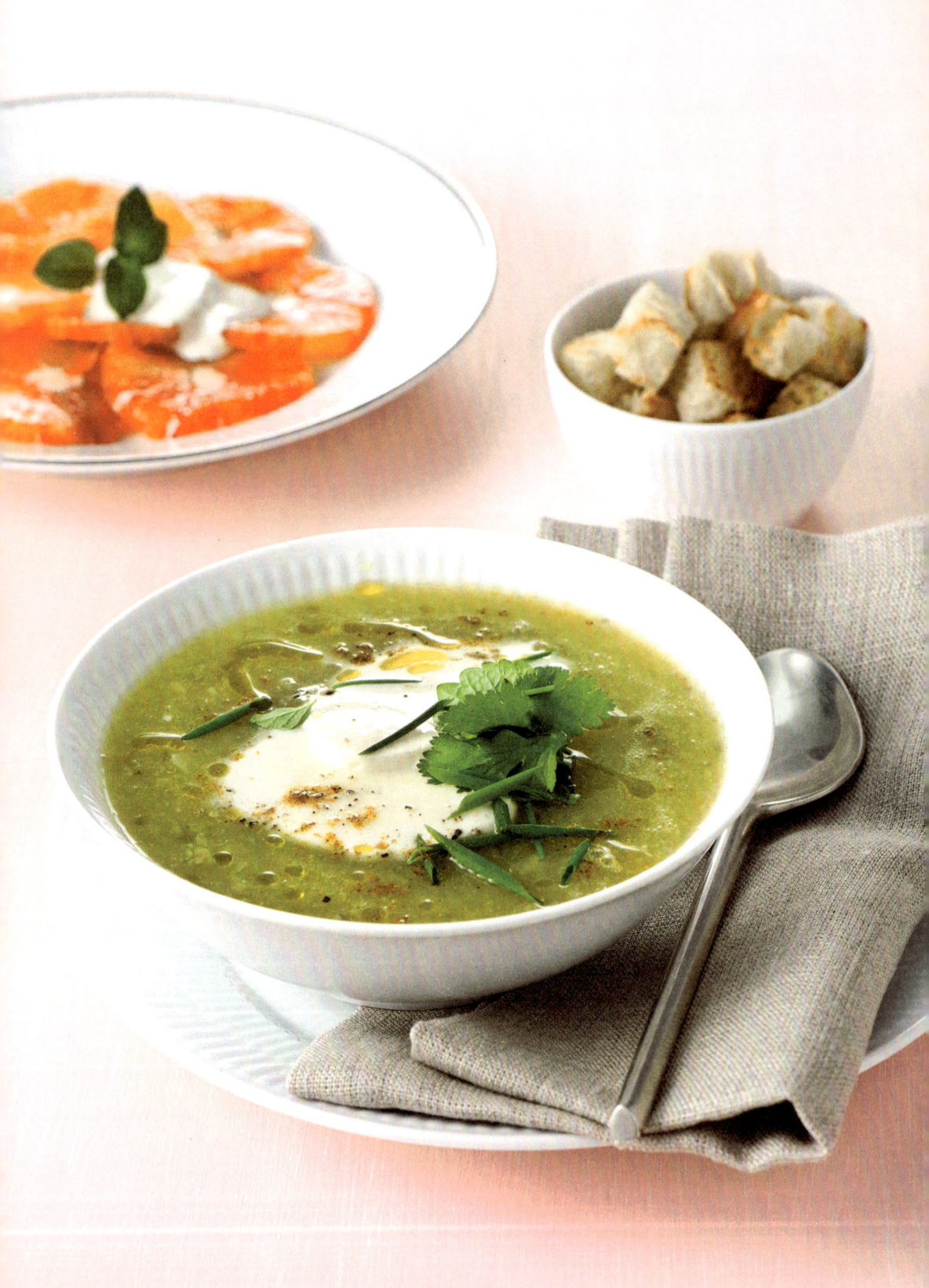

# Gemüsesuppe mit Mozzarella

Die Portionen für diese Suppe sind recht üppig bemessen, Reste lassen sich aber gut einige Tage aufbewahren oder einfrieren. Zum Dessert: Orangencarpaccio mit Orangenlikör, Crème fraîche, gehackter Pistazie und frischer Minze.

**Zutaten für 4 Personen**

| | |
|---|---|
| 200 g Kartoffeln | Garam Masala oder Currypulver |
| 2 Zwiebeln | 200 g Weißbrot |
| 2 Knoblauchzehen | 1 Mozzarella (125 g) |
| 500 g Gemüse (z.B. grüner oder | 1 Bund gemischte Kräuter |
| weißer Spargel, Möhren, Peter- | (z.B. Oregano, Minze, Melisse, |
| silienwurzeln, Pilze, Kohlrabi) | Schnittlauch, Koriander) |
| Salz, Pfeffer | 1 EL Olivenöl |
| | *Zubereitung: 35 Minuten* |

1 Kartoffeln, Zwiebeln und Knoblauchzehen schälen. Restliches Gemüse ebenfalls putzen, eventuell schälen oder zuerst waschen – am Ende alles grob schneiden und in einen Topf füllen. Mit 1,2 l Wasser aufgießen, leicht salzen und in ca. 20 Minuten weich garen. Mit dem Pürierstab oder im Mixer fein mixen und mit Salz, Pfeffer und Garam Masala abschmecken.

2 Weißbrot würfeln. In einer Pfanne ohne Fett goldbraun rösten, dabei ständig rühren, auf einem Teller abkühlen lassen. Mozzarella in 8 Scheiben schneiden. Kräuter zupfen, eventuell ganz grob hacken. Die heiße Suppe auf tiefe Teller verteilen, jeweils 2 Mozzarellascheiben hineinlegen, Croûtons dazu reichen. Mit reichlich Kräutern garnieren und mit ein wenig Olivenöl beträufeln.

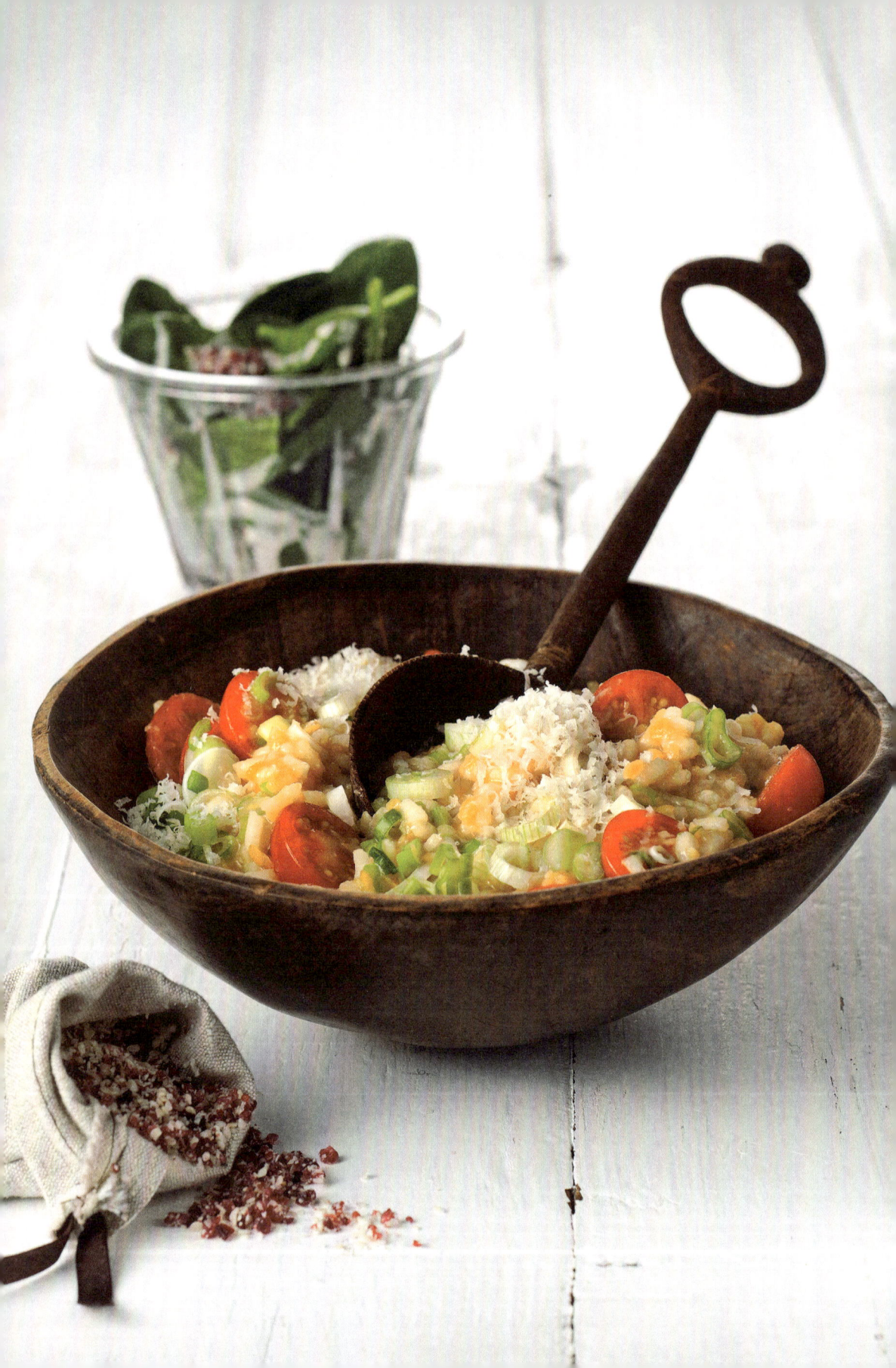

# Rote-Linsen-Risotto mit Spinatsalat

**Zutaten für 4 Personen**
200 g junger Spinat (siehe Tipp)
800–900 ml Gemüse- oder
  Geflügelbrühe
2 EL Weißweinessig
1 EL Sesampaste (Tahin)
Salz, Pfeffer
2 EL getrocknete Cranberries
1 EL Sesamsamen

1 EL Selleriesamen (oder
  Kreuzkümmel oder Kümmel)
1 TL Rapsöl
150 g Risottoreis
150 g rote Linsen
2 Bund Lauchzwiebeln
100 g Kirschtomaten
2–3 EL geriebener Parmesan
*Zubereitung: 30 Minuten*

1 Spinat waschen und trocken schleudern, große Blätter in mundgerechte Stücke zupfen, dicke Stiele entfernen. Für das Dressing 3 EL Brühe, Weißweinessig und Sesampaste mit dem Pürierstab mixen und mit Salz und Pfeffer abschmecken. Cranberries hacken, Sesam- und Selleriesamen mahlen oder im Mörser reiben. Cranberries, Sesam- und Selleriesamen mit ½ TL Salz mischen.

2 Restliche Brühe aufkochen und warm halten. Rapsöl erhitzen, Risottoreis und Linsen darin 1 bis 2 Minuten anschwitzen, dabei häufig rühren. Ein Drittel der Brühe angießen. Bei geringer Hitze 20 Minuten kochen, ab und zu umrühren und immer wieder etwas Brühe dazugeben. Lauchzwiebeln putzen, die Zwiebeln in Ringe schneiden und, kurz bevor das Risotto fertig ist, unterrühren. Kirschtomaten waschen und halbieren. Kräftig mit Salz und Pfeffer abschmecken, die Tomaten unterrühren und alles mit Parmesan bestreuen.

3 Spinat mit dem Sesam-Dressing marinieren, mit etwas Cranberry-Sesam-Salz bestreuen. Alles anrichten.

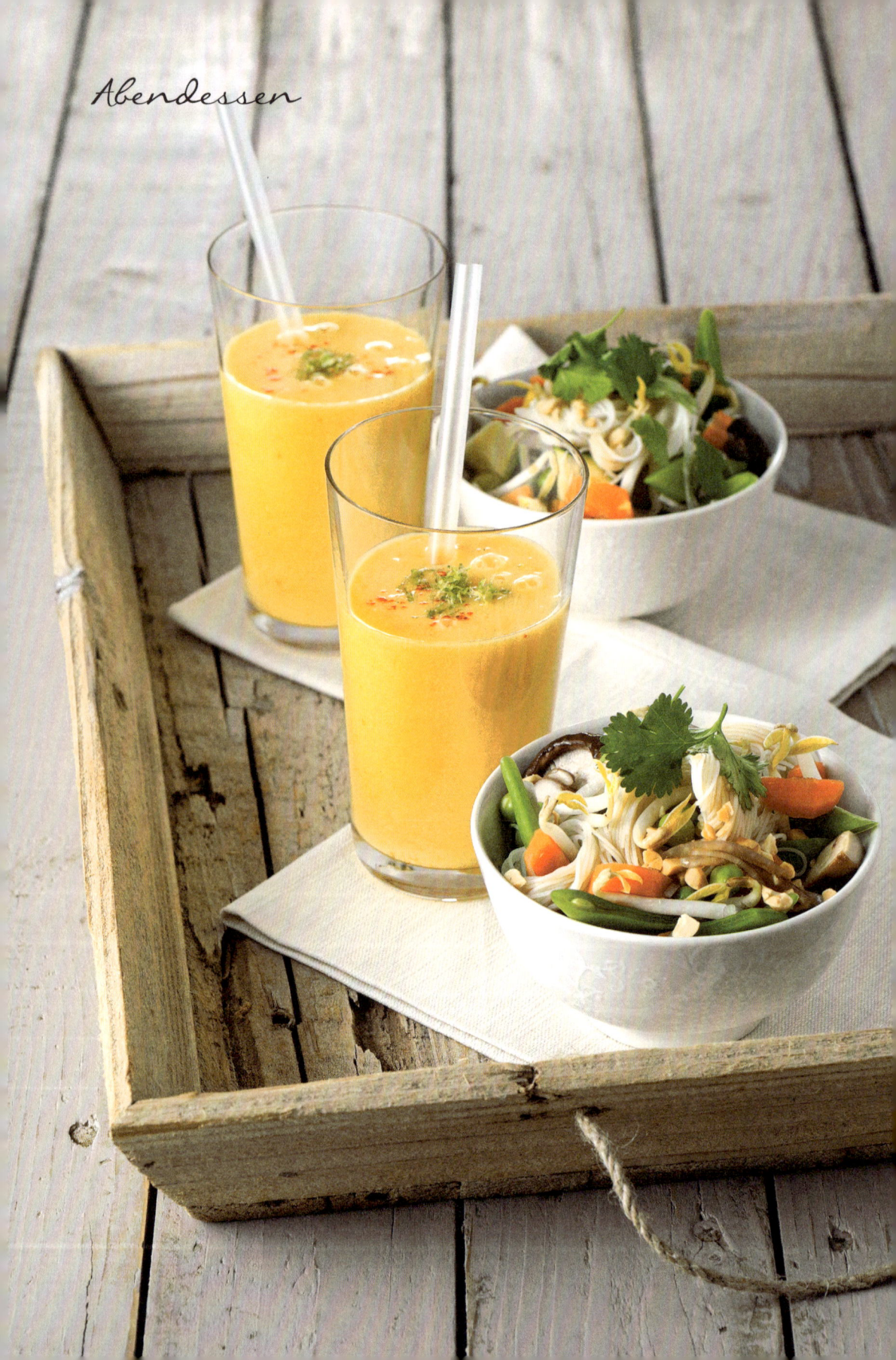

# Mariniertes Gemüse mit Reisnudeln

Sehr leicht, sehr einfach, sehr schön vorzubereiten. Sie können das Gemüse lauwarm oder kalt servieren. Falls Sie das Gemüse zur Grillparty beim Nachbarn mitnehmen, die Nudeln erst kurz vor dem Servieren mit den anderen Zutaten mischen. Und falls auf dem Grill eine herrenlose, saftig hellgold gegrillte Hähnchenbrust liegt – einfach in Scheiben schneiden und ebenfalls unter den Salat mischen.

**Zutaten für 4 Personen**
250 g Reisnudeln (Spaghetti-Form)
200 g breite, grüne Bohnen
200 g Möhren
1 Zucchini
2 kleine, rote Zwiebeln
100 g Shiitake-Pilze
100 g geröstete Knabber-Erdnüsse
4 cm Ingwerwurzel
1–2 Chilischoten
2 Limetten
250 ml Brühe
200 g Erbsen
1 EL Sesamöl (oder Rapsöl)
1–2 TL brauner Zucker
2 EL Sojasauce
Salz, Pfeffer
1 Bund Koriander
100 g Sojasprossen
*Zubereitung: 20–25 Minuten*

1 Reisnudeln in kaltem Wasser einweichen. Bohnen putzen und waschen, den Stielansatz entfernen, Bohnen schräg in Stücke schneiden. Möhren schälen, längs halbieren und quer in Scheiben schneiden. Zucchini längs vierteln, quer in dicke Scheiben schneiden. Rote Zwiebeln schälen, vierteln und in Streifen schneiden. Shiitake-Pilze falls nötig mit Küchenpapier abreiben, die Stiele entfernen, große Pilze halbieren.

2 Erdnüsse hacken. Ingwer schälen und fein reiben oder zusammen mit den Chilischoten hacken. Limetten auspressen. In einem flachen Topf oder einer großen Pfanne die Brühe zusam-

men mit Ingwer, Chili und Limettensaft aufkochen. Bohnen und Möhren bei mittlerer Hitze 5 Minuten zugedeckt dünsten, dann Zucchini, Zwiebeln, Pilze und die Erbsen zugeben, weitere 3 Minuten garen.

**3** Reisnudeln nach Packungsanweisung kochen, abgießen, abschrecken und gut abtropfen lassen. Das Sesamöl mit den Reisnudeln vermengen. Das Gemüse mit braunem Zucker, Sojasauce, Salz und Pfeffer abschmecken. Korianderblättchen zupfen, Sojasprossen verlesen. Reisnudeln, mariniertes Gemüse, Sprossen und Koriander locker mischen und anrichten, mit Erdnüssen bestreuen.

Mangolassi schmeckt sehr gut dazu: Einfach Fruchtfleisch mit der gleichen Menge Wasser, 150 g Joghurt, einem Hauch Salz und Kreuzkümmel fein pürieren.

## Antipasti aus dem Ofen

Grillen ist eine gute Art, fettarm zu garen und trotzdem viele Aromastoffe zu erzeugen. Dabei ist es wichtig, das Grillgut nicht zu verbrennen und kein Fett in die Glut tropfen zu lassen. Ganz leicht geht das im Ofen oder auf einem Gasgrill mit einem schweren Grillrost aus Gusseisen, der die Hitze schön gleichmäßig verteilt. Paprikaschoten sind eine Ausnahme: Um sie zu häuten, müssen wir vorher die Haut ziemlich schwarz werden lassen – dabei löst sie sich vom Fruchtfleisch und kann dann ganz leicht vollständig abgezogen werden. So werden die Schoten sehr bekömmlich und schmecken gleichzeitig besonders fein.

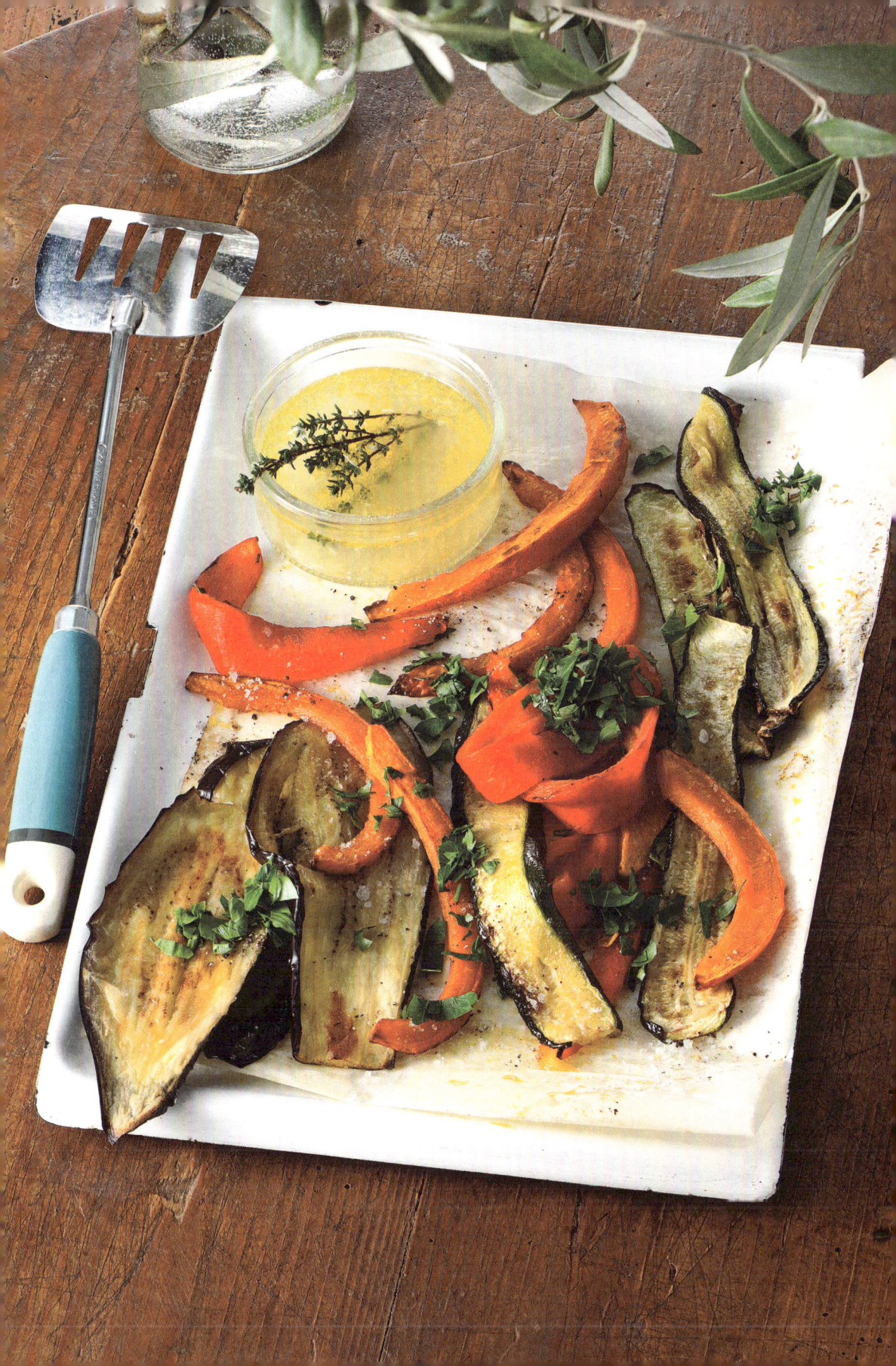

**Zutaten für 4 Personen**
2 rote Paprika
1 mittelgroße Aubergine
1 Zucchini (oder 300 g Hokkai-
    do-Kürbis)
2 EL Olivenöl

3 Knoblauchzehen
2 unbehandelte Zitronen
5–6 Thymianzweige
Salz, Pfeffer
1 Bund Petersilie
*Zubereitung: 20 Minuten*

**1** Paprika vierteln, entkernen und auf einem Backblech 20 bis 25 Minuten bei 220 Grad Umluft backen, bis die Haut beginnt schwarz zu werden. Die Schoten vom Blech nehmen, mit einem nassen Tuch zudecken, kurz abkühlen lassen und die Haut abziehen. Paprika in Streifen schneiden.

**2** Während die Paprikaschoten garen, Auberginen und Zucchini waschen, der Länge nach in 5 mm dicke Scheiben schneiden und dabei Stiel- und Blütenansätze entfernen. Das Gemüse mit 1 EL Olivenöl mischen und auf ein mit Backpapier ausgelegtes Backblech legen. Sobald der Ofen frei ist, das Gemüse unter ständiger Beobachtung im Ofen etwa 15 Minuten Farbe annehmen lassen, dabei einmal wenden.

**3** Knoblauchzehen schälen und fein hacken. Zitronen heiß waschen, Schale abreiben, den Saft auspressen. 250 ml Wasser mit Thymianzweigen und Olivenöl aufkochen, Knoblauch, Zitronensaft und -schale zugeben. Mit Salz und Pfeffer abschmecken. Petersilienblätter von den Stielen zupfen und grob hacken. Das Gemüse in dem Fond einlegen, mit Petersilie bestreuen.

# 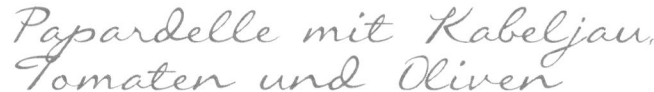 Papardelle mit Kabeljau, Tomaten und Oliven

Meeresfisch ist eine der gesündesten Eiweißquellen, die es gibt. Leider ist es gar nicht mehr so einfach, Fisch zu kaufen, dessen Fang oder Zucht nicht Bestände oder Biotope gefährdet. Mit Kabeljau aus der Nordost-Antarktis, der norwegischen See oder der Ostsee sind Sie auf der sicheren Seite – wenn beim Fischfang keine Schleppnetze benutzt wurden. Fragen Sie beim Fischhändler genau nach, achten Sie auf Bioland-, Naturland- oder MSC-Siegel, und werfen Sie im Internet einen Blick auf den ständig aktualisierten Fischratgeber des World Wildlife Fund.

**Zutaten für 4 Personen**

| | |
|---|---|
| 2 Selleriestangen (ca. 150 g) | 4 EL Weißwein |
| 250 g Kirschtomaten | Salz, Pfeffer |
| 2 Knoblauchzehen | 500–600 g Kabeljaufilet |
| 1 kleine Zwiebel | 400 g Papardelle (oder andere |
| 1 EL Olivenöl |   Bandnudeln) |
| 2 EL kleine Oliven | ½ Bund Basilikum |
| | *Zubereitung: 25 Minuten* |

1 Staudensellerie putzen und quer in dünne Scheiben schneiden. Kirschtomaten waschen und halbieren. Knoblauch und Zwiebel schälen und fein würfeln. Knoblauch- und Zwiebelwürfel mit 1 EL Olivenöl bei geringer Hitze anschwitzen. Mit Weißwein ablöschen. Tomaten, Selleriescheiben und Oliven zugeben, salzen und pfeffern und 5 Minuten zugedeckt dünsten. Den Kabeljau in fingerbreite Streifen schneiden und behutsam untermischen. 150 ml Wasser aufgießen, Deckel halb auflegen und den Fisch in der Sauce 5 Minuten garen.

2 Papardelle nach Packungsangabe bissfest kochen. Basilikum waschen, trocken schütteln und zupfen. Papardelle abgießen, gut abtropfen lassen und mit der Sauce durchschwenken – dabei zerfällt der Fisch in einzelne Stücke. Die Nudeln anrichten und mit Basilikum bestreuen.

## Variante:

Ein traditionell neapolitanisches Fischgericht wird daraus, wenn Sie das Fischfilet in vier Portionen schneiden und diese in der Sauce dünsten. Die Garzeit beträgt dann 6 bis 8 Minuten. Kabeljau ist ein zarter Fisch, er zerfällt deshalb sehr leicht, auch wenn die Stücke eigentlich ganz bleiben sollen – Fischfilets also zum Anrichten vorsichtig aus der Sauce heben. Dazu passen Salzkartoffeln oder Reis.

## Tipp:

**Gedünstete Möhren mit Kürbiskernen als Vorspeise**

Etwa 400 g Möhren schälen, schräg in Scheiben schneiden und mit 1 TL Butter, 125 ml Wasser und einer Prise Salz 5 Minuten zugedeckt dünsten.

Die Blättchen von 2 bis 3 Stängeln Minze zupfen, fein schneiden und mit 1 TL Zitronensaft und einer Prise Kreuzkümmel unter die Möhren rühren, abschmecken.

2 EL Kürbiskerne in einem kleinen Topf rösten, bis die Kerne im Topf zu springen beginnen – dabei häufig rühren.

Kürbiskerne leicht salzen.

Möhren mit etwas Joghurt anrichten und mit den Kürbiskernen garnieren.

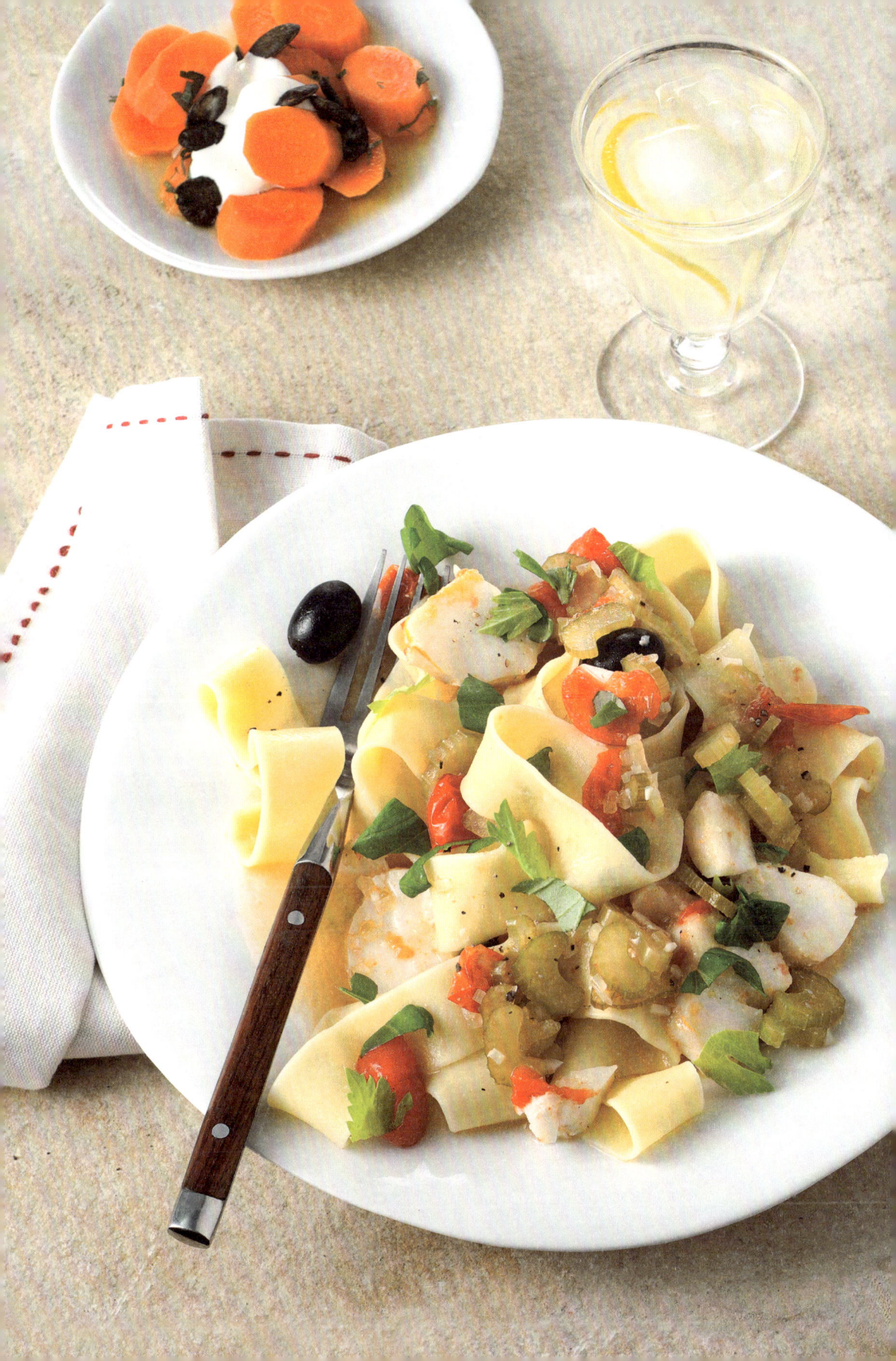

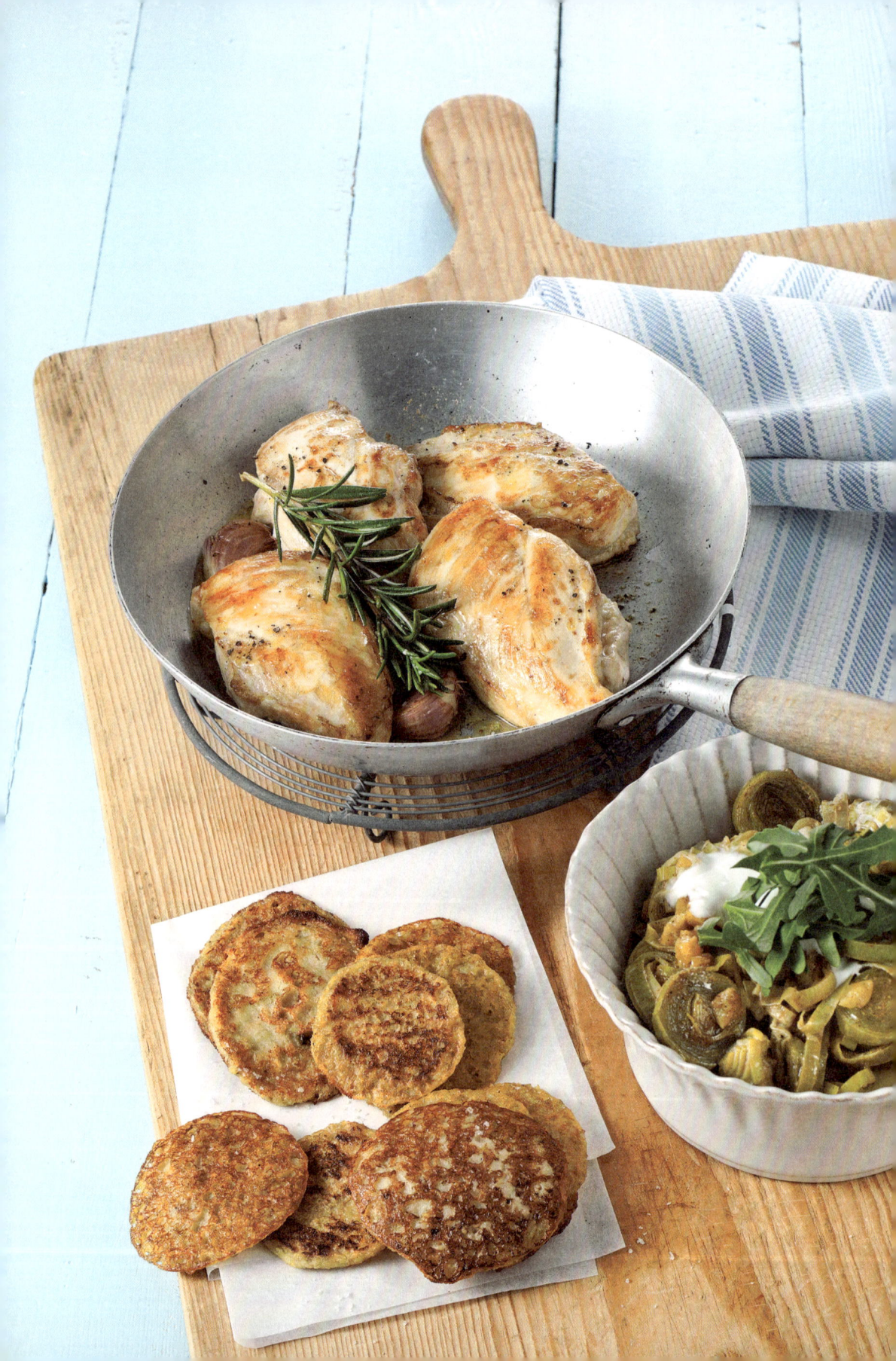

# Gebratene Hähnchenbrust mit Lauchcurry

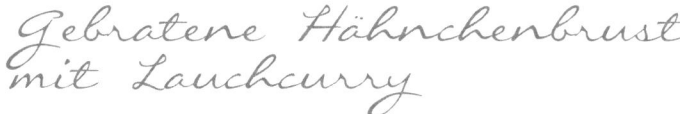

Linsen sind nicht nur gesund, sondern auch besonders geschmackvolle und vielseitige Hülsenfrüchte. Unser ungewöhnliches Rezept stammt aus Indien, dort wird der Teig nicht nur für Pfannkuchen, sondern auch als Ausbackteig für Gemüse verwendet.

**Zutaten für 4 Personen**

| | |
|---|---|
| 125 g Linsen (z.B. Puy-Linsen) | 150 ml Brühe (oder Wasser) |
| 2 EL Mehl | 3–4 Hähnchenbrustfilets ohne |
| 2 EL Joghurt (3,5 %) und etwas |   Haut (ca. 600 g) |
|   Joghurt für die Garnitur | 2–3 EL Rapsöl |
| gemahlener Kümmel | 2 Knoblauchzehen |
| Salz, Pfeffer | 2 Rosmarinzweige |
| 1 Lauchstange | ½ Bund Rucola |
| 50 g getrocknete Aprikosen | *Zubereitung: 25 Minuten* |
| 1 TL Currypulver | *Quellzeit: 4 Stunden* |

1 Linsen mit 1 l Wasser einmal aufkochen, vom Herd nehmen und mindestens 4 Stunden quellen lassen. Anschließend abgießen, dabei das Einweichwasser auffangen. Linsen mit dem Pürierstab fein zerkleinern. Dabei nach und nach ca. 100 ml Einweichwasser zugeben, sodass ein dickflüssiger Teig entsteht. Mehl, Joghurt und 1 Msp. Kümmel unter den Teig rühren, mit Salz und Pfeffer würzen.

2 Lauch putzen und gründlich waschen, dabei Wurzeln und welke Blätter entfernen. Lauch in Ringe schneiden, Aprikosen klein würfeln. Beides zusammen zugedeckt in einem kleinen Topf mit Currypulver und Brühe bei schwacher Hitze weich dünsten. Mit Salz und Pfeffer abschmecken.

3 Hähnchenbrustfilets mit Salz und Pfeffer würzen und in einer beschichteten Pfanne auf der Hautseite mit 1 EL Rapsöl 8 Minuten braten. Knoblauch leicht quetschen und mit den Rosmarinzweigen in die Pfanne geben. Die Hähnchenbrustfilets wenden, 3 bis 4 Minuten fertig garen. Hähnchenbrustfilets aus der Pfanne nehmen, zudecken und ruhen lassen.

4 In der Zwischenzeit eine zweite beschichtete Pfanne erhitzen, 1 TL Öl zugeben, mit einem Esslöffel kleine Pfannkuchen in die Pfanne setzen, mit dem Löffel etwas flacher drücken. Von beiden Seiten je 2 Minuten braten. (Vorsicht, die Pfannkuchen sind sehr zart, also erst wenden, wenn die Unterseite wirklich schon hellbraun gebacken ist!) Pfannkuchen aus der Pfanne nehmen und warm halten, bis alle Pfannkuchen fertig sind. Hähnchenbrustfilets mit Linsenpfannkuchen und Lauchcurry servieren. Nach Belieben kleine Kleckse Joghurt auf das Gemüse setzen. Mit Rucola garnieren.

# Gebratenes Lachsfilet mit Kartoffelpüree und Bohnen

Die simpelsten Mittel, um aus einfachen Gerichten kulinarische Überraschungen zu zaubern, sind interessante Gewürze und Gewürzmischungen. Zusätzlich regen viele Gewürze nicht nur die Sinne, sondern auch Appetit und Stoffwechsel an. Experimentieren Sie und sorgen Sie sich nicht – es passt erstaunlich viel zusammen. Und wenn Sie anfangs vorsichtig dosieren und dann bewusst abschmecken, kann überhaupt nichts schiefgehen.

**Zutaten für 4 Personen**

200 g getrocknete Bohnenkerne (z.B. Wachtel-, Käfer- oder Cannellinibohnen)
1 Lorbeerblatt
2 rote Zwiebeln
2 EL Olivenöl
6 St. getrocknete Tomaten
200 g breite grüne Bohnen
Salz, Pfeffer
600 g mehlig kochende Kartoffeln
200 ml Milch (3,5 %)
Muskat
600 g Lachsfilet mit Haut ohne Schuppen (4 Stücke à 150 g)
4 Thymianzweige
1–2 TL Butter
*Zubereitung: 15 Minuten, Garzeit: 1 Stunde, Quellzeit: 24 Stunden*

1 Bohnenkerne etwa 24 Stunden in kaltem Wasser einweichen.

2 Bohnen abgießen, in einem Topf mit frischem Wasser bedecken, aufkochen lassen und Lorbeerblatt zufügen. Etwa 1 Stunde weich kochen (je nach Bohnensorte können die Garzeiten recht stark schwanken). Zwiebeln schälen und in Ringe schneiden. Getrocknete Tomaten grob hacken. Breite Bohnen putzen und quer in 3 cm lange Stücke schneiden. Nach 50 Minuten alles unterrühren, mit Salz und Pfeffer abschmecken und etwa 10 Minuten fertig garen.

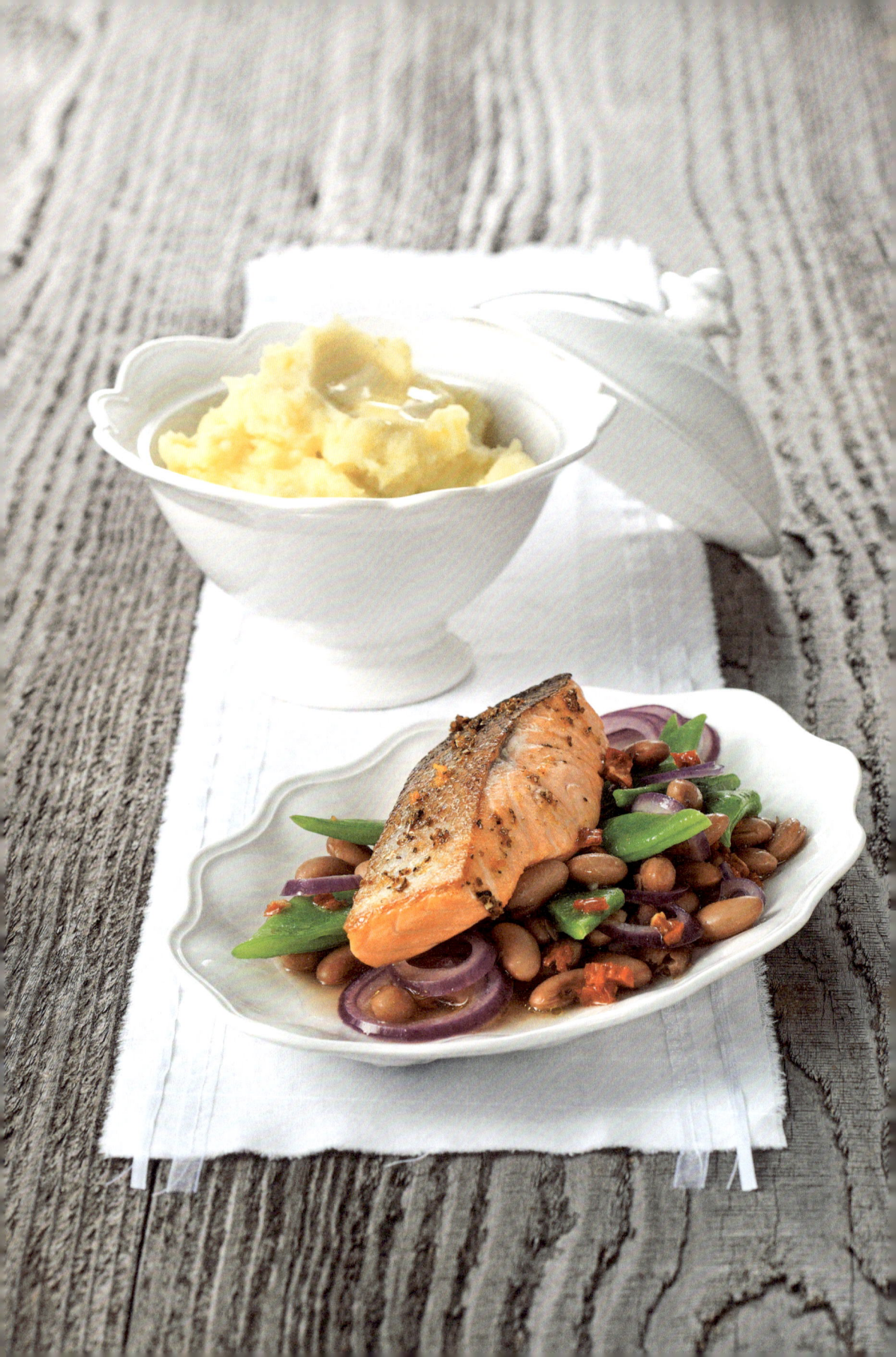

3 Kartoffeln schälen und in Stücke schneiden. In einem Topf knapp mit Wasser bedecken, salzen und weich kochen. Die Milch erhitzen, mit Salz, Pfeffer und Muskat kräftig würzen. Kartoffeln abgießen, durch eine Kartoffelpresse drücken oder mit einem Kartoffelstampfer zerkleinern. Kartoffelpüree mit der heißen Milch vermengen.

4 Lachsfilets mit Salz und Pfeffer oder Fischgewürz würzen. In einer beschichteten Pfanne das restliche Olivenöl erhitzen, die Filets mit der Hautseite nach unten hineinlegen und 5 Minuten braten. Thymianzweige zugeben, den Fisch wenden und noch einmal 1 Minute braten. Aus der Pfanne heben und mit Bohnengemüse und Kartoffelpüree servieren. Auf jede Portion Kartoffelpüree ein Flöckchen Butter legen.

## Tipp:

### Fischgewürz

1 TL Bio-Orangenschale fein abreiben. 1 TL weißen Pfeffer, 2 EL Fenchelsamen, 1 EL Kreuzkümmel und ½ TL Kardamomsamen in einem Topf ohne Fett rösten, bis die Gewürze duften. Vom Herd nehmen, 1 TL Wacholderbeeren, Orangenschale und 0,1 g Safranfäden (= 1 Döschen) in die heiße Gewürzmischung rühren. Abkühlen lassen und fein mahlen – das funktioniert mit einer Gewürzmühle, im Mörser oder mit einer elektrischen Kaffeemühle mit Schlagmessern. Eventuell durch ein Sieb schütteln, um grob geschrotete Gewürzreste zu entfernen – das ist feiner, muss aber nicht sein. In einem kleinen, dunklen Gläschen aufbewahren. Verwenden Sie die Gewürzmischung vor allem für gebratene oder gegrillte Fische, sie passt aber auch sehr gut zu Gemüse oder Wild.

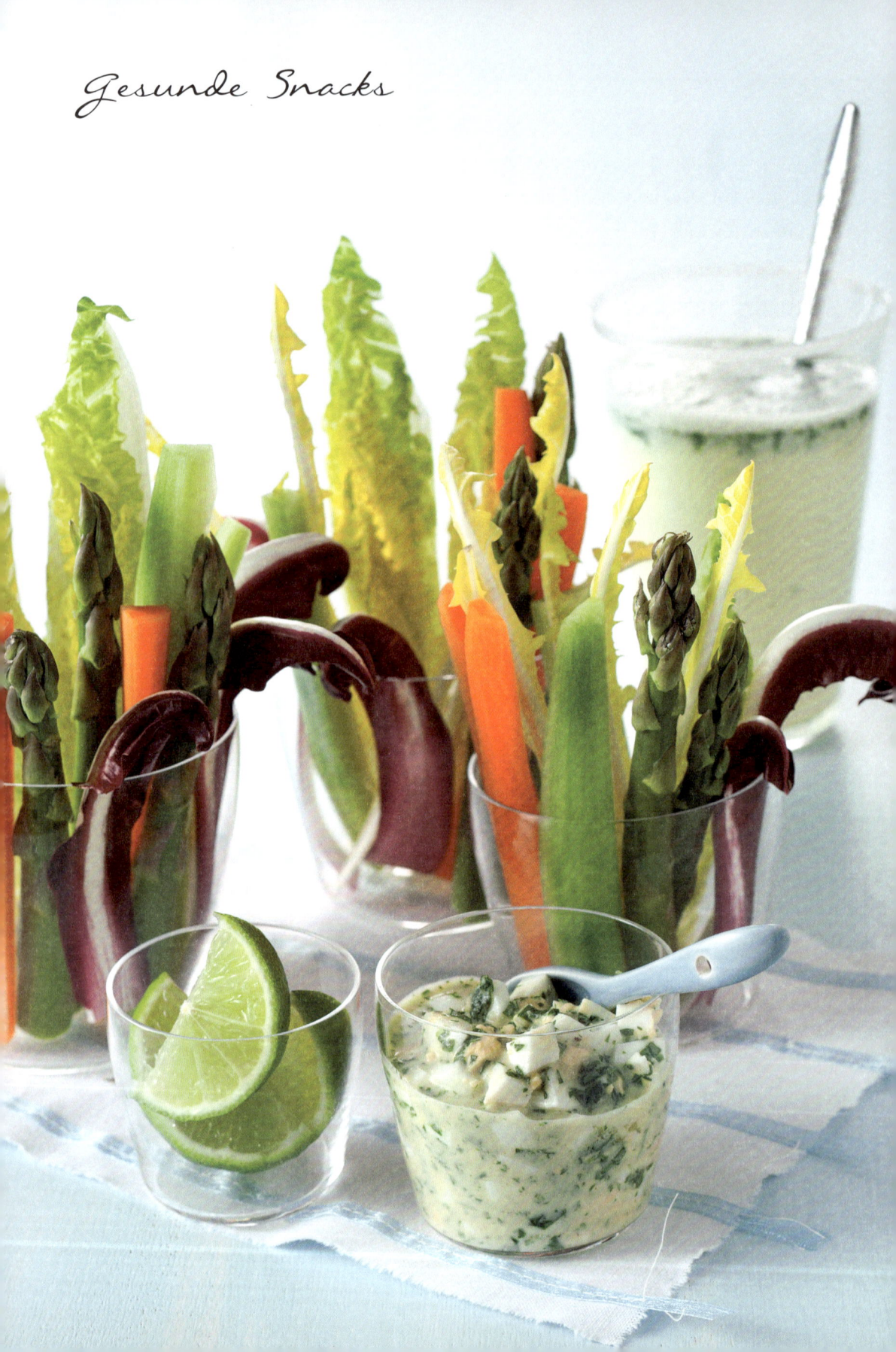

# Salatherzen und Gemüsesticks mit Eier-Kräuter-Dip

Abends auf der Couch sind wir den Attacken der Fertigproduktindustrie besonders schutzlos ausgeliefert – das liegt an irgendwelchen Höhlenmenschengenen, die uns scheinbar mit hoch erhobener Keule dazu zwingen, Chips, Nüsschen und andere Spezialitäten aus dem Horrorkabinett der Food-Designer zu verschlingen. Wenn Sie aber statt zu frittierten Kartoffelprodukten und Kunstsalami zu Crackern mit Frischkäse und Kirschtomaten, Gürkchen oder Ähnlichem greifen, haben Sie den befreienden Schritt zu einer selbstbestimmten Ernährung schon getan. Hier zwei Anregungen für supergesunde, superaromatische Snacks mit ordentlichem „Crunch" und einer Portion Eiweiß – ideal für einen gesunden Schlaf.

*Lebensmittel sind Mittel fürs Leben: Wählen Sie sie deshalb sorgfältig aus.*
*Prof. Dr. med. Hans Hauner*

**Zutaten für 4 Personen**
4 Eier
2 EL Kräuteressig
1 EL scharfer Senf
100 ml Buttermilch
1–2 EL Olivenöl
1 Bund gemischte Kräuter (z.B. Dill, Estragon, Schnittlauch, Petersilie, Borretsch)

Salz, Pfeffer
1 Salatgurke
4 Stangen Sellerie
4 Stangen grüner Spargel
4 Möhren
3 Salatherzen (z.B. Baby-Romana-Salat)
1–2 St. Radicchio Trevisano
*Zubereitung: 15 Minuten*

1 Eier hart kochen, abschrecken, pellen und hacken. Kräuteressig, Senf, Buttermilch und Öl verrühren. Die Kräuter waschen, trocken schütteln und hacken, unterrühren. Alle Zutaten für den Eier-Kräuter-Dip miteinander vermengen und mit Salz und Pfeffer würzen.

**2** Gurke schälen, halbieren und mit einem Teelöffel die Kerne herauskratzen. Die Gurke vierteln und in fingerlange Stifte schneiden. Staudensellerie waschen, grobe Fasern abziehen, längs vierteln und ebenfalls stifteln. Zähe Enden von den Spargelstangen abschneiden, die Stangen längs halbieren und dicke Stangen vierteln. Möhren schälen, längs halbieren oder vierteln. Radicchioblätter vom Strunk lösen, mit den Salatherzen waschen und trocken schleudern. Salatstrünke kürzen und Salatherzen je nach Größe längs vierteln, sechsteln oder achteln.

## Hot Ayran-Joghurtdrink

**Zutaten für 4 Personen**
500 g Joghurt (1,5 %)
1 Bund Koriander
2 Limetten
1 TL Kurkuma

1 TL Cayennepfeffer oder
1–2 TL Chilisauce
Salz
*Zubereitung: 5 Minuten*

Joghurt mit 500 ml Wasser verrühren. Korianderblättchen abzupfen, Limetten heiß waschen, 1 TL Limettenschale abreiben und den Saft auspressen. Koriander, Limettensaft und -schale, Kurkuma, Cayennepfeffer und eine großzügige Prise Salz zum Joghurt geben. Den Drink mit dem Pürierstab kräftig aufmixen. In vier große Gläser verteilen, nach Belieben mit langen Gurkensticks oder Selleriestängeln zum Umrühren servieren.

## Tipp: Basisversion

Auch die Basisversion aus jeweils einem Teil Joghurt und Wasser mit einer Prise Salz und Kreuzkümmel ist schon sehr erfrischend.

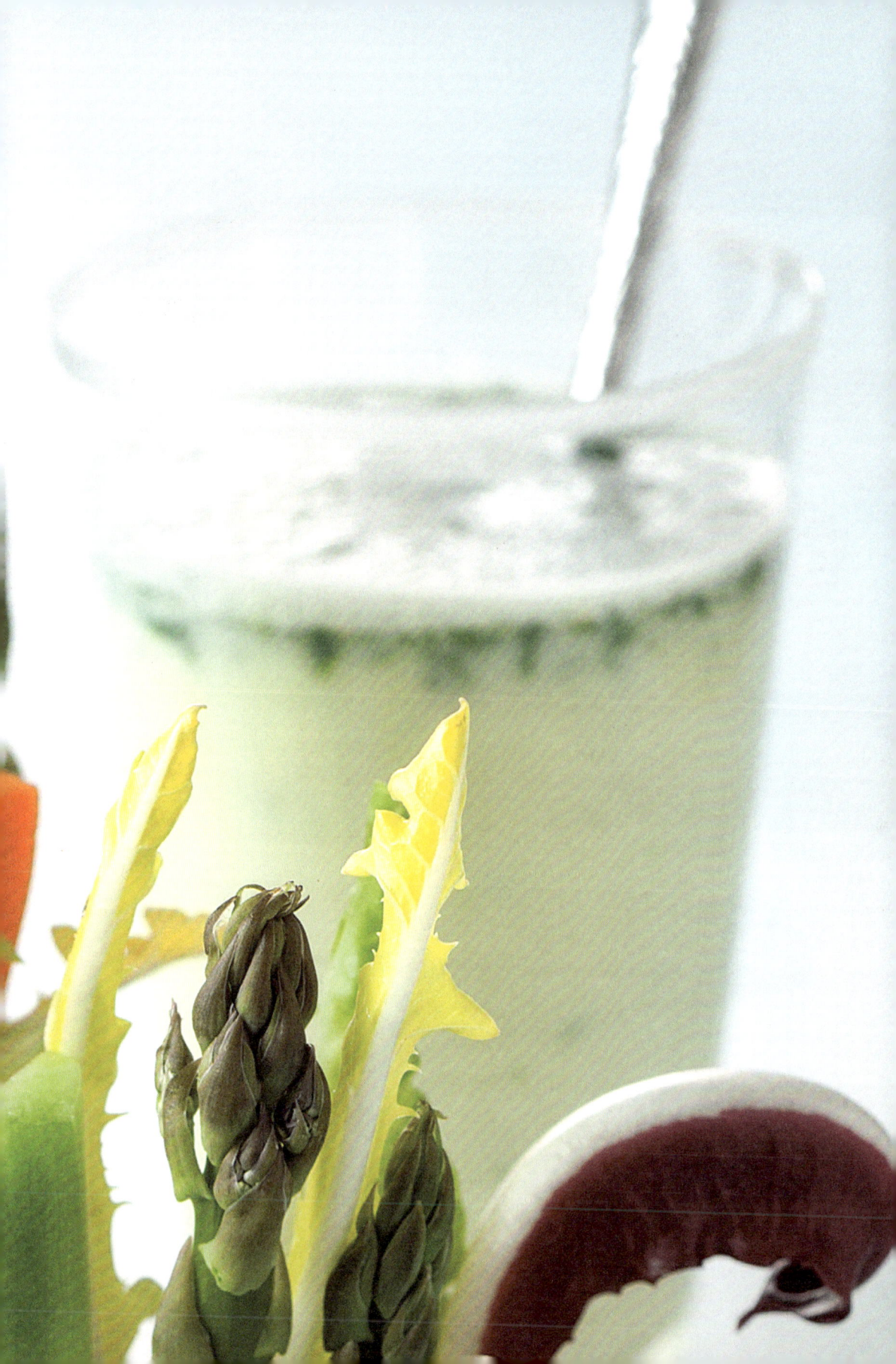

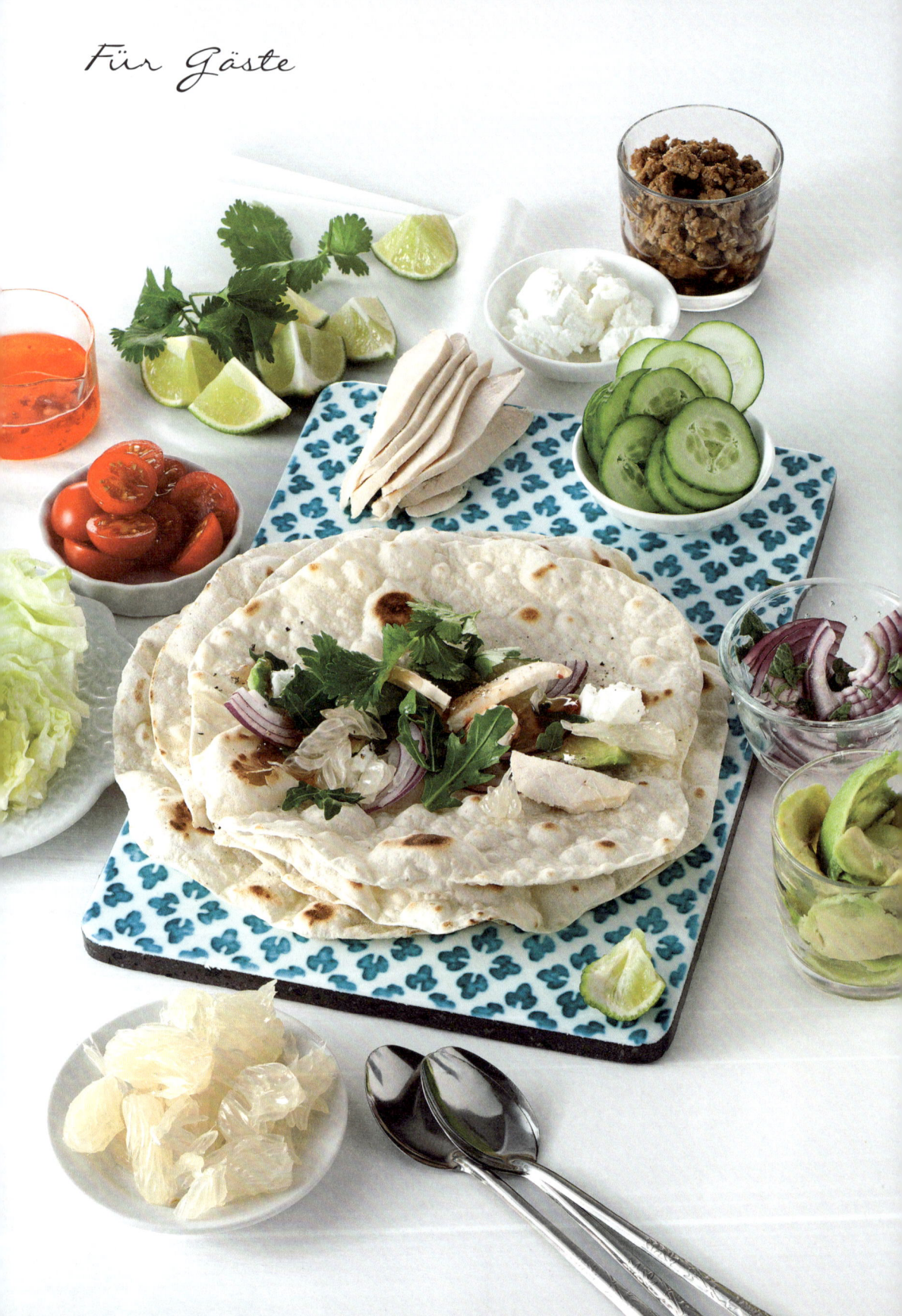

# Interaktive Wraps

Unsere Wraps sind ein ideales Gericht zu einem kleinen Aperitif mit Freunden oder für einen ähnlichen ungezwungenen Anlass. Und wenn es einmal ganz schnell gehen soll, dürfen es auch fertige Weizentortillas aus dem Supermarkt sein.

**Zutaten für etwa 8 Personen (32 kleine Wraps)**
800 g Mehl
1,5 TL Salz
1 TL gemahlener Koriander
1 TL gemahlener Kreuzkümmel
60 g zerlassenes Butterschmalz
400 ml lauwarmes Wasser
**Außerdem:** 1 schwere Pfanne, Backpapier
*Zubereitung: ca.1 Stunde*

1  Alle Zutaten kneten, bis der Teig nicht mehr klebt. In 32 Stücke (à ca. 40 g) teilen, zu Kugeln rollen, mit Folie zudecken und mindestens 30 Minuten ruhen lassen.

2  Teigkugeln mit wenig (!) Mehl zu sehr dünnen, runden Fladen mit 15 bis 18 cm Durchmesser ausrollen. (Wichtig ist es, etwas Mehl zwischen Nudelholz und Teig zu haben, weniger zwischen Teig und Arbeitsfläche – es sei denn, diese ist wie das Nudelholz aus Holz.) Den ausgerollten Teig vorsichtig von der Arbeitsfläche abziehen. Jeden Teigfladen auf ein kleines Stück Backpapier legen, die einzelnen Teigfladen mitsamt den Backpapierstücken stapeln. Zuletzt mit Frischhaltefolie abdecken, bis die Gäste kommen.

3  Tortillafladen nacheinander in einer schweren Pfanne ohne Fett bei starker Hitze jeweils 1 bis 2 Minuten backen. Dafür jeweils

ein Teigstück mit dem Backpapier aufnehmen, mit der Teigseite nach unten in die Pfanne legen, kurz warten, dann das Papier abziehen. Die Fladen werfen viele kleine und größere Blasen, die sich braun färben, der Teig zwischen den Blasen bleibt hell.

4 Jeder Gast belegt nun seinen Tortillafladen ganz individuell mit einer Auswahl der vorbereiteten Zutaten und rollt dann den Wrap eng zusammen. Diese Wraps sind kleiner als gekaufte Wraps, deshalb kann man sie gut in die Hand nehmen, ohne dass die Füllung herausfällt.

## Tipp: Füllungen

Die Auswahl der Zutaten können Sie nach Belieben variieren, ein paar frische Sachen sollten immer dabei sein, genauso wie ein paar cremig-saftige Zutaten wie die Avocado, geschmortes Hackfleisch, eingelegte Pilze oder Chilisauce. Sie können die Auswahl mit Paprikastreifen, Sardellen, Oliven, Kapern, gebratenen Salsicce, Crème fraîche oder Ähnlichem ergänzen.

**Alle Zutaten in separaten Schüsselchen anrichten, z.B.:**
• 2 bis 3 Avocados auslöffeln, die Fruchtfleischspäne mit dem Saft einer Limette marinieren.

• Jeweils 1 Bund Koriander und 1 Bund Rucola grob zupfen. ½ Kopf Eissalat in Streifen schneiden.

• 2 Hähnchenbrustfilets ohne Haut 20 Minuten in 250 ml Wasser mit einer kräftigen Prise Salz knapp unter dem Siedepunkt gar ziehen lassen, herausnehmen und in dünne Scheiben schneiden.

- 250 g Hackfleisch anbraten, eine Zwiebel schälen und würfeln, zum Hackfleisch geben, mit 2 EL Worcestersauce ablöschen und auf kleiner Flamme etwa 1 Stunde zugedeckt schmoren, dabei ab und zu ganz wenig Wasser zugeben.

- 200 g Tofuwürfel mit 2 EL Sojasauce, 1 TL Honig, 1 TL Sesam und 1 TL frisch geriebenem Ingwer einlegen.

- 200 g (Ziegen-)Frischkäse in eine Schüssel geben oder 200 g Mozzarella klein würfeln.

- Die Filets einer halben Pomelo oder einer ganzen rosa Grapefruit schälen und in größere Stücke schneiden.

- 250 g Kirschtomaten halbieren. ½ Gurke in dünne Scheiben schneiden. 2 rote Zwiebeln schälen, vierteln, fein schneiden und mit 1 EL Limettensaft und einer Prise Salz mischen. 2 bis 4 Limetten achteln.

- Zu den angerichteten Schüsselchen Chilisauce, Salz und Pfeffer stellen.

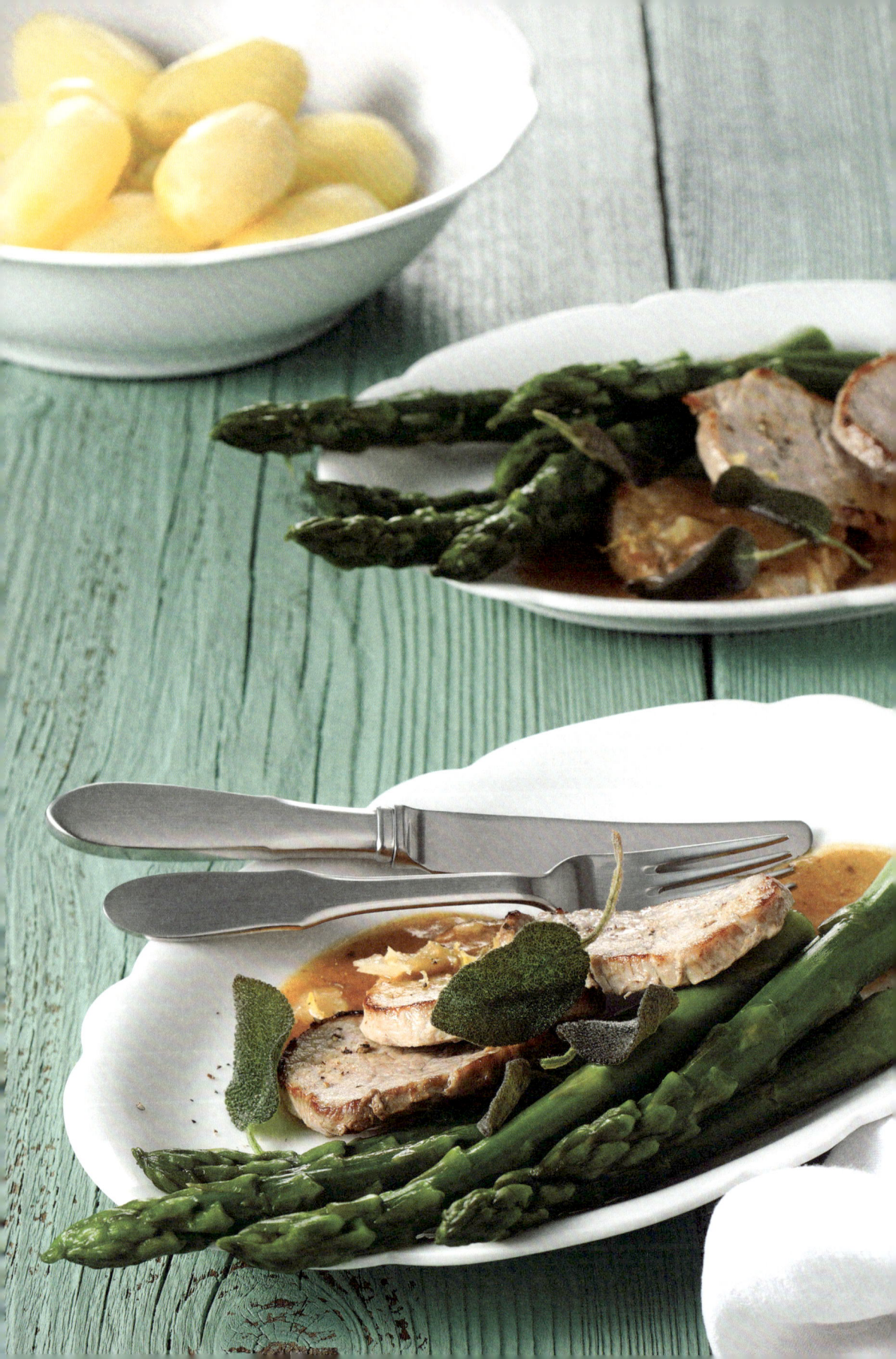

# Scallopine al limone

**Zutaten für 8 Personen**

| | |
|---|---|
| 2 unbehandelte Zitronen | 4 EL Olivenöl |
| 1 kg Kartoffeln | Pfeffer |
| Salz | 125 ml Weißwein |
| 1,5 kg grüner Spargel | 375 ml Gemüsebrühe |
| 1 kg Kalbsfilet | 1 EL Saucenbinder |
| 2–3 Knoblauchzehen | 1 TL Zucker |
| 1 Bund Salbei | *Zubereitung: 40 Minuten* |

1 Zitronen heiß waschen, 1 bis 2 EL Zitronenschale fein abreiben, den Rest der Schale so abschälen, dass dabei auch die darunterliegende weiße Haut entfernt wird. Zitrusfruchtfleisch klein würfeln. Kartoffeln schälen und in Salzwasser etwa 20 Minuten gar kochen. Holzige Enden vom Spargel abschneiden, die Spargelstangen in reichlich Salzwasser etwa 8 Minuten bissfest garen.

2 Kalbsfilet in 24 Scheiben (5 mm) schneiden. Knoblauch leicht quetschen, Salbeiblätter zupfen, in einer beschichteten Pfanne mit dem Olivenöl knusprig braten. Auf Küchenpapier abtropfen lassen. Die Hälfte des Salbeiöls in eine zweite Pfanne geben, stark erhitzen. Die Kalbsschnitzel bei größter Hitze von beiden Seiten je 1 Minute braten. Zum Schluss salzen und pfeffern. Mit Weißwein ablöschen, aufkochen lassen, die Schnitzel aus der Pfanne heben. Gemüsebrühe und Zitronenwürfel in eine Pfanne geben, den Bratensatz dazugießen, 1 EL geröstetes Mehl einrühren und 2 bis 3 Minuten köcheln lassen. Mit Salz, Pfeffer und einer Prise Zucker abschmecken. Kartoffeln und Spargel abgießen, mit Kalbsschnitzelchen und Zitronensauce anrichten. Mit dem knusprigen Salbei garnieren.

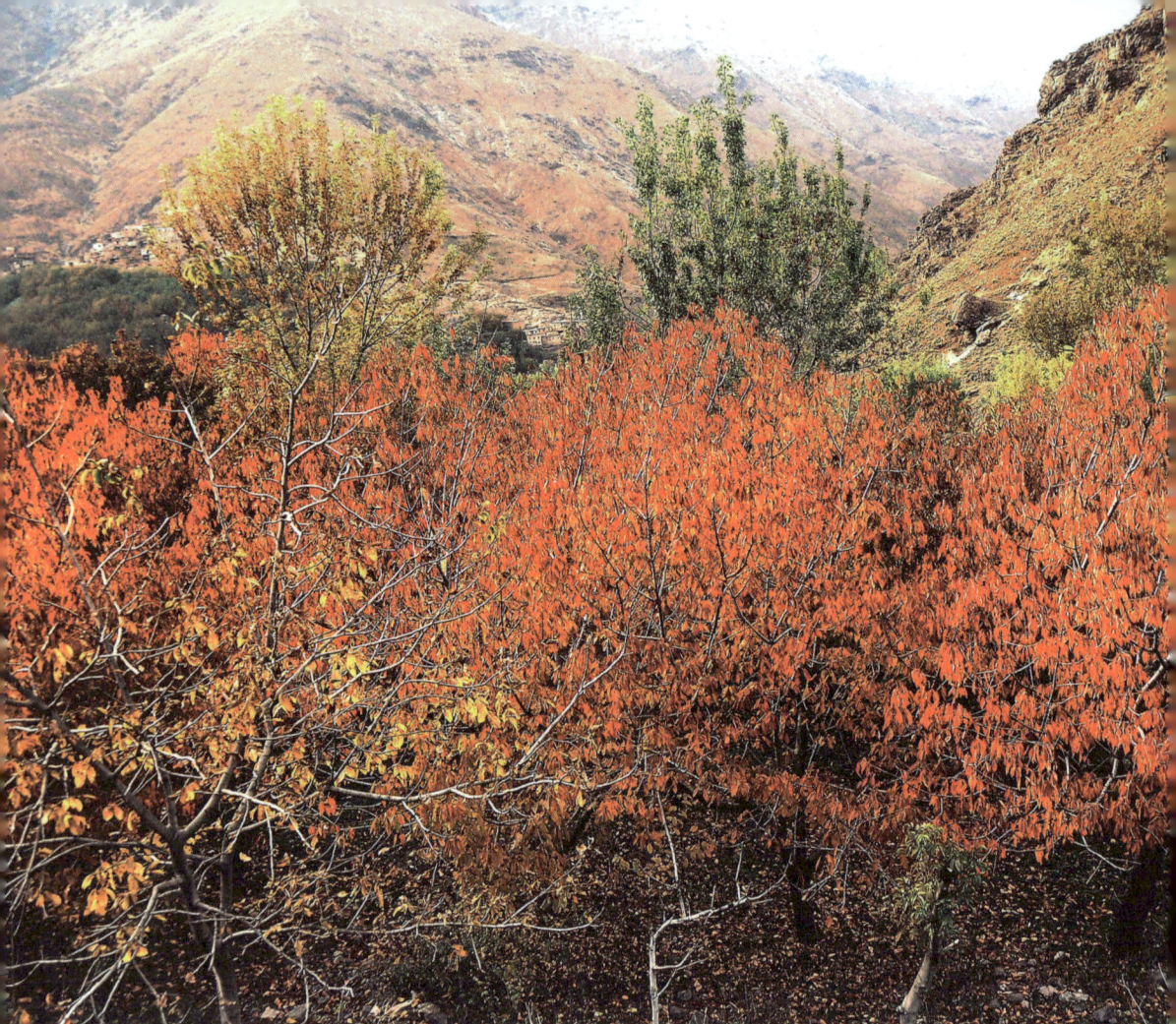

## Die Autoren ...

**Dr. Freerk Baumann,** Sportwissenschaftler an der Deutschen Sporthochschule Köln, forscht und lehrt zur Bedeutung von Sport und Bewegung für Krebspatienten.

**Prof. Dr. Josef Beuth,** Spezialist für Komplementärmedizin, ist Direktor des Instituts zur wissenschaftlichen Evaluation naturheilkundlicher Verfahren der Universität zu Köln.

**Hans Gerlach** kochte jahrelang in der Spitzengastronomie und ist heute als Kochbuchautor und Foodfotograf auch für Zeitschriften wie „Donna" und „Süddeutsche Zeitung Magazin" tätig.

**Pater Dr. theol. Anselm Grün** ist Benediktinermönch und Cellerar der Abtei Münsterschwarzach. Der erfolgreiche Autor begleitet als Seelsorger Menschen auf ihrer Suche nach Spiritualität.

**Prof. Dr. Hans Hauner,** Ernährungswissenschaftler, ist Leiter des Zentrums für Ernährungsmedizin (EKFZ) der Technischen Universität München.

**Prof. Dr. Wolfgang Janni,** Gynäkologe, ist Direktor der Frauenklinik am Universitätsklinikum Ulm. Sein Spezialgebiet ist die gynäkologische Onkologie, Schwerpunkt Brustkrebs.

**Carmen Lechtenbrink** hat Bühnenbild studiert, bevor sie Fotografin wurde. Heute arbeitet sie für Zeitschriften wie „Bunte" und „Gala" und ist mit Prominenten auf Fotoreisen in der ganzen Welt unterwegs.

**Annette Rexrodt von Fircks** ist Autorin, Referentin und Gründerin der gleichnahmigen Stiftung für krebskranke Mütter und ihre Kinder. Im Alter von 35 Jahren erhielt sie die Diagnose Brustkrebs im fortgeschrittenen Stadium. Heute, 15 Jahre danach, geht es ihr nach wie vor gut.

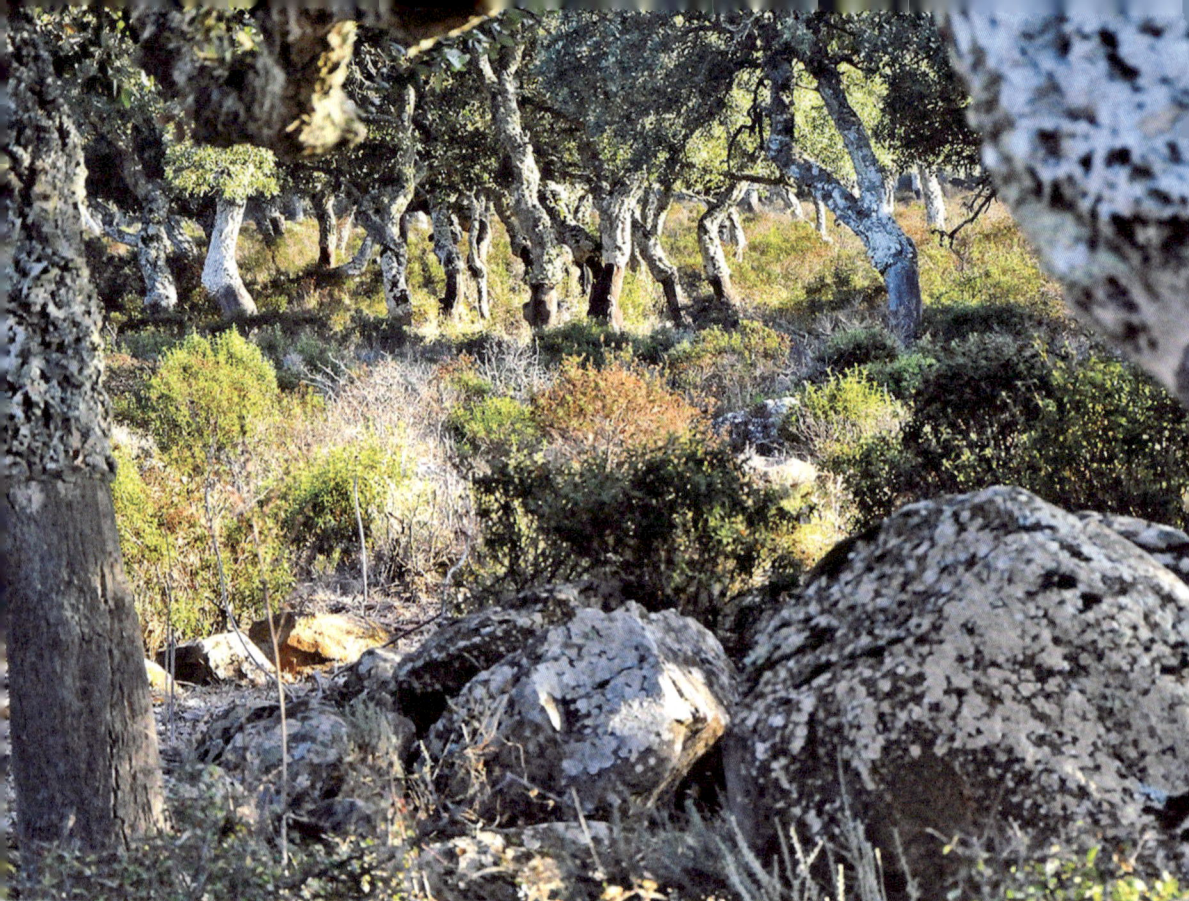

## ... und ihre Wünsche für Sie

**Liebe Leserin,** ich wünsche Ihnen, dass Sie sich nicht verunsichern lassen, sich nicht zurückziehen, und immer in Bewegung bleiben!
**Dr. Freerk T. Baumann**

... aktivieren Sie Ihre Sinne, Gefühle und Kräfte, damit Sie die vielfältigen Glücksmomente des Lebens erkennen und ausleben können!
**Prof. Dr. med. Josef Beuth**

... kochen und genießen Sie mit allen Sinnen! Alles Gute!
**Hans Gerlach**

… ich wünsche Ihnen, dass Sie sich vom Segen Gottes wie mit einem schützenden Mantel eingehüllt fühlen und dass Sie auf Gottes Liebe vertrauen, die Ihren Leib durchdringt und das Kranke in Ihnen verwandelt und heilt.

**Pater Anselm Grün**

… ich wünsche Ihnen, dass Sie Ihr Leben leicht und beschwingt führen können.

**Prof. Dr. med. Hans Hauner**

… ich wünsche Ihnen, dass für Sie das Wort „Sorge" in der Nachsorge nicht so sehr die Sorge um eine mögliche Wiederkehr der Erkrankung bedeutet, sondern vielmehr eine Ermunterung, für sich und Ihr Leben zu sorgen, in der Zuversicht, dass die große Mehrzahl der Frauen heute dauerhaft geheilt wird.

**Prof. Dr. med. Wolfgang Janni**

… ich wünsche Ihnen, dass sie einen guten Arzt finden, der sich als Ihr Ansprechpartner sieht und für Sie als Patientin da ist, der verantwortlich handelt und dem Sie vertrauen können, ohne ihr eigenes Urteilsvermögen auszuschalten.

**Carmen Lechtenbrink**

… ich wünsche Ihnen, dass Sie gut zu sich selbst sind.

**Annette Rexrodt von Fircks**

# Adressen und Links

## Therapie, Forschung und Beratung

**Arbeitsgemeinschaft Gynäkologische Onkologie (AGO)**
Hainbuchenstr. 47
82024 Taufkirchen
Tel.: 089/61208899
www.ago-online.de

**Arbeitsgemeinschaft Internistische Onkologie (AIO)**
Kuno-Fischer-Str. 8
14057 Berlin
Tel.: 030/3229-32933
www.aio-portal.de

**Deutsche Fatigue Gesellschaft e.V. (DfaG)**
Maria-Hilf-Str. 15
50667 Köln
Tel.: 0221/9311596
www.deutsche-fatigue-gesellschaft.de

**Deutsche Gesellschaft für Ernährung e.V.**
Godesberger Allee 18
53175 Bonn
Tel.: 0228/3776600
www.dge.de

**Deutsche Krebshilfe e.V.**
Buschstr. 32
53113 Bonn
Tel.: 0228/72990-0
www.krebshilfe.de

**Deutsche Krebsgesellschaft e.V.**
Tiergartentower
Straße des 17. Juni 106–108
10623 Berlin
Tel.: 030/32293-2900
www.krebsgesellschaft.de

**Deutsches Krebsforschungszentrum**
Im Neuenheimer Feld 280
69120 Heidelberg
Tel.: 06221/42-0
www.dkfz.de

**Deutsche Sporthochschule Köln**
AG Bewegung, Sport und Krebs
(Dr. Freerk T. Baumann)
Institut für Kreislaufforschung und Sportmedizin
Abteilung für molekulare und zelluläre Sportmedizin
Am Sportpark Müngersdorf 6
50933 Köln
Tel.: 0221/4982-4821
www.dshs-koeln.de/onkologie

**German Breast Group (GBG)**
GBG Forschungs GmbH
Martin-Behaim-Str. 12
63263 Neu-Isenburg
Tel.: 06102/7480-0
www.germanbreastgroup.de

**Gesellschaft zur Förderung der ambulanten Krebstherapie**
Engelbertstr. 42
50674 Köln
Tel.: 0221/246903
www.forum-krebstherapie.de

**Krebsinformationsdienst KID**
Im Neuenheimer Feld 280
69210 Heidelberg
Tel.: 0800/420-3040
(kostenloser Anruf von 8 bis 20 Uhr)
www.krebsinformationsdienst.de

**Lehrstuhl für Ernährungsmedizin**
Klinikum rechts der Isar,
Technische Universität München,
Uptown München Campus D,
Georg-Brauchle-Ring 60/62,
80992 München
www.em-tum.de

**Onkologische Trainingstherapie (OTT)**
Eine Kooperation der Deutschen Sporthochschule Köln mit dem Centrum für Integrierte Onkologie (CIO) Köln/Bonn an der Uniklinik Köln in der Klinik und Poliklinik für Frauenheilkunde und Geburtshilfe der Uniklink Köln
Kerpener Str. 34
50931 Köln
Tel.: 0221/47832993
ott@dshs-koeln.de

**Vereinigung der Deutschen Plastischen Chirurgie**
Langenbeck-Virchow-Haus
Luisenstr. 58–59
10117 Berlin
Tel.: 030/28004450
www.plastische-chirurgie.de

## Krebskranke Eltern und ihre Kinder

**DAPO – Deutsche Arbeitsgemeinschaft für Psychosoziale Onkologie e.V.**
Verzeichnis der Einrichtungen für Kinder krebskranker Eltern
Ludwigstr. 65
67059 Ludwigshafen
Tel.: 0700/20006666
info@dapo-ev.de
www.dapo-ev.de

**Rexrodt von Fircks Stiftung für krebskranke Mütter und ihre Kinder**
Projekt „gemeinsam gesund werden", Rehabilitation für Mütter mit Brustkrebs und ihre Kinder
Bendenkamp 98
40880 Ratingen
Tel.: 02102/528549
kontakt@rvfs.de
www.rvfs.de

## Schmerzbehandlung

**Bundesverband Deutsche Schmerzhilfe e.V.**
Sietwende 20
21720 Grünendeich
Tel.: 04142/810434
www.schmerzhilfe.de

**Deutsche Schmerzliga e.V.**
Adenauerallee 18
61440 Oberursel
Tel.: 0700/375375375
www.dsl-ev.de

**Informationsdienst Krebsschmerz**
Im Neuenheimer Feld 280
69120 Heidelberg
Tel.: 06221/422000
www.ksid.de/main.htm

## Naturheilverfahren und komplementäre Therapie

**Berufsverband der Yogalehrenden in Deutschland e.V.**
Bürgerstr. 44
37073 Göttingen
Tel.: 0551/797744-0
www.yoga.de

**Dachverband Geistiges Heilen e.V.**
Geschäftsstelle Heidelberg
Steigerweg 55
69115 Heidelberg
Tel.: 06221/169606
www.dgh-ev.de

**Deutsche Gesellschaft für Orthomolekulare Medizin e.V.**
(DGOM e.V.)
NordCarree 9
40477 Düsseldorf
Tel.: 0211/58002646
www.dgom.de

**Deutscher Zentralverein homöopathischer Ärzte e.V.**
Am Hofgarten 5
53113 Bonn
Tel.: 0228/639239
www.homeopathy.de

**Gesellschaft Anthroposophischer Ärzte in Deutschland e.V.**
Roggenstr. 82
70794 Filderstadt
Tel.: 0711/7799711
www.gaed.de

**Gesellschaft für Biologische Krebsabwehr (GfBK)**
Voßstr. 3
69115 Heidelberg
Tel.: 06221/138020
www.biokrebs.de

**Institut zur wissenschaftlichen Evaluation naturheilkundlicher Verfahren an der Universität zu Köln**
Joseph-Stelzmann-Str. 9, Gebäude 35a
50931 Köln
Prof. Josef Beuth
Tel.: 0221/478-6414
www.iwenv.de

**Internationale Gesellschaft für chinesische Medizin e.V., Geschäftsstelle München**
Franz-Joseph-Str. 38
80801 München
Tel.: 089/388-880-31
www.tcm.edu

**Zentralverband der Ärzte für Naturheilverfahren**
Am Promenadenplatz 1
72250 Freudenstadt
Tel.: 07441/9185816
www.zaen.org

## Soziale, psychologische u.a. Hilfen

**Abtei Münsterschwarzach**
Schweinfurter Straße 40
97359 Münsterschwarzach
Tel.: 09324/20 0
www.abtei-muensterschwarzach.de

**Deutsche Arbeitsgemeinschaft für Psychosoziale Onkologie e.V.**
Kardinal-von-Galen-Ring 10
48149 Münster
Tel.: 0251/8356889
www.dapo-ev.de

**Deutscher Hospiz- und PalliativVerband e.V.**
Aachener Str. 5
10713 Berlin
Tel.: 030/83223893
www.hospiz.net

## Selbsthilfeorganisationen

**Breast Cancer Aktion Germany**
Schillerpromenade 23
12049 Berlin
www.bcaction.de

**Bremer Arbeitskreis Brustkrebs**
Am Schwarzen Meer 101–105
28502 Bremen
Tel.: 0421/6362824
www.arbeitskreis-brustkrebs.de

**Brustkrebs Deutschland e.V.**
**Brustkrebs-muenchen e.V.,**
Charles-de-Gaulle-Str. 6
81377 München
Tel.: 089/4161-9800
www.brustkrebsdeutschland.de
www.brustkrebs-muenchen.de

**Bundesorganisation Selbsthilfe Krebs e.V.**
**Universitätsklinikum Charité**
Campus-Virchow Klinikum
Augustenburger Platz 1
13353 Berlin
Tel.: 030/450578306
www.selbsthilfe-krebs.de

**Europa Donna**
Ottostr. 14
28101 Bremen
www.europadonna.de

**Frauenselbsthilfe nach Krebs e.V.,**
**Haus der Selbsthilfe**
Thomas-Mann-Str. 40
53111 Bonn
Tel.: 0228-33889-400
www.frauenselbsthilfe.de

**Kombra-Kompetenztraining für Brustkrebs-Aktivistinnen**
Postfach 1565
21455 Reinbek
Tel.: 040/720-5491
www.kombra.de

**Kombra Netzwerk e.V.**
Klosterstieg 22
20149 Hamburg
www.kombra.org

**Komen Deutschland e.V.**
**Verein für die Heilung von Brustkrebs**
Louisenstr. 28
61348 Bad Homburg v. d. Höhe
Tel.: 06172-681060
www.komen.de

**Mamazone –**
**Frauen und Forschung gegen Brustkrebs e.V.**
Postfach 310220
86063 Augsburg
Tel.: 0821/5213-144
www.mamazone.de

**Nationale Kontakt- und Informationsstelle**
**zur Anregung und Unterstützung von**
**Selbsthilfegruppen, NAKOS**
Albrecht-Achilles-Str. 65
10709 Berlin
Tel.: 030/8914019
www.nakos.de

**Über den Berg e.V.**
Kattowitzer Str. 60
51065 Köln
www.über-den-berg-ev.de

**WIR ALLE – Frauen gegen Brustkrebs e.V.**
Goltsteinstr. 59
50986 Köln
Tel.: 0221/340-5628
www.wiralle.de

## Österreich/Schweiz

**Österreichische Krebshilfe – Krebsgesellschaft**
Wolfengasse 4
1010 Wien
Tel.: 01/7966450
www.krebshilfe.net

**Schweizerische Krebsliga**
Postfach 8219
3001 Bern
Tel 031/3899100
www.swisscancer.ch

## Allgemeine Informationen

**American Cancer Society**
Großes Informationsangebot der amerikanischen
Krebsgesellschaft
www.cancer.org

**Bundesversicherungsanstalt für Angestellte BfA**
www.bfa-berlin.de

**ECL Association of European Cancer Leagues**
Liisankatu 21 B
00170 Helsinki
Tel.: +358913533238
ecl.uicc.org

**Krebs-Kompass**
Volker Karl Oehlrich-Gesellschaft e.V.
Informationen und Adressen, die weiterhelfen,
Chat für Patienten und Angehörige
www.krebs-kompass.de

**Krebswörterbuch**
Hilfreich für Laien, die medizinische Ausdrücke
verstehen wollen
www.pathologie-fuerth.de/Krebs/glossar.html

**INKA Informationsnetz für Krebspatienten**
**und Angehörige**
Informationen und Adressen, die weiterhelfen,
Chat für Patienten und Angehörige
www.inkanet.de

**National Cancer Institute**
Umfassende Daten, vor allem zu Brustkrebs
www.cancernet.nci.nih.gov

# Register